TRAITEMENT

DE

L'AVORTEMENT

PAR

Le Dr Moïse MISRACHI

Membre correspondant de la Société impériale de médecine de Constantinople
et de la Société d'Obstétrique et de Gynécologie de Paris
Médecin du consulat de France à Salonique

Préface de **M. le Dr J.-A. DOLÉRIS**

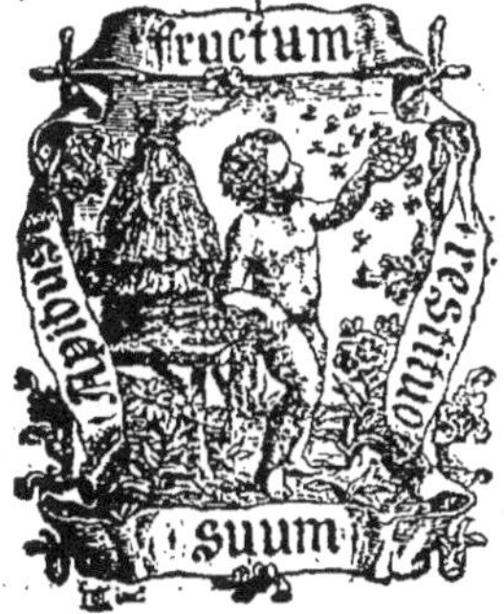

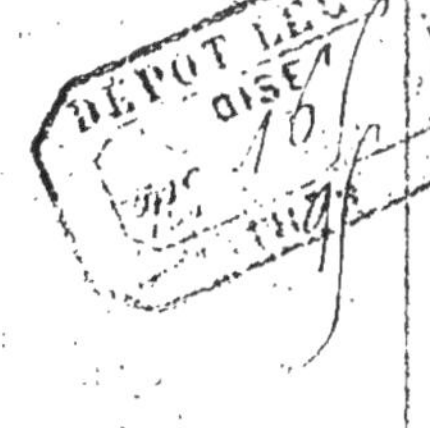

PARIS

SOCIÉTÉ D'ÉDITIONS SCIENTIFIQUES

4, RUE ANTOINE-DUBOIS, 4

1895

TRAITEMENT

DE

L'AVORTEMENT

TRAITEMENT

DE

L'AVORTEMENT

PAR

Le Dr Moïse MISRACHI

Membre correspondant de la Société impériale de médecine de Constantinople
et de la Société d'Obstétrique et de Gynécologie de Paris
Médecin du consulat de France à Salonique

———

Préface de **M. le Dr J.-A. DOLÉRIS**

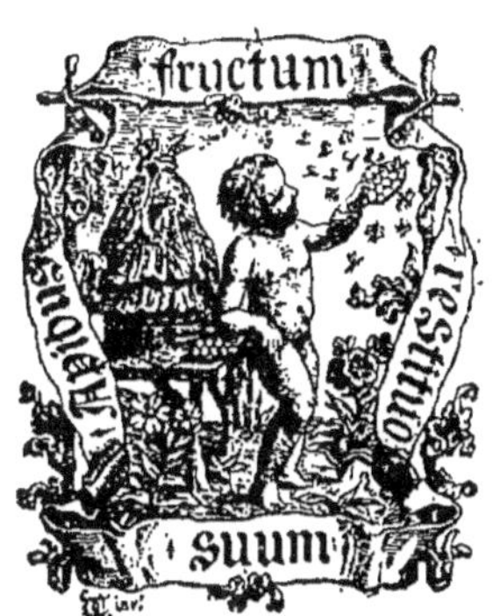

PARIS

SOCIÉTÉ D'ÉDITIONS SCIENTIFIQUES

4, RUE ANTOINE-DUBOIS, 4

———

1895

PRÉFACE

Le livre de mon ami le Dr Misrachi, n'avait pas besoin de préface ; l'auteur, par ses précédents écrits sur le traitement de l'avortement, par sa propagande ardente et convaincue en faveur de la méthode qu'il défend, avait suffisamment préludé à la publication de cet ouvrage qu'il veut bien cependant me charger de présenter au public médical.

En acceptant son offre, et en écrivant quelques lignes en tête de ce volume, j'ai sacrifié au plaisir de me rapprocher de celui qui fut un convaincu de la première heure et, depuis, un collaborateur actif pour le triomphe de nos idées communes.

A peine les premières discussions sur le **traitement rationnel de l'avortement** étaient-elles publiées dans les Bulletins de la Société obstétricale et gynécologique de Paris et dans les journaux spéciaux, que le Dr Misrachi étudiait la question, et se ralliait à nos conclusions qui lui paraissaient justes. Peu après, il publiait des observations personnelles en faveur de ce traitement, puis un mémoire très étudié. Un peu plus tard, des observations nouvelles nous parvenaient de divers confrères exerçant la médecine en Orient, qui prouvaient que la méthode de l'intervention hâtive avait conquis un grand terrain, grâce à l'impulsion donnée par Misrachi. Aujourd'hui les partisans de l'intervention sont encore plus nombreux. L'effort n'a donc pas été stérile.

On a dit que la méthode d'intervention préconisée, pour la première fois, en France, au commencement de 1886, était d'importation étrangère. C'était dire que ceux qui s'en sont faits les défenseurs et les vulgarisateurs n'y avaient pas eu grand mérite, et, de fait, ils n'ont jamais songé à exagérer leur modeste rôle ; mais l'allégation n'en est pas moins inexacte : Mauriceau et Petit avaient, depuis bien longtemps, formulé la doctrine ; Levret, puis Récamier avaient fourni la technique. C'est donc une méthode bien française que celle de l'extraction instrumentale de l'arrière-faix abortif.

Il suffisait de la faire revivre et de la défendre sur le nouveau terrain de la sauvegarde antiseptique ; de réformer quelques points du manuel opératoire, de le simplifier et l'améliorer par l'addition de procédés nouveaux.

Il n'en fallait pas davantage pour démontrer l'innocuité et l'utilité de l'intervention en présence des complications habituelles de l'avortement *raté*.

Cette œuvre a été heureusement accomplie. Même, le principe de l'intervention précoce, c'est-à-dire, avant l'apparition d'accidents tels que l'hémorrhagie, la septicémie, a été posé par nous en France et résolu avec un succès suffisant, et les adhérents, quoique tardifs, lui viennent maintenant pour ainsi dire chaque jour.

Misrachi, fut un des premiers. Son opinion d'aujourd'hui a été mûrie par huit années d'expérience ; c'est dire que son livre est un travail magistral, écrit avec des documents personnels précis, et que l'épreuve du

temps et des faits de plus en plus nombreux n'a pas
ébranlé une conviction établie sur le raisonnement de la
première heure. Ses conclusions n'ont pas varié.

L'auteur ne s'est pas borné seulement à traiter ce qui
fut en France le sujet de discussions fort vives, il a élargi
le programme et envisagé le traitement de l'avortement
en clinicien consommé et en érudit.

La forme de son ouvrage est fort simple ; le style en
est clair, alerte ; les chapitres bien ordonnés.

Misrachi a surtout en vue l'instruction des praticiens.
Dans ce but, il ne dédaigne pas les détails minutieux de la
technique, du choix des instruments, de leur maniement.

Avancer qu'une opération est facile et sûre, en s'appuyant sur une statistique personnelle, c'est démontrer
surtout que l'on possède la dextérité voulue. Mais songer
à ceux qui, moins habiles, et privés de l'exemple et de
l'initiative indispensables, peuvent être arrêtés par des
difficultés minimes de tout ordre, et pour ceux-là, se
donner la peine de détailler les moindres choses, en les
grossissant à point, c'est se faire l'éducateur des autres,
c'est rendre service au grand nombre.

Dans ce livre, tout est exposé, discuté, démontré, avec
une lumineuse précision ; les figures y abondent, les unes
originales, d'autres déjà vulgarisées, toutes utiles. Les
observations y sont nombreuses, très claires, très par-
lantes ; elles sont la preuve placée à côté de l'affirmation
théorique. J'apprécie beaucoup, pour ma part, cette forme
de démonstration qui rendait les anciens livres si inté-
ressants et si instructifs. Les lecteurs ne l'apprécieront
pas moins, j'en ai la conviction.

Est-il nécessaire, en finissant, de présenter le Docteur Misrachi au public médical français ? Il a étudié en France ; tous ses ouvrages ont été écrits en français, il est membre de la Société d'obstétrique et de gynécologie de Paris, il a publié de nombreux articles dans nos différents journaux ; c'est assez dire que s'il a fait éditer cet ouvrage en France, il n'a fait qu'obéir à son éducation et à ses sympathies.

J.-A. DOLÉRIS.

CHAPITRE PREMIER

Sujet et division de ce travail.
Notions générales indispensables.

I.

Les théories microbiennes et les méthodes antiseptiques qui en découlent et qui en constituent l'application pratique, ont ouvert des horizons nouveaux pour le traitement de bon nombre de maladies. Celui de l'avortement en a profité comme les autres. Nos devanciers avaient décrété pour l'utérus en état de grossesse, une sorte de « *noli me tangere* », devant lequel tout le monde s'inclinait respectueusement, non sans raison d'ailleurs. La septicémie, cette terrible complication de l'état puerpéral, qui était si fréquente même à la suite d'accouchements ou d'avortements accomplis par les seuls efforts de la nature, était la conséquence presque inévitable de la moindre intervention. Il y avait là de quoi donner à réfléchir aux plus audacieux.

Aussi, le traitement de la fausse couche se réduisait-il à l'expectation pure et simple.

On se bornait en général à faire des prescriptions hygiéniques ; on administrait du laudanum ou de l'ergot de seigle selon les circonstances, et c'était tout. La seule indication pour oser davantage et faire œuvre de chirurgien, c'était l'abondance de l'hémorrhagie. On lui opposait le tamponnement du vagin ; moyen excellent d'ailleurs et qui, sous certaines réserves, est devenu encore plus précieux aujourd'hui, grâce aux perfectionnements, qu'on a apportés à sa confection.

Sauf cette minuscule intervention, qui ne s'adressait qu'à un symptôme lorsqu'il devenait trop menaçant, en réalité, c'est les bras croisés qu'on assistait à une fausse couche. Elle pouvait

1

durer quelques heures, quelques jours ou quelques mois, elle pouvait être simple ou compliquée, elle pouvait menacer la santé, voire même la vie de la malade, la consigne était invariable : Attendre et toujours attendre.

Il n'en est plus ainsi aujourd'hui. On a, d'abord, réalisé un progrès assez notable dans la thérapeutique médicale de la fausse couche, tant qu'elle est évitable. Nous sommes, ensuite, en possession de moyens précieux pour prévenir sa complication la plus redoutable, la septicémie. — Lorsque ces moyens échouent et que celle-ci s'est installée dans la place, nous en possédons d'autres non moins puissants pour la combattre. Même en l'absence de toute septicémie, lorsque la fausse couche traîne en longueur, lorsque l'expulsion du produit de la conception se fait d'une façon incomplète ou par fragments, enfin, lorsqu'une complication sérieuse quelconque se présente, on n'attend plus la guérison des seuls efforts de la nature, mais on l'y aide, au besoin on la violente même quelque peu, pour obtenir plus sûrement et plus rapidement le rétablissement des malades.

Tout ceci ne serait que pure banalité et un nouveau volume, destiné à démontrer les bienfaits de l'antisepsie appliquée au traitement de l'avortement, ne serait nullement nécessaire, si j'avais la prétention de m'adresser aux quelques gynécologues ou accoucheurs distingués qui, dans les grandes villes, monopolisent entre leurs mains savantes les cas de la pratique civile et hospitalière. Je serais mal venu à vouloir leur apprendre — à eux, mes maîtres, — ce qu'ils m'ont appris eux-mêmes par leurs livres et par leur enseignement. Mon but est plus modeste et ce petit travail s'adresse au gros public médical, aux simples praticiens, catégorie nombreuse à laquelle je m'honore d'appartenir.

La spécialisation, dans la science médicale, a toujours été nécessaire ; elle l'est davantage aujourd'hui avec l'extension toujours croissante donnée aux études et les progrès qu'elle réalise d'une façon incessante ; mais encore, faut-il qu'elle ait des bornes, sans quoi le praticien finirait par réduire son ministère à l'office d'un infirmier.

Il est des questions pathologiques dont personne ne saurait se désintéresser sans abdiquer ; celle du traitement de l'avortement est de ce nombre. Dans une modeste contribution à l'étude du traitement de l'avortement (1), dès l'année 1887, je faisais déjà remarquer qu'on ne se trouve jamais placé dans l'obligation de faire une hystérectomie ou une opération radicale de hernie ; par contre, tout médecin, si modeste qu'il soit, doit savoir parer aux accidents consécutifs à une fausse couche.

Vulgariser certaines méthodes de traitement qui ne sont encore connues que par ouï-dire de la grande majorité des praticiens ; démontrer que, par la facilité de leur mise en œuvre, elles sont parfaitement à la portée de tout le monde ; prouver *par des faits* qu'elles sont efficaces et qu'elles ne sont pas dangereuses, tel est le but que je me propose.

S'adressant exclusivement aux praticiens, ce travail sera donc essentiellement *pratique*. Le lecteur n'y trouvera pas de théories; il n'y trouvera pas non plus ce luxe d'érudition et de bibliographie qui convient surtout à un ouvrage magistral. Il m'arrivera souvent, par ignorance — je l'avoue sincèrement et c'est là ma seule excuse — de ne pas citer les sources premières, d'oublier des noms qui auraient le droit d'être rappelés ; qu'on veuille bien à ce propos, m'octroyer quelque indulgence. Au surplus, ce travail n'est pas une œuvre de compilation ni une *revue* sur l'état actuel de la question ; il est surtout *personnel* en ce sens que tout ce que j'avance est basé sur ma propre pratique, et étayé de faits nombreux et indiscutables. Placé dans un milieu favorable au point de vue de mon sujet — ce n'est pas à Salonique qu'il serait de mise de faire des sermons sur les inconvénients de la dépopulation — j'ai beaucoup vu et observé de mon mieux.

Mon seul objet est de faire profiter d'une expérience assez vaste, ceux de mes confrères, et ils sont nombreux, qui se trouvent dans des circonstances moins favorables. Lorsque, dans certains points de détail, mon expérience personnelle m'a fait défaut, j'ai puisé autant que possible aux meilleures sources et je leur ai emprunté un nombre suffisant de faits cliniques choisis sans parti pris.

On connaît le dicton : *de minimis non curat prætor* ; nombre de

(1) Contribution clinique à l'étude du traitement de la rétention du délivre dans l'avortement par l'écouvillonnage antiseptique de l'utérus, in *Nouv. Arch. d'Obs. et de Gyn.*, 1887, page 34 et suivantes.

petits détails de pratique courante, qui pourtant ont leur importance, sont négligés par les grands traités ; on les trouvera ici avec le développement qu'ils comportent. Je m'efforcerai surtout d'indiquer comment on peut dans les cas urgents — et ces cas sont fréquents — suppléer par de petits moyens au manque d'un outillage utile, mais non pas indispensable. Une attelle, savamment combinée pour l'usage spécial auquel on la destine, est sans doute excellente, mais il faut savoir s'en passer lorsqu'on ne l'a pas sous la main. Avec une baïonnette, ou un manche de balai, un peu d'étoupe et du blanc d'œuf, on confectionne un appareil peu élégant, si l'on veut, mais parfaitement capable de maintenir un membre brisé. — Demandez plutôt aux chirurgiens militaires ! — Il n'en va pas autrement pour une foule de cas qui rentrent dans ce qu'on appelle la *chirurgie d'urgence*, et l'avortement est fréquemment de ce nombre.

Ainsi que le titre de ce travail l'indique, ce n'est pas une monographie complète de l'avortement que je me propose d'écrire. Les lecteurs y chercheraient en vain les chapitres relatifs à l'Etiologie, à l'anatomie pathologique, à la symptomatologie, etc., exposés avec les développements qu'ils comportent. Cependant il est certaines notions générales que je ne peux passer sous silence, ces notions étant d'un intérêt majeur au point de vue du traitement de la fausse couche. Elles devront, en effet, nous servir plus tard à poser les indications thérapeutiques et nous indiquer les meilleurs moyens de les remplir.

II

L'avortement c'est l'interruption de la grossesse avant la viabilité du produit de la conception. Le code français arrêtant l'extrême limite de la viabilité à 6 mois révolus, l'interruption de la grossesse après le sixième mois est considérée comme un *accouchement prématuré*. Indépendamment de cette considération *légale*, l'interruption au 7e et 8e mois ne présente, abstraction faite des soins spéciaux qu'on doit à l'enfant pour l'aider à vivre, aucun intérêt spécial pour le praticien. Il s'agit alors d'un véritable accouchement, plus facile si l'on veut, de par le moindre volume du fœtus, plus susceptible aussi, à certains égards, d'amener des complications qui réclament toute l'attention de l'accoucheur, mais qui, somme toute, ne présente pas une physionomie différente de celle d'un accouchement à terme. Il en est tout autrement de la fausse couche qui, elle, diffère du tout au tout d'un accouchement par ses symptômes, par ses complications et par le traitement spécial qu'elle réclame.

Il est d'usage classique depuis Guillemot de diviser l'avortement en trois catégories suivant l'époque de la grossesse à laquelle il s'opère : Avortement *ovulaire*, quand il s'effectue avant le vingtième jour ; *embryonnaire*, avant le quatre-vingt-dixième jour ; *fœtal*, entre le quatre-vingt-dixième jour et le sixième mois de la grossesse. Cette classification à prétentions mathématiques n'est pas absolument exacte. Sans compter les difficultés contre lesquelles on se heurte d'ordinaire, pour calculer au juste l'âge de la grossesse, on ne voit pas quelles différences marquées séparent, au point de vue des symptômes, de la marche et du traitement, l'avortement d'un œuf d'un mois de celui d'un œuf de quinze jours. D'autre part, il est certain que, au point de vue des complications qu'elle peut présenter, l'expulsion du produit de la conception entre le troisième et le quatrième mois (avortement fœtal) ressemble à s'y méprendre à celle d'un œuf de 70, 80 ou 90 jours (avortement embryonnaire). — M. Auvard (Traité pratique d'accouchements, 2ᵐᵉ édition, page 566) divise l'avortement en *embryonnaire* (premier trimestre) et *fœtal* (deuxième trimestre). Si l'on s'en réfère à l'exemple cité ci-dessus, cette classification symétrique, juste à un certain point de vue, est passible des mêmes objections que l'autre, et pour les mêmes raisons. Il y a pourtant du vrai au fond de ces classifications, et sans prétendre à une comptabilité rigoureuse des jours et des mois, ce qui les justifie, c'est que *l'avortement peut suivre une marche différente selon l'époque de la grossesse pendant laquelle il a lieu ;* voilà ce qui est essentiel à retenir pour la pratique.

Ces différences dans la marche de l'avortement tiennent à plusieurs circonstances dont les principales peuvent se résumer ainsi :

1° Moyens de fixité de l'œuf.

2° Volume de l'œuf *in toto*.

3° Volume relatif des deux parties de l'œuf (fœtus et annexes).

4° Etat du col et de la contractilité utérine.

En esquissant maintenant une description sommaire de la façon dont s'effectue l'avortement aux différentes périodes de la grossesse, nous verrons comment et jusqu'à quel point les circonstances ci-dessus énumérées influent sur sa marche, sa terminaison et ses complications.

L'avortement au cours du premier mois de la grossesse passe le plus souvent inaperçu. L'œuf est petit, du volume d'un gros pois d'abord, puis d'une cerise, et enfin d'une petite prune. Tant que son enveloppe externe est constituée par la seule membrane vitelline (chorion primitif) il n'a aucun point d'attache avec l'utérus ; c'est à peine si quelques rares villosités apparaissent à sa surface ; celles-ci deviennent un peu plus nombreuses vers le trente-cinquième jour au moment de la fusion de la vitelline avec le chorion secondaire, mais elles ne sont pas encore vascularisées et elles ne peuvent opposer la moindre résistance à la chute de l'œuf. D'autre part, la matrice est assez puissante pour se débarrasser facilement d'un corps étranger si peu volumineux ; pour le même motif le col, sans s'effacer, n'oppose pas de résistance à son passage. Si une fausse couche arrive dans ces conditions, c'est ordinairement vers l'époque menstruelle que les contractions utérines et le flux sanguin se déclarent. La femme, qui ne soupçonne même pas qu'elle est enceinte, met le tout sur le compte d'une menstruation ou plus pénible ou plus abondante, un peu en avance ou un peu en retard selon les cas, et l'expulsion de l'œuf, entraîné par le sang, passe inaperçue à moins qu'on n'ait un intérêt scientifique ou autre à aller le chercher dans les linges souillés. Il n'y aura donc, le plus souvent, aucune complication et il est de toute évidence que, dans ces cas, le traitement sera forcément nul.

Pendant le second mois la constitution extérieure de l'œuf change très peu ; les villosités envahissent toute la surface du chorion, elles sont plus nombreuses, mais non pas plus résistantes, et la chute de l'œuf n'en est pas pour cela plus difficile ; en revanche, son volume a augmenté ; au milieu du deuxième mois, il est gros comme un abricot, et, tout à fait à la fin, il atteint les dimensions d'une pêche. On conçoit qu'il ne puisse traverser le canal cervical et ses orifices, sans se laisser aplatir et allonger, pour *s'accommoder* en quelque sorte à la forme et aux dimensions des parties qu'il doit traverser, et cela ne s'obtient pas sans un certain effort, et surtout sans un certain délai. D'autre part, pendant que l'œuf est ainsi engagé dans le col, l'utérus ne pouvant se contracter convenablement, l'hémorrhagie est plus ou moins abondante, et il s'ensuit que la femme, qui, de par la suppression des règles et son état général, se sait enceinte et comprend qu'elle va faire une fausse couche, songe à se faire soigner. D'ordinaire l'œuf est expulsé en bloc et assez facilement, comme au premier mois, mais parfois il s'arrête trop longtemps dans la cavité cervicale sans franchir l'orifice externe, ce qui peut à la longue exiger l'intervention — quelconque — du praticien. Au troisième mois le tableau commence à changer ; il ne s'agit plus d'une simple augmentation du volume de l'œuf, mais de modifications importantes dans sa constitution qui commencent à se dessiner pour se compléter dans le cours du mois suivant. Les villosités choriales commencent à s'atrophier partout sauf en un point où elles prédominent et s'hypertrophient ; c'est sur ce point que va se former le placenta ; celui-ci ne sera véritablement constitué que plus tard, mais d'ores et déjà les attaches de l'œuf à la caduque épaissie, sont plus résistantes. Il résulte aussi de cette disposition particulière que l'œuf ne présente pas sur toute sa surface la même force de résistance ; sous la pression des parois utérines contractées, son contenu liquide est chassé sur la partie de son enveloppe membraneuse où les villosités choriales sont en voie d'atrophie et qui n'adhère pas à la caduque. Si elle résiste suffisamment, l'œuf, gros comme une orange, *finira par être expulsé en bloc* tout comme au premier et au deuxième mois, quoiqu'au prix de beaucoup plus d'efforts (douleurs plus accentuées, hémorrhagie plus abondante), mais enfin sans complications fâcheuses. Dans le cas contraire, si l'œuf ne résiste pas et se laisse déchirer, le liquide amniotique s'écoule et entraîne au dehors l'embryon, *qui par son petit volume*, passe aisément à travers le col à peine dilaté, tandis que l'œuf retenu par ses adhérences *et plus encore par ses dimensions beaucoup plus considérables*, reste enfermé dans la matrice. On dit alors qu'il y a *rétention de l'œuf ou des annexes*.

Cette complication possible, et peut-être plus fréquente qu'on ne le croit, de l'avortement pendant le troisième mois de la grossesse, devient la règle au mois suivant. Le placenta étant définitivement formé, la moindre résistance de la partie membraneuse de l'œuf est encore plus accentuée, et son volume a encore augmenté ; d'autre part, tandis que les contractions utérines deviennent plus énergiques, le col, il ne faut pas l'oublier, ne s'efface pas encore, et oppose une résistance beaucoup plus grande. Il en résulte fatalement que l'œuf crève, l'embryon se laisse entraîner au dehors par le sang, les caillots et le liquide amniotique, et le placenta avec les membranes est retenu dans la matrice, pendant un temps variable, mais souvent assez long. Tant que cette rétention dure, la femme est menacée dans sa santé toujours, quelquefois dans sa vie, par *l'hémorrhagie qui est constante* et par la *septicémie* qui est *éventuelle*, mais cependant plus fréquente qu'on ne voudrait le faire croire, ainsi que nous tâcherons de le démontrer plus tard.

Retenons pour l'instant que *l'hémorrhagie à arrêter et la septicémie à prévenir ou à combattre sont les deux indications du traitement de l'avortement au troisième et au quatrième mois,* avec cette seule réserve qu'elles surgiront moins fréquemment au troisième qu'au quatrième où elles sont, pour ainsi dire, constantes.

Il n'en est pas autrement au cinquième et au sixième mois, mais avec quelque différence, tenant toujours à la différente combinaison des circonstances que nous avons passées en revue. La proportion entre le volume du fœtus et celui des annexes commence à se modifier au cinquième mois et elle est renversée au sixième, de sorte que le fœtus, plus volumineux, dilate tellement le col, que le délivre le traverse d'abord avec une facilité relative et plus tard tout à fait à son aise. La rétention prolongée du délivre qui est la règle au quatrième mois, devient donc moins fréquente au cinquième et est tout à fait exceptionnelle au sixième. Vers la fin du sixième mois la fausse couche ressemble de tout point à un accouchement prématuré, sauf *l'hémorrhagie, qui est constante, et qui sera alors la source première et peut-être unique d'indications thérapeutiques.* Que si, par malheur, il arrive qu'il y ait rétention du délivre, *la septicémie sera, de par*

*la grande surface du placenta et l'importance des vaisseaux mater-
nels*, plus difficile à éviter et *terrible dans ses effets*. D'où un précepte thérapeutique de la plus grande importance : S'il est permis
de ne rien faire, ou à peu près, devant une rétention du délivre
pendant le troisième, le quatrième et même le cinquième mois de
la grossesse, ou pour mieux dire, si, dans ces conditions il est
permis d'hésiter entre les diverses méthodes de traitement, au
sixième mois, *il faut à tout prix délivrer la femme, sans quoi elle
est morte*. M. le professeur Pajot a dit excellemment à ce propos (1) : *Tout, excepté la violence* ! On verra plus loin que, grâce
aux nombreux perfectionnements de la chirurgie moderne, on
peut aisément y parvenir sans violenter la matrice et sans aucun
danger.

III

Dans le but de simplifier cette excursion sommaire à travers la
symptomatologie et l'anatomie pathologique de la fausse couche,
j'ai laissé intentionnellement de côté une question de la plus
haute importance pour les conséquences ultérieures de l'avortement et ses complications éloignées ; je veux dire le rôle de la
muqueuse utérine. On sait que l'œuf arrivé dans la cavité utérine, se loge dans un des replis de la muqueuse, et que celle-ci,
par un bourgeonnement rapide, le recouvre complètement, de
sorte qu'il y a lieu de distinguer trois parties de muqueuse utérine : la première dite *sérotine ou caduque utéro-placentaire* qui
sépare l'œuf de la paroi utérine ; la seconde, *caduque ovulaire
ou réfléchie*, qui recouvre l'œuf ; la troisième, *caduque utérine
vraie* qui tapisse les parois de l'utérus. — Pendant les deux premiers mois, cette dernière ne subit presque pas de modifications,
mais dans le cours du troisième mois et surtout au quatrième,
l'espace qui sépare les deux muqueuses, diminuant progressivement de par l'accroissement de l'œuf, elles finissent par se toucher et par contracter des adhérences si solides qu'elles n'en
font plus qu'une seule. A partir du quatrième mois, et même dès

(1) *Ann. de Gynécologie*, 1886, 2ᵐᵉ trimestre, page 321, et *Gazette des Hôpitaux*, 1886, page 162.

la fin du troisième, la muqueuse utérine, caduque vraie et caduque réfléchie soudées ensemble, n'est plus un *organe maternel*, elle fait partie intégrale de l'œuf, *et lorsque le produit de la conception est expulsé au dehors elle doit être expulsée avec lui.*

C'est ce qui arrive, en effet, dans l'accouchement prématuré et à terme, parce que, à la fin du sixième mois, la caduque commence à se détacher de la paroi utérine. Au moment du terme, le décollement est en général complet, et la caduque est expulsée avec les annexes. Lorsque l'accouchement est prématuré, l'adhérence de la caduque à la paroi utérine est généralement si lâche qu'elle s'en détache facilement et le résultat final est le même. Pas toujours cependant. Il peut arriver qu'elle se déchire par places, là où elle est encore adhérente, de sorte que des lambeaux de caduque restent emprisonnés dans la cavité utérine, et y peuvent subir, avant d'être éliminés, un processus septique, et être une cause d'infection locale ou généralisée. Ce qui est l'exception dans l'accouchement prématuré, est la règle presque constante dans l'avortement. Ici, en effet, qu'il y ait (deuxième trimestre) ou qu'il n'y ait pas (premier trimestre) adhérence intime entre les deux caduques, la caduque vraie est toujours adhérente à la paroi utérine et il en résulte que, lors de la chute de l'œuf, elle reste entièrement ou en grande partie dans l'utérus, à moins qu'elle ne soit entraînée par le poids de l'œuf lui-même. Cette manière de concevoir le rôle de la caduque dans l'avortement est toute moderne. On croyait, il y a quelques années, que la caduque commençait par se décoller de bas en haut sous l'influence des contractions utérines avant le détachement de l'œuf, et on admettait, en conséquence, qu'elle était expulsée avec lui tout comme dans l'accouchement à terme ou prématuré. Aujourd'hui il semble démontré qu'il n'en est pas ainsi. Dührssen, dans un travail important (1), s'est attaché à démontrer le mécanisme et la fréquence de cette rétention de la caduque. De l'analyse des faits qu'il a observés il conclut que, dès le début des contractions, c'est la sérotine qui se décolle la première, et que, seulement alors, la caduque vraie se détache *de haut en bas*. Lorsque le dé-

____

(1) De la pathologie et du traitement de l'avortement. Résumé in *Annales de Gynécologie,*1888. 1ᵉʳ semestre, page 74. Voyez aussi : Vade-mecum d'obstétrique du même auteur, trad. par Ch. V. Aubel, page 71 et suivantes.

tachement de l'œuf a atteint un certain degré, l'œuf glisse, sous l'influence des contractions utérines et s'engage dans le col, entraînant après lui la caduque qu'il détache de la paroi utérine en la retournant (fig. 1 et 2). Comme celle-ci est très friable, elle peut se déchirer et rester entièrement ou en partie adhérente à la paroi utérine, ce qui, par malheur, est très fréquent.

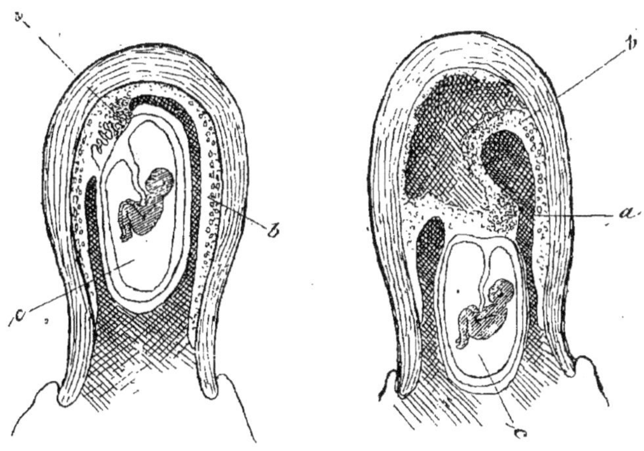

Fig. 1.   Dührssen.   Fig. 1.

a, épanchement de sang ; *b*, caduque vraie ; *c*, ovisac avec caduque réfléchie, chorion, amnios et fœtus.

Qu'advient-il de cette caduque restée dans l'utérus ? Elle subit sur place des phénomènes de regression, ou bien elle est éliminée par petits lambeaux ou sous forme de détritus avec les lochies. Ceci peut se passer sans bruit et sans inconvénients, mais souvent il n'en est pas ainsi. La rétention de ce corps étranger peut causer d'abord des suintements sanguins désespérants par leur durée ; elle constitue ensuite une porte ouverte à la septicémie aiguë ; enfin, sans qu'on s'en doute, sans symptômes à grands fracas, elle dérange fréquemment la matrice dans sa marche vers l'involution physiologique et sa *restitutio ad integrum*. Beaucoup de cas d'avortements, qui se sont faits sans encombre et sont notés dans les statistiques sous la rubrique « guéris » ne le sont qu'en apparence ; *latet anguis in herba*. La matrice en état de *subinvolution* a une réceptivité exceptionnelle pour les microbes pathogènes ; à la première occasion favorable ils s'y installent à leur aise et avec eux *l'endométrite chronique* avec toutes ses conséquences, — ce qui justifie mon allégation de tout-à-l'heure, à savoir que la caduque utérine joue un rôle très important dans les *conséquences ultérieures et les complications éloignées* de l'avortement.

IV

Il nous reste maintenant à examiner quelques autres circonstances moins importantes qui peuvent influer sur la marche de l'avortement. La primiparité en est une, surtout au troisième et au quatrième mois à cause de la plus grande rigidité du col, qui ne se laisse pas dilater et ne permet pas le passage de l'œuf.

La mort préalable du fœtus peut simplifier l'expulsion de l'œuf. Si celui-ci est encore adhérent à l'utérus, son expulsion n'est pas immédiate, les échanges nutritifs s'arrêtent progressivement, les parties liquides se résorbent, l'œuf entier se ratatine, et lorsque les contractions se réveillent, il est chassé de l'utérus sans effort et avec très peu d'hémorrhagie.

Si l'œuf est macéré, l'expulsion n'en est pas, en général, plus difficile, mais on a remarqué, dans ce cas, la fréquence de la *rétention de la caduque*, ce qui amènera plus tard des complications presqu'à coup sûr (subinvolution et métrite). La gémelléité (1), par contre, est une complication, quelquefois redoutable. Qu'il y ait deux placentas ou un seul, la masse totale à expulser est beaucoup plus volumineuse, il s'ensuit que les rétentions annexielles sont plus fréquentes et plus longues, l'hémorrhagie plus abondante, et enfin la septicémie plus fréquente et plus souvent mortelle.

Les déplacements de la matrice, la rétroversion ou la rétroflexion surtout peuvent aussi compliquer gravement la marche d'un avortement qui, sans cela, se serait fait tout seul ; une fois le diagnostic de rétroversion posé, le praticien avisé devra s'at-

(1) MAYGRIER et DEMELIN. Avortement gémellaire. *Arch. de Tocologie*, 1892.

tendre à quelque difficulté et se préparer à la résoudre au mieux de la patiente.

Je pourrais citer encore d'autres circonstances, non moins importantes, qui influent en bien ou en mal sur la marche de l'avortement, mais cela m'entraînerait trop loin de mon sujet ; j'en dirai d'ailleurs quelques mots au fur et à mesure que l'occasion s'en présentera.

Après cette introduction sommaire très incomplète, je le reconnais, nous allons maintenant aborder le véritable objet de cette étude : un mot seulement sur l'ordre que je compte suivre dans mon exposition.

Le traitement de l'avortement peut être, selon les cas, préventif ou prophylactique et curatif.

J'entends par traitement préventif celui qui se propose :

1° D'obtenir l'évolution normale d'une grossesse à venir chez les femmes qui ont déjà eu des fausses couches (avortement habituel ou à répétition) : traitement préventif de l'avortement en dehors de la grossesse.

2° D'empêcher que l'avortement se fasse lorsqu'une femme enceinte — qu'elle ait ou non avorté d'autres fois, cela revient au même — est en puissance d'une quelconque des causes nombreuses que l'on sait capables de le provoquer : traitement préventif de l'avortement pendant la grossesse, qu'on institue *avant que les symptômes de la fausse couche se soient déclarés.*

Lorsqu'au contraire des symptômes plus ou moins accentués existent déjà et annoncent au praticien que la fausse couche est menaçante ou même qu'elle est en train de se faire, c'est le *traitement curatif* qui intervient. Ici deux cas peuvent se présenter :

1° Les symptômes sont simplement précurseurs ou assez peu accusés pour que le praticien conserve encore l'espoir de les arrêter et d'empêcher l'interruption de la grossesse, *traitement curatif de l'avortement évitable.*

2° La fausse couche est si avancée qu'on ne peut plus raisonnablement espérer de l'empêcher, *traitement curatif de l'avortement inévitable et de ses complications.*

CHAPITRE II

Traitement prophylactique et préventif de l'avortement en dehors de l'état de grossesse.

I

J'ai déjà dit que l'institution en temps utile du traitement préventif suppose l'intervention du praticien *avant la grossesse*, ou bien, si grossesse il y a, *avant que les symptômes de l'avortement se soient déclarés*. Dans un cas comme dans l'autre, ce n'est pas à un symptôme, c'est à la cause elle-même que le praticien devra s'adresser — *sublata causa tollitur effectus* —. Pour le faire utilement, il faut que cette cause soit connue, ou tout au moins soupçonnée, et ceci va nous amener à faire une nouvelle digression, car la connaissance des causes prédisposantes et occasionnelles de l'avortement est indispensable pour éveiller d'abord l'attention et la sollicitude du médecin, et ensuite pour le diriger dans le choix du traitement. Mais, est-il besoin de le dire ? elle ne suffit malheureusement pas pour que celui-ci soit toujours efficace.

L'étiologie de l'avortement est très complexe, elle est aussi très obscure, d'autant que la même cause est variable dans ses effets. En veut-on un exemple frappant ?

Je n'en connais pas de meilleur que celui du traumatisme. S'il y a une cause efficiente dont l'action fâcheuse sur la marche de la grossesse saute aux yeux de tout le monde, c'est bien celle des coups et blessures sur le ventre, et en général sur la zone génitale. Eh bien ! les exemples d'ovariotomies pratiquées par mégarde ou de propos délibéré sur des femmes enceintes, sans que la grossesse s'en ressente, ne se comptent plus dans la science. On pratique des opérations sur le col, la trachélorraphie entre autres ; on fait même, dans le but de combattre les vomissements incoercibles, la dilatation du col par le doigt ou l'éponge préparée, sans réveiller la susceptibilité de la matrice. On objectera que, dans ces cas, le chirurgien procède avec toute la délicatesse voulue, et que l'antisepsie lui vient en aide (1), ce qui est parfaitement vrai ; mais voici quelques opérateurs originaux qui n'y sont pas allés par quatre chemins et qui ont obtenu le même succès. Un individu plonge son couteau dans le ventre d'une femme enceinte ; un paysan en déchire une autre d'un coup de fourche ; un taureau en fait de même d'un coup de corne, sans qu'aucun accident s'en suive, les femmes guérissent de leurs blessures et n'avortent pas. — Ces cas sont exceptionnels, c'est vrai, mais il n'en arrive pas autrement pour les traumatismes indirects, les chocs sans gravité, certains excès de travail, etc., auxquels les femmes enceintes sont exposées pour ainsi dire tous les jours. Une paysanne travaille aux champs pendant 12 heures consécutives sans s'en porter plus mal ; une femme du monde avorte parce qu'elle est montée au deuxième avec un peu plus de vivacité que d'habitude. Gallard (2) cite, d'après Brillaud-Lavardière, le cas d'un paysan qui, voulant faire avorter sa femme, la prit en croupe, partit au grand galop et la laissa d'un coup tomber à terre ; il répéta deux fois cette manœuvre sans aucun succès. *Mauriceau* (3) oppose l'un à l'autre les deux cas suivants : une femme, d'apparence robuste d'ailleurs, avorte pour avoir levé les bras, afin d'attacher un clou à la tapisserie ; une autre, pour échapper à un incendie, se jeta d'un troisième étage, et sa grossesse n'en arriva pas moins heureusement à son terme.

Voilà un fait encore plus extraordinaire qui est rapporté par le Dr Guibout (4). Une jeune dame de Munich habitait la Californie avec son mari. Devenue enceinte, elle manifesta la ferme volonté de venir accoucher à Munich. Elle se mit en route. En chemin de fer, il y eut une collision, à la suite de laquelle la jeune femme

(1) La question de l'antisepsie semble avoir une très grande importance, car on a remarqué que des opérations minimes dont le siège est même éloigné de la zone génitale, et qui, d'ordinaire, passent inaperçues, provoquent presque à coup sûr l'avortement si elles viennent à se compliquer de phlegmon, érysipèle et autres affections septiques. C'est à l'infection que revient alors le rôle provocateur.

(2) De l'avortement au point de vue médico-légal, page 24.

(3) Obs. sur la grossesse et l'accouchement, t. II, page 198.

(4) Tardieu. Étude médico-légale sur l'avortement, page 28.

fut fortement menacée d'avortement ; elle s'embarque néanmoins pour Portsmouth et subit une traversée des plus mauvaises. Nouveaux accidents qui se terminent aussi heureusement que les premiers. Après un repos de quelques semaines à Portsmouth, la jeune femme s'embarque et arrive à Paris. Elle fait une chute dans son hôtel et roule au bas de l'escalier ; des douleurs se manifestent ; on administre un lavement purgatif ; le travail d'expulsion s'arrête ; le col, qui était entr'ouvert, se referme. Elle remonte en chemin de fer le lendemain, et accouche heureusement quelques jours seulement après son arrivée à Munich.

Ces exemples, que je pourrais multiplier, nous apprennent d'abord que, si des causes aussi brutales, explicites et matérielles que celles dont je viens de parler, sont si variables dans leurs effets, à quelles difficultés ne se butera-t-on pas pour définir et établir l'importance du rôle de certaines causes, impalpables et transcendantes, comme le tempérament, ou l'altitude, ou l'état social, ou la richesse du sang en globules rouges. Ils nous apprennent aussi que le rôle de certaines causes extérieures et matérielles, comme aussi de certaines autres d'ordre moral et émotif, quoiqu'il s'impose de prime abord comme essentiel et efficient, n'est, le plus souvent, que très secondaire. Si la thérapeutique s'adresse à elles, et rien qu'à elles, elle fera fausse route.

Je m'explique : une femme enceinte de trois mois fait une promenade en voiture et elle avorte. A sa seconde grossesse, vous lui défendez d'aller en voiture, ce qui est fort bien, mais elle ne résiste pas à la tentation de faire, dans une sauterie, un tour de valse et elle avorte. A sa troisième grossesse, il est sous-entendu qu'elle n'ira pas en voiture, et qu'elle ne valsera pas, mais un beau jour elle finira bien par faire quelque chose que vous n'aviez pas prévu, un faux pas, par exemple, et elle avortera de nouveau. La voiture, le tour de valse, le faux pas, ne jouent ici qu'un rôle minime, *occasionnel* ; il doit y avoir autre chose, c'est-à-dire une cause prédisposante, maladie de la matrice, maladie de l'œuf, vice de constitution, etc., qu'il vous faut chercher et trouver. Malheureusement, la cause une fois trouvée, il arrive quelque-

fois qu'on n'ait aucune prise sur elle, et plus souvent aussi on
ne la trouve pas du tout, malgré des recherches minutieuses. Ces
cas, cependant, qui deviennent chaque jour plus rares, grâce
aux progrès de l'anatomie pathologique, ne doivent nullement
nous décourager et la recherche de la cause de l'avortement conserve toute son importance.

II (1)

Une première catégorie de causes très intéressantes pour
l'anatomie pathologique et dont l'étude, qui ne date que d'hier,
est presque encore à faire, se résume dans les différentes maladies de l'œuf, membranes trop minces, altérations de la caduque,
hydropisie des villosités choriales, dégénérescence fibro-grais-
seuse, hémorrhagies, hypertrophie, œdème du placenta, sténose
des vaisseaux du cordon ombilical, etc.; ces maladies aboutissent
à la mort du fœtus ou bien par le décollement prématuré du
placenta ou bien par l'apport insuffisant de sang maternel et la
diminution des échanges nutritifs et respiratoires. La thérapeutique n'a aucune prise sur ces maladies elles-mêmes, mais elle
peut les atteindre et les prévenir dans leurs causes, surtout
pour deux d'entre elles qui sont aussi et heureusement les plus
fréquentes : syphilis et endométrite. Lorsqu'on ne peut rattacher
la maladie de l'œuf et la mort consécutive du fœtus à aucune de
ces deux causes, la thérapeutique est absolument nulle ; c'est
comme si l'avortement rentrait dans la catégorie des avortements à répétition de cause inconnue.

A remarquer cependant que le diagnostic de syphilis est quelquefois difficile à faire ; les parents ne se résignent pas facilement
à l'avouer et les signes révélateurs peuvent manquer au moment
de l'examen ou être peu marquants. Il faut donc redoubler d'attention dans les cas de ce genre, et même lorsque l'examen est

(1) Pour tout ce qui concerne ce paragraphe, en outre des traités généraux, j'ai trouvé un guide précieux dans un récent travail de M. Schull
(publié in *Archiv. de l'oc.*, 1892. De l'avortement à répétition et des moyens
d'y remédier). Je lui ai emprunté notamment le plan et la classification,
et je tiens à le déclarer tout de suite pour éviter les redites et les citations encombrantes.

complètement négatif, faire le contraire de ce que nous enseigne le proverbe : Dans le doute, abstiens-toi. Dans ces conditions il est toujours permis d'instituer un traitement spécifique qui, s'il ne fait pas de bien, ne causera certainement aucun dommage. — Lorsque c'est une endométrite qui est en cause, le traitement est tout indiqué, mais pour ne pas faire double emploi, le lecteur le trouvera plus loin.

III

Le second groupe, le plus important, est celui des causes tenant à la mère. Je passe sur l'hérédité et l'habitude, sur les mariages consanguins, le climat et l'altitude dont l'influence est au moins contestée ; d'ordinaire ces mots ne servent qu'à masquer notre ignorance de causes plus subtiles qui nous sont encore inconnues. On pourrait dire la même chose des différents tempéraments, dont l'action est tout à fait hypothétique. Joulin remarque à ce propos que pour une femme nerveuse ou lymphatique qui avorte, il y en a mille autres qui, dans les mêmes conditions, arrivent à terme sans encombre.

L'apport de matériaux nutritifs suffisants étant nécessaire au développement de l'utérus et du produit de la conception, la *délicatesse* de *constitution* peut être une cause d'avortement. Cependant on conçoit mal une constitution délicate idiopathique ; aussi on cherchera et on en trouvera le plus souvent la cause dans *une maladie générale*, dans la *misère* et l'*alimentation insuffisante*, dans les *mauvaises conditions hygiéniques*, enfin dans *certaines intoxications professionnelles*. Parmi les maladies générales figure en première ligne la *Syphilis* qui, à elle seule, produit dans les grands centres plus d'avortements que toutes les autres causes réunies. M. Charpentier (1), sur un ensemble de plusieurs statistiques publiées à ce sujet, nous apprend que sur 657 femmes syphilitiques il y a eu 231 avortements, soit plus de 28 %. Si ces chiffres ne suffisaient pas à nous engager à mettre en œuvre un traitement énergique, M. Fournier (2) nous en donnerait

____

(1) Traité pratique des accouchements, 1re édition, t. 1, page 597.
(2) *Bulletin médical*, 1889, page 821.

un argument péremptoire : La *fréquence* de l'avortement n'est pas en raison directe de la gravité de la syphilis ; 19 fois sur 20, c'est une syphilis bénigne et légère qui provoque l'avortement. Pourquoi cela ? Justement parce que, à cause de sa bénignité, elle est ou ignorée ou traitée avec trop peu d'énergie. C'est surtout pendant les trois premières années de la maladie que l'avortement est à craindre. M. Fournier (1) a observé sur 90 femmes, infectées par leurs maris et devenues enceintes dans la première année de la maladie, 50 avortements ; mais cette influence néfaste, quoique atténuée, peut se prolonger jusqu'à 20 ans après le début de la maladie (Henoch). — Le traitement, cela va sans dire, est le traitement spécifique mixte que tout le monde connaît. M. Fournier conseille dix à quinze centigrammes de protoiodure par jour pendant deux mois, repos de quatre à cinq semaines, reprise du traitement et ainsi de suite. Pour activer la médication, on administrera en même temps un gramme d'iodure de potassium par jour. Dans les cas vierges de traitement ou mal soignés, il sera prudent d'interdire toute grossesse pour quelque temps ; la médication faisant son œuvre en attendant, la grossesse qui surviendra plus tard, aura beaucoup plus de chance d'arriver à son terme. — M. Fournier insiste avec raison sur la nécessité *d'un traitement prolongé.* « Une femme syphilitique a « sept grossesses, sept enfants syphilitiques qui meurent tous ; « elle se traite et a une huitième grossesse qui se termine par la « naissance d'un enfant sain, de même une neuvième ; pour une « dixième grossesse elle ne s'est plus traitée ; elle a un enfant « syphilitique qui meurt à six mois ; elle se traite de nouveau, « et une onzième grossesse se termine heureusement, par la naissance d'un enfant sain (2). » Si la syphilis est une cause grave et fréquente d'avortement, nous sommes du moins bien armés pour la combattre. Il n'en est malheureusement pas ainsi pour d'autres affections qui minent également la constitution de la femme. La *Tuberculose* sera traitée comme d'ordinaire et, hélas ! avec le même succès aléatoire.

Par contre, chez les femmes dont la constitution débile est due

(1) *Eodem loco*, page 772.

(2) Fournier, Leçons cliniques sur la syphilis dans le mariage, in *Gazette des Hôpitaux*, 1879, page 35.

au *lymphatisme* et à la *scrofule*, on obtiendra des résultats excellents par l'huile de foie de morue, les iodures, le fer et les bains chlorurés sodiques (Salies-de-Béarn). La chlorose, elle aussi, est-il besoin de le dire ? sera traitée par les ferrugineux, mais il est bon d'ajouter que très souvent les ferrugineux ne suffisent pas à la guérir. Il faut y associer l'hydrothérapie, l'exercice modéré, la vie au grand air, mais surtout et avant tout il faut surveiller les fonctions gastro-intestinales. Un médecin anglais, Wilks, avait depuis longtemps remarqué qu'on pouvait guérir certaines chloroses rebelles, rien qu'avec des pilules d'aloès. Le fait empirique était parfaitement exact, M. Duclos (de Tours) (1), en l'expliquant, en a déduit un traitement rationnel de la chlorose. Chez les chlorotiques il y a en général constipation opiniâtre, ou tout au moins décomposition putride plus active des résidus contenus dans l'intestin ; il en résulte un état d'auto-intoxication qui vicie la crase sanguine et trouble les échanges nutritifs, et qu'il faut combattre par les laxatifs, par les antiseptiques intestinaux et par un régime *presque exclusivement végétarien.* J'ai maintes fois constaté la justesse de ces données, et tout en administrant les ferrugineux, j'ai vu la chlorose guérir, ou tout au moins s'amender très rapidement par l'emploi méthodique de 4 gr. par jour d'un mélange à parties égales de salol et de magnésie calcinée.

Pour ce qui concerne les *mauvaises conditions hygiéniques,* il y aurait à remplir un volume si je voulais les indiquer toutes ; quelles qu'elles soient, il est du devoir du médecin de chercher à les écarter. Malheureusement, tout comme pour *l'alimentation insuffisante,* sa bonne volonté se butera contre un obstacle difficile à surmonter : l'insuffisance des moyens.

Certaines *intoxications professionnelles,* avons-nous dit, peuvent être la cause de la débilité constitutionnelle, mais elles agissent aussi directement sur le produit de la conception ; telles sont l'*intoxication saturnine* (Constantin Paul) ; l'intoxication par le *sulfure de carbone* dans l'industrie du *caoutchouc* (Delpech) ; par le *tabac,* etc.). Dans ces cas, on conseillera un changement de profession. On conseillera également aux femmes adonnées à *l'ivrogne-*

(1) De l'origine intestinale de la chlorose. *Rev. Gén. de Clin. et de Thérap.* 1887, page 561.

rie de changer d'habitudes, mais cela sera plus difficile à obtenir.

Monsieur le Dr Jules Rouvier, de Beyrouth, dans un travail très intéressant sur les mariages précoces et leurs conséquences, publié dans les *Annales de gynécologie* de 1885 (1er semestre, page 186), cherche à établir l'influence du *jeune âge* sur l'interruption de la grossesse : 79 femmes mariées avant 16 ans ont donné 76 avortements sur 316 grossesses. C'était intéressant à constater, et il serait bon, le cas échéant, de conseiller aux parents de ne pas marier leurs filles d'aussi bonne heure. On prétend également que l'âge avancé est une cause d'avortement, mais il faut en prendre son parti ; quoi que vous fassiez, vous n'en corrigerez pas vos clientes.

Il en est de même de *l'obésité* dont on ne se guérit presque jamais complètement ; mais est-elle, en réalité, une cause certaine d'interruption de la grossesse ? L'influence de l'embonpoint excessif sur la stérilité ne peut pas être révoquée en doute, et il est logique d'admettre que la déviation nutritive considérable qui en est la caractéristique et qui est capable d'empêcher la fécondation, puisse, par le même mécanisme, troubler le développement de l'œuf. Cependant, je dois dire que pour mon compte j'ai souvent constaté le contraire.

Chez nous, les femmes, qui se marient très jeunes, prennent presque toutes un embonpoint remarquable après l'âge de 25 ans et pourtant elles continuent à mener parfaitement à terme leurs grossesses ultérieures. M. Auvard, qui a écrit un bon mémoire sur « l'influence de l'obésité sur la fécondation » (1), conclut ainsi : « L'obèse semble donc prédisposée à l'avortement. Comment ? Je l'ignore. » En fait de traitement il conseille non pas de faire *maigrir* les femmes obèses, mais de chercher à les *fortifier*. Cela semble logique, mais je n'insisterai pas autrement, n'ayant sur la question aucune compétence personnelle.

La *gravelle urinaire*, par les vomissements violents dont les coliques néphrétiques sont accompagnées ; le *diabète* par la dyscrasie sanguine; *l'hémophylie*, par la prédisposition à une hémorrhagie utérine; les *affections cardiaques*, par le double mécanisme des congestions locales subites et de la surcharge du sang en

(1) Travaux d'obstétrique, vol. II, page 72.

acide carbonique qui asphyxie le fœtus et excite la contraction
de la fibre utérine, peuvent aussi amener l'interruption de la
grossesse. Comme, d'ailleurs, ce sont des affections de longue
durée, on conçoit qu'elles rentrent dans le cadre des causes
d'avortement à répétition. Le traitement qu'on doit adopter à ce
point de vue spécial ne diffère pas de celui qui est tracé dans
tous les traités généraux, et nous n'y insistons pas.

Nous croyons, par contre, devoir nous arrêter un instant aux
néphrites qui, comme on sait, provoquent souvent l'avortement.
En général, on ne traite la néphrite que chez la femme enceinte,
lorsque les symptômes précurseurs de l'albuminurie et l'albuminurie elle-même s'imposent à l'attention du médecin. Pourtant
cela ne suffit pas. Le traitement, devenu classique, par la diète
lactée, est excellent, dans ces conditions, pour la mère dont la
vie est presque toujours sauvée, mais il ne fait rien pour l'enfant; la femme n'avorte pas, mais elle accouche le plus souvent à
terme ou avant terme d'un *enfant mort*. On n'a donc rien gagné
au change. Lorsque l'albuminurie est constatée dans deux ou
plusieurs grossesses consécutives, cela signifie que les lésions
rénales sont devenues permanentes, et il faut traiter ces lésions
dans l'intervalle pour les guérir, si possible, ou les atténuer
avant qu'une nouvelle grossesse survienne. Excepté l'iodure de
potassium ou de sodium, qui semble avoir une action curative
réelle sur la néphrite interstitielle, fruit elle-même d'une maladie
plus générale, l'artério-sclérose, ce n'est pas à la pharmacopée
qu'on devra s'adresser ; le traitement sera avant tout hygiénique. Régime presque exclusivement végétarien, hydrothérapie,
frictions sèches, exercices musculaires variés, etc.

IV

Les différentes causes d'avortement que nous venons de passer en revue concernent toutes l'état général de la femme, et
elles n'agissent sur la matrice que d'une façon indirecte. Nous
allons maintenant passer à une autre catégorie de faits où la
cause de l'avortement réside dans les organes génitaux. Dans la
grande majorité de ces faits on conçoit aisément que c'est en

dehors de la grossesse qu'on devra instituer un traitement. Une fois la femme enceinte, il reste bien peu de chose à faire.

Les malformations utérines (utérus unicorne, utérus double ou septus) sont souvent incompatibles avec une grossesse régulière ; ces cas ne prêtent à aucun traitement. Cependant Schrœder (1) rapporte un fait de ce genre, dans lequel il eut un plein succès. « Dans toutes les formes de canal génital double, dit-il, quand « les deux moitiés sont suffisamment bien conformées, chacune « d'elles peut recevoir un œuf et l'y garder jusqu'à terme. On ne « sait pas encore si dans ces cas l'avortement est plus fréquent « que dans un utérus normal. J'ai observé un cas dans lequel, « *après deux fausses couches*, j'ai incisé la cloison qui séparait « les deux moitiés de l'utérus, et la grossesse suivante parvint « heureusement à terme. »

Les *fibromes*, le *cancer* de *l'utérus*, les *adhérences péritonéales* qui fixent l'utérus aux organes voisins, les *tumeurs* de *l'ovaire*, les tumeurs formées par les *grossesses extra-utérines antérieures*, quoique compatibles avec une grossesse évoluant à terme, sont fréquemment l'occasion d'avortement et d'avortement compliqué. Ces lésions, bien que d'un grand intérêt, ne sont cependant pas du ressort des praticiens modestes à qui nous nous adressons ; lorsqu'elles ne sont pas tout à fait incurables, ce n'est pas au point de vue exclusif de l'évolution d'une grossesse à venir qu'on entreprend le traitement, mais au point de vue plus général de la santé de la femme qui est gravement compromise ; leur traitement curatif est une des plus belles conquêtes et des plus audacieuses de la chirurgie abdominale moderne.

Les *déplacements* de *la matrice* en avant (*antéversion*) et latérales (*latéroversions*) sont considérés par la plupart des auteurs comme absolument inoffensifs. Il n'en est pas de même de la *rétroversion* et de la *rétroflexion* que Olshausen considère comme la cause habituelle de l'expulsion du fœtus dans la première moitié de la grossesse. Si ces déviations, la rétroflexion surtout, se compliquent d'adhérences péritonéales solides, qui ne permettent pas le redressement de l'utérus, on essayera du massage sans y compter beaucoup. La rupture des adhérences sous le chloro-

(1) Manuale di Ostetricia, trad. di Rocca 3a edizione, p. 424.

forme conseillée par Schultze (1) peut donner lieu à des hémorrhagies et à la péritonite ; on ne devra y recourir qu'avec la plus grande circonspection. Cette méthode est d'ailleurs le plus souvent insuffisante. Depuis qu'on ouvre l'abdomen à tout propos, on a constaté que ces brides cicatricielles sont parfois si résistantes qu'elles ne peuvent être déchirées avec les doigts, il faut les sectionner aux ciseaux ou les disséquer laborieusement au bistouri. C'est donc à la laparotomie qu'on devra recourir en dernier ressort.

Nous verrons au paragraphe suivant la conduite à tenir pour parer aux complications très graves de ce déplacement pendant la grossesse ; mais ici comme ailleurs, il vaut mieux parer au danger par quelque bon moyen préventif, mis en œuvre avant que la femme soit enceinte.

Lorsque la matrice rétroversée ou rétrofléchie n'a pas contracté d'adhérences anormales, il faut d'abord chercher à réduire le déplacement soit avec la sonde, soit avec deux doigts introduits, l'un dans le vagin, l'autre dans le rectum (2) et appliquer ensuite un pessaire de Hodge. Je possède, entre autres, une observation où ce moyen si simple m'a parfaitement réussi ; quoiqu'elle ne présente, en somme, rien de bien extraordinaire, j'en ai gardé les notes, parce qu'elle me rappelle un des plus beaux succès du commencement de ma carrière. C'est seulement à ce titre que j'en citerai un bref résumé.

« Observation I. — Une femme II....., âgée de 22 ans, mariée « depuis 2 ans, désirait beaucoup avoir un enfant ; or elle avait eu « six grossesses et autant de fausses couches. La première seulement « avait eu une cause apparente, *une chute violente sur le siège* ; les « autres s'étaient déclarées invariablement sans motif entre le troi- « sième et le quatrième mois. En l'examinant (janvier 1877) je cons- « tatai une légère endométrite et une rétroflexion réductible très « prononcée. Après avoir traité l'endométrite par quelques tampons « de coton à la glycérine et au tannin, je réduisis la matrice, et j'ap- « pliquai un pessaire de Hodge. Un mois après elle était grosse ; la « période dangereuse fut dépassée sans encombre : j'enlevai le pes- « saire au cinquième mois et elle accoucha parfaitement à terme.

(1) Traité des déviations utérines, trad. Hergott.
(2) Voyez, pour les détails de ces manœuvres, le manuel de Gynécologie de Hart et Barbour, trad. Crouzat, 1886, page 397 et suiv.

« Depuis elle a eu deux autres grossesses heureuses, mais elle a
« continué à porter son pessaire. »

Il ne faudrait pas espérer être toujours aussi heureux ; on
échouera même fréquemment (1/3 des cas d'après Martin) et cela
se conçoit; la déviation utérine est cause ou effet, parfois les
deux ensemble, d'une métrite plus ou moins rebelle et qui provoque la fausse couche même après la réduction de l'utérus. Il faudra s'acharner à la guérir radicalement, sans quoi le succès de
la réduction sera problématique.

Quoiqu'on cite dans la science des cas relativement nombreux
de grossesses parvenues à terme, malgré un *prolapsus* marqué de
l'utérus, celui-ci n'en constitue pas moins une cause d'avortement
habituel. On fera donc bien de tâcher de le maintenir au moyen
d'un pessaire, qu'on fera garder jusqu'au cinquième mois de la
grossesse, mais ce moyen ne réussira que dans les procidences
peu prononcées.

Dans les cas graves on peut se trouver dans une impasse, car
l'hystéropexie et la colpopérinéorraphie, qui sont les deux opérations généralement employées pour les guérir (1), ne sont pas
sans inconvénient à notre point de vue spécial, l'une par l'entrave qu'elle peut porter au développement de l'utérus, l'autre
par les difficultés qu'elle peut susciter pendant le travail. C'est là
une question qui n'est pas encore élucidée et sur laquelle, d'ailleurs, je n'ai aucune compétence.

Après les beaux travaux d'Emmet (2), on connaît bien aujour-
d'hui la déplorable influence des *lacérations du col* sur la fécondation et sur la gestation ; et l'on sait que nombre d'avortements
habituels ne reconnaissent pas d'autre cause. La lacération du
col est un fait presque constant pendant l'accouchement; quand
elle est limitée, elle se répare en quelques jours ; mais lorsqu'elle
remonte aux culs-de-sac latéraux et qu'une cause septique quelconque s'en mêle, elle est la source de lésions importantes, dont
les cicatrices douloureuses aux angles de la déchirure, l'éversion
(ectropion) des lèvres et l'inflammation de la muqueuse (endo-

(1) Voir à ce sujet la discussion récente à la Société de Chirurgie,
séance du 6 Novembre 1893 et suivantes.

(2) EMMET. Maladies des femmes. Trad. Olivier 1887. Page 433 et suivantes.

métrite cervicale) sont les plus communes. Que dans ces conditions une grossesse arrive, elle sera douloureuse et accidentée ; les vomissements incoercibles ne connaissent pas, souvent, d'autre cause, et l'avortement en est une conséquence presque forcée. Les faits de ce genre, signalés par Olshausen dès 1877, se sont multipliés dans ces dernières années depuis qu'Emmet a démontré le mécanisme, l'enchaînement et la gravité de ces lésions et indiqué le moyen de les guérir par une opération très simple, la trachélorraphie. En voici un exemple très démonstratif dû au Dr Schwarz :

« Observation II (1). — Une femme qui, lors de son premier accou-
« chement, avait été délivrée par une application de forceps, présen-
« tait une déchirure du col qui s'étendait jusqu'à la voûte du vagin.
« Cinq fois elle devint enceinte, cinq fois elle avorta entre le quatrième
« et le sixième mois ; le fœtus était frais, jamais il n'était altéré.
« Pendant sa dernière grossesse, Schwarz constata qu'au début du
« quatrième mois, le col et l'orifice interne de l'utérus étaient telle-
« ment béants que le doigt atteignait facilement le pôle inférieur de
« l'œuf ; quelques semaines plus tard, l'avortement avait lieu. La
« déchirure fut alors opérée suivant la méthode d'Emmet ; deux
« grossesses survinrent ensuite, elles furent tout à fait normales et
« il n'y eut plus aucun avortement. »

Si la syphilis provoque autant de fausses couches que toutes les autres causes générales réunies, parmi les causes locales c'est l'*endométrite* qui joue le même rôle néfaste. Si on considère, après cela, qu'elle complique plus ou moins toutes les causes locales que nous venons de passer en revue, on verra qu'on la retrouve seule ou accompagnée dans presque tous les avortements à répétition. Malgré son importance au point de vue étiologique, je ne lui consacrerai que quelques lignes, parce que son traitement n'est plus discuté à cette heure-ci. Le meilleur moyen, le plus rapide et le plus sûr de débarrasser une femme d'une endométrite, à quelque variété que celle-ci appartienne, c'est le *curettage de l'utérus*. Comme je compte en parler avec détails à propos du traitement curatif, je renvoie le lecteur à quelques pages plus loin.

(1) Résumée d'après Tarnier et Budin. Traité de l'Art des accouchements, t. II, page 477.

Je serai un peu plus long à propos du traitement d'un autre état morbide qui ressemble à la métrite et qui est souvent confondu avec elle, la *subinvolution utérine*, qui réclame toute l'attention du praticien. Qu'elle succède à un accouchement à terme ou à une fausse couche, elle consiste, comme on sait, dans une régression incomplète de la matrice, qui ne parvient pas à reprendre son volume, son poids et sa situation physiologique. Non soupçonnée, ou mal traitée, elle est la source primitive de maux infinis, fonctionnels d'abord (dysménorrhée et ménorrhagie), organiques ensuite (prolapsus et déviations) et enfin l'endométrite dont il n'y a pas de cause plus fréquente. On conçoit qu'une matrice dans ces conditions ne soit pas apte à garder le produit de la conception ; mais, malheureusement, cette cause de fausse couche est souvent méconnue par les malades et par les médecins. « Les femmes, dit M. Poulat, dans une thèse remar-
« quable (1), se soucient fort peu, en général, de suivre les pres-
« criptions hygiéniques propres à s'opposer à cette subinvolu-
« tion, qui n'a par elle-même qu'une symptomatologie assez
« effacée consistant surtout en troubles menstruels et en lourdeur
« dans le ventre. Il faut, comme dans un certain nombre d'affec-
« tions, par exemple celles du cœur, aller rechercher la maladie
« et la constater non par des symptômes rationnels douteux,
« mais par des signes physiques évidents, qui, une fois constatés,
« ne laissent plus aucun doute sur l'existence d'une régression
« incomplète de l'utérus. »

Celle-ci constatée, il convient avant tout d'éviter une nouvelle grossesse jusqu'à ce que la matrice soit revenue à son état physiologique. Entre temps on s'occupera du traitement, qui peut être médical et chirurgical. Le premier, à lui tout seul, suffit souvent ; dans tous les cas c'est par lui qu'il faut commencer. L'ergot de seigle, qui était jadis le seul remède employé, est aujourd'hui battu en brèche par un concurrent moderne : l'Hydrastis Canadensis. Le docteur Blanc (2), récemment enlevé à un brillant avenir par une septicémie gagnée à l'amphithéâtre, conclut,

(1) Etude critique et bibliographique sur quelques-uns des traitements de la subinvolution utérine. Thèse de Paris, 1891, page VII.

(2) Action de l'Ergotine sur l'involution de l'utérus. *Ann. de Gynéc.*, 1ᵉʳ sem. 1889, page 175.

après une consciencieuse étude expérimentale et clinique, que l'ergot n'exerce sur l'involution utérine aucune influence favorable. C'est peut-être aller un peu loin, mais il est certain que l'ergot ne peut être employé sans inconvénients dans un traitement de longue haleine, comme c'est le cas pour la subinvolution utérine. Il fatigue l'estomac, et, en injections sous-cutanées, les malades s'en dégoûtent rapidement ; de plus, il ne faut pas oublier la possibilité des accidents gangréneux de l'ergotisme.

Moins dangereux et plus efficace l'hydrastis, proposé par Schatz et employé avec succès par Heitzmann, Mendès de Leon, Felner, Wilex, Huchard, Pallin, etc., est aujourd'hui presque partout substitué à l'ergot.

Pour mon compte, je lui dois de très beaux succès. Je l'administre comme tout le monde sous la forme d'extrait fluide de 60 à 80 gouttes par jour, en 3 ou 4 doses également espacées. L'action décongestive du remède est assez rapide pour obtenir, dès les premières règles, une amélioration sensible, mais pour obtenir la guérison radicale, il faut un plus long temps, deux ou trois mois. — On a proposé de lui substituer le chlorhydrate d'hydrastine, en injections sous-cutanées — deux centigrammes par injection ; — je ne l'ai employé que dans deux ou trois cas et je ne suis pas encore fixé sur sa valeur réelle.

Pour activer les bons effets de l'hydrastis, il faut prescrire en même temps les irrigations vaginales très chaudes — de 45° à 50° — avec 15 ou 20 litres d'une faible solution antiseptique quelconque.

On parviendra ainsi, le plus souvent, à constater au moyen de la sonde que l'utérus a repris son volume normal ; en cas d'échec on peut s'adresser aux injections intra-utérines, à l'électricité — courants continus ou faradisation — et aux pointes de feu sur le col ; mais les cas rebelles ne céderont qu'au curettage de l'utérus, tout comme dans l'endométrite.

V

Il nous reste à voir l'influence que les maladies du père peuvent avoir sur l'interruption de la grossesse. Nous serons très brefs sur ce chapitre. La débilité de la constitution, le grand âge, l'alcoolisme, le saturnisme, la scrofule et la tuberculose, et, en première ligne, la syphilis du père peuvent être une cause efficiente d'avortement. Lorsqu'on ne trouve rien chez la mère, il faudra donc continuer son enquête de ce côté et si on trouve une des affections ci-dessus, instituer un traitement en conséquence.

La vie facile et la débauche semblent aussi pouvoir être incriminées par analogie de ce qu'on a observé chez les animaux. Jacquemier (1) cite à ce propos le fait suivant : « Quelques fermiers, « désespérés de voir avorter toutes les vaches qu'ils avaient fait « saillir par le taureau *rouleur* de la commune, eurent l'idée « d'avoir un taureau chez eux pour le service exclusif de leurs « vaches. Toutes les bêtes saillies par ce taureau menèrent à « terme leurs produits. Les fermiers des alentours, voyant les « succès de leurs voisins, attribuèrent à ce taureau des vertus « particulières, et demandèrent la permission de lui présenter « leurs vaches. Les premières n'avortèrent pas, mais comme « bientôt le nombre des femelles qu'il eut à couvrir s'accrut « démesurément, le taureau ne tarda pas à s'épuiser et avec ses « forces disparut la vertu surnaturelle qu'on lui avait attribuée ; « les vaches qu'il couvrit avortèrent comme celles qui avaient « été saillies par l'étalon commun. Autre fait du même ordre. Un « taureau d'un an paissait dans un enclos à côté duquel se trou- « vaient des vaches en chaleur. Celles-ci franchirent la barrière « qui les séparait du jeune mâle et se firent saillir par lui. Les « premières couvertes n'avortèrent pas, mais comme le nombre « des femelles était considérable, le taureau s'épuisa et les « vaches qui furent saillies les dernières ne purent mener à terme « leurs produits. »

Ainsi donc, si vous avez parmi vos clients des viveurs qui aiment, en même temps, avoir de beaux bébés et donner des coups de canif fréquents dans leur contrat de mariage, faites-leur méditer les lignes ci-dessus.

(1) Dictionnaire des Sciences médicales, article Avortement.

CHAPITRE III

Traitement prophylactique de l'avortement pendant la grossesse.

Il est bien évident que tout ce que nous avons dit jusqu'ici du traitement prophylactique de l'avortement ne s'applique qu'à l'avortement habituel, mais si la femme est déjà enceinte, qu'elle ait déjà fait une ou plusieurs fausses couches, ou qu'elle en soit à sa première grossesse, du moment qu'on la sait ou qu'on la soupçonne sous l'influence d'une quelconque des causes d'avortement que nous avons passées en revue, le devoir du praticien est le même dans les deux cas ; il doit de bonne heure se mettre en état de défense, prévenir sa cliente que sa grossesse est plus ou moins menacée, s'expliquer catégoriquement sur les précautions à prendre, indiquer minutieusement ce qu'elle peut faire et ce dont elle doit s'abstenir, enfin instituer le traitement qu'il aura jugé le plus convenable.

En outre des causes d'avortement déjà signalées et dont l'influence, si elles n'ont pas été écartées à temps, se prolonge pendant la grossesse, il y en d'autres qui sont spéciales à l'état de grossesse. Qu'il s'agisse de celles-ci ou de celles-là, il y aura toujours deux sortes d'indications à remplir ; l'une, qui s'adresse par des moyens spéciaux, et selon l'exigence du cas, à chaque cause en particulier ; l'autre, d'un ordre plus général, qui, sans s'enquérir des causes, s'adresse à toutes en même temps ; c'est, en deux mots, l'hygiène de la grossesse.

I

Peut-on par l'intermédiaire de la mère agir efficacement sur l'œuf malade ? On y parvient à cour sûr dans la syphilis, mais c'est tout. Tout le reste n'est que ténèbres. Sir James Y. Simpson (1), considérant que le placenta sert en même temps à la nutrition et à la *respiration* du fœtus, compare cette dernière fonction à la respiration des poissons dans l'eau ; de même que les branchies de ces derniers prennent l'oxygène de l'eau, dans laquelle elles sont immergées, de même le sang du fœtus, dans les villosités placentaires, est rendu artériel par le sang maternel qui les baigne. Si, par suite d'une lésion du placenta, une partie des villosités n'est plus apte à absorber l'oxygène maternel, l'enfant ne respire plus à son aise, il s'asphyxie. Simpson en déduit la preuve de ce fait, que les fœtus morts-nés dans ces conditions ne sont pas maigres ni émaciés, et il en conclut que pour sauver le fœtus il faut augmenter la richesse du sang en oxygène. Par quel moyens ? Par les alcalins et notamment le chlorate de potasse qui, en se décomposant, en laisse dégager en grande quantité. Une expérience *in vitro* démontre la vérité du fait : si dans un peu de sang veineux on laisse tomber quelques centigrammes de chlorate ou de nitrate de potasse, il prend immédiatement une couleur rouge rutilante, preuve évidente de dégagement d'oxygène et de son absorption. Les choses se passent-elles ainsi dans les lacs placentaires ? C'est possible et Simpson affirme avoir réussi par ce moyen à sauver plusieurs enfants. Faute d'autre moyen plus sûr, le cas échéant, on pourra essayer le chlorate de potasse. Je l'ai fait dans un cas et je n'en ai rien obtenu, mais.... une fois n'est pas coutume.

II

On comprendra aisément que le traitement d'un tempérament vicié, de la débilité constitutionnelle, des maladies chroniques, des intoxications professionnelles, de l'obésité, du diabète, de l'hémophilie, des affections cardiaques, des néphrites ne diffère en rien de celui conseillé en dehors l'état de grossesse. Dans la *gravelle* et la *cholélithiase*, s'il survient une colique, il faudra

(1) De la phtisie placentaire ou apnée comme cause intra-utérine de mort chez les enfants avant terme. In *Clinique obstétricale et gynécologique.* Trad. Chantreuil 1874 — page 118 et suiv.

calmer au plus tôt la douleur par l'ingestion d'un demi-verre de bonne huile d'olive, l'injection de deux centigrammes, en une seule piqûre, de chlorhydrate de morphine et un ou deux bains tièdes prolongés.

On admet que l'irruption subite d'un accès de fièvre intermittente paludéenne puisse provoquer l'avortement, et on l'explique par le triple mécanisme du refoulement du sang vers les viscères à la période du frisson, par l'élévation de la température et par l'action délétère du poison. J'exerce depuis 18 ans dans un pays marécageux et pareille chose ne m'est jamais arrivée ; mais je n'en nie pas la possibilité. Ce qui me pousse tout au moins à ne pas en admettre la fréquence, c'est que j'ai vu, non pas un accès isolé, mais une suite d'accès, même prolongée, ne pas avoir d'influence sur la marche de la grossesse. Je citerai, entre autres, le cas de ma propre femme qui, fraîchement arrivée à Salonique, contracta des fièvres rebelles qui se prolongèrent pendant toute sa première grossesse et ne l'empêchèrent point de donner la vie à un beau garçon qui actuellement est en train de faire ses études à Paris. — Il en est autrement de la cachexie palustre, où la déglobulisation du sang arrive à un point tel que, non seulement la vie du fœtus, mais celle de la mère elle-même en est compromise.

Cette question de la fièvre paludéenne en soulève une autre, à propos de son traitement. Peut-on administrer la quinine à une femme enceinte ? On sait que la quinine a la réputation d'être un ocitocique puissant et si on l'administre pour combattre ou prévenir un accès de fièvre, on pourrait avoir le droit de dire qu'on tombe de Scylla en Charybde et que le remède est pire que le mal. A propos du traitement de l'avortement incomplet, j'aurai l'occasion de revenir sur cette question ; qu'il me suffise de dire, en attendant, que comme le vrai succédané de la quinine est encore à découvrir, si on ne veut pas laisser se perpétuer les accès de fièvre, il faut bien se résoudre à administrer la quinine même aux femmes enceintes, et, ajouterai-je, sans inconvénient, pourvu qu'on y associe de 5 à 10 centigrammes d'extrait d'opium.

Le *prurit vulvaire*, qui est toujours pénible, peut, en réveillant les réflexes et par l'insomnie et l'anémie consécutive, provoquer l'avortement. Lorsqu'il tient à un érythème provoqué lui-même par de la leucorrhée, on s'en débarrasse facilement par de simples soins de propreté (injections et lavages fréquents avec de l'eau boriquée à 4 % chaude) ; lorsqu'il est idiopathique ou de cause inconnue, il est plus tenace. La lotion suivante m'a semblé très utile :

R.   Acide phénique..............   5 gr.
          Eau distillée................ } āā. 150 gr.
          Alcool de raisin............ }

à chauffer au bain-marie. — Faire des lotions fréquentes aussi chaudes que possible. — La vaseline mentholée à 5 % rend aussi quelques services et on peut alterner l'application de cette pommade avec les lotions phéniquées.

C'est par le mécanisme des réflexes qu'agissent parfois les vers intestinaux, *oxyures, lombrics* et *tænias*. Le *Bulletin de thérapeutique* (1) a publié, d'après le *Meditzinskoïe Obozgremie*, l'intéressante observation que voici :

OBSERVATION III. — Le Dr Vodiagin, dans une réunion de la Société Médicale à Moscou, a fait connaître une nouvelle cause d'avortement que nous enregistrons avec soin, car elle est probablement plus commune qu'on ne le pense... Le Dr Vodiagin a observé deux jeunes femmes dont l'une, sans cause apparente, fit successivement cinq fausses couches en six ans et dont l'autre avorta deux fois en 2 ans. Or, l'une finit par expulser un bothriocéphale, et l'autre un tænia armé. Peu après ces deux jeunes femmes redevinrent enceintes et purent désormais mener leur grossesse à bon terme.

La *constipation* prolongée n'agit pas autrement ; mais comme, d'autre part, l'administration d'un purgatif, d'un drastique surtout, peut à son tour, chez une femme prédisposée, réveiller les contractions utérines, il convient d'agir avec prudence. On s'adresse de préférence à l'huile de ricin ou aux eaux minérales ou bien aux grands lavements d'eau et glycérine. — La *diarrhée aiguë* ébranle le système nerveux ; la *diarrhée* chronique épuise l'organisme ; pour combattre celle-là, l'opium est doublement indiqué, puisqu'il est en même temps un sédatif intestinal et utérin, pour la seconde on ne peut formuler un traitement exclusif : tout dépend de la cause qui l'entretient.

On a voulu aussi incriminer les hémorrhoïdes, ce qui me semble

(1) 1885, t. 109, page 139.

un peu excessif, toutes les femmes enceintes en étant affectées. Si elles s'enflamment ou s'étranglent elles agissent comme un traumatisme quelconque, et leur traitement ne diffère pas de celui qu'on emploie d'ordinaire.

III

Toute *maladie aiguë* survenant pendant la gestation peut être un danger ; si la maladie aiguë est en même temps *infectieuse*, la mort du fœtus est presque la règle, l'action délétère de la virulence s'ajoutant à celle de l'hyperthermie ; malheureusement il n'y a rien à faire pour l'empêcher.

La chorée est, on le sait, une complication fréquente de la grossesse ; lorsqu'elle est très intense elle provoque facilement l'avortement (20 fois sur 56 d'après Barnes) par l'épuisement et l'insomnie et aussi par traumatisme (secousses violentes, coups sur le ventre, etc). Parmi les innombrables remèdes proposés, je n'en sais pas de plus énergique que l'antipyrine, mais il faut avoir le courage de forcer un peu la dose. J'en possède une observation qui est remarquable aussi au point de vue d'une autre médication récemment proposée ; la voici :

OBSERVATION IV.— Une jeune femme C... qui, étant jeune fille, avait été traitée par moi-même d'une chorée en 1885, devient enceinte une première fois, deux mois après son mariage. Au cours du troisième mois de la grossesse, la chorée reparut, pas très violente, et au bout de 15 jours il y eut avortement incomplet. La situation s'éternisant je fis, assisté par M. le Dr Aquarone, l'extraction de l'œuf suivie d'un écouvillonnage. La femme guérit. En 1890 nouvelle grossesse, compliquée aussi de chorée! mais cette fois d'une violence inouïe ; le corps était soulevé en masse et pour empêcher la femme de se blesser, il avait fallu capitonner le mur qui touchait à son lit. Ni le bromure, ni le chloral, ni les bains prolongés, sans parler d'autres moyens, qui lors de la première chorée m'avaient semblé être de quelque utilité, ne servirent absolument à rien. Sur la foi des travaux du Dr Legroux (1),j'essayai l'antipyrine à la dose de 4 grammes par jour, mais sans aucun succès. En attendant, l'état général devenait si grave, à cause de l'agitation et de l'insomnie continuelle et de l'impossibilité

(1) *Semaine médicale*, 1887, page 512, Séance de l'Ac. de Méd. du 27 décembre.

de nourrir la malade, que je me demandai s'il n'y avait pas lieu de provoquer l'avortement. Mes confrères les Docteurs Jacques Bey et Sciaky que je consultai à ce sujet, tout en convenant que l'indication était urgente, me demandèrent un sursis de deux ou trois jours pour essayer l'administration de l'antipyrine à hautes doses. *Huit grammes* par doses de un gramme, une toutes les trois heures furent administrés en une journée et la malade dormit deux heures de suite, ce qu'elle n'avait pu faire depuis un mois ; le lendemain l'amélioration était considérable et en une semaine la maladie était jugulée. On continua l'administration de l'antipyrine à la même dose pendant une semaine encore ; puis, graduellement on en suspendit l'emploi. Le 27 novembre 1890, accouchement à terme d'un garçon un peu frêle, mais en somme, bien portant. — En 1893 nouvelle grossesse ; au troisième mois apparition de la chorée. J'étais encore sous l'impression d'un travail récent de M. Chéron (1) qui a eu beaucoup à se louer, dans certaines névroses, de l'emploi d'injections sous-cutanées de *sérum artificiel*, et avant d'administrer l'antipyrine, j'eus l'envie de risquer une expérience. J'employai le sérum, selon la formule modifiée par M. Huchard (2) et j'en injectai sous la peau du ventre 4 centimètres cubes par jour. Après la troisième injection l'amélioration était évidente ; après huit jours la chorée avait disparu. La femme très bien portante est aujourd'hui à son huitième mois. On criera à la suggestion, mais ce n'est pas le cas. La femme est inculte et peu intelligente, et je n'ai pas annoncé mon remède comme ayant des effets miraculeux ; d'autre part, la malade était convaincue que je lui faisais tout bonnement des piqûres de morphine qui pendant la grossesse précédente n'avaient donné aucun résultat. Je n'ai plus eu l'occasion d'essayer de nouveau ce moyen, et un cas isolé ne suffit pas, mais il vaut la peine d'un contrôle sérieux.

IV

Nous avons déjà vu les funestes conséquences d'un *traumatisme* quelconque ; qu'il soit grave ou insignifiant, on traitera les lé-

(1) Chéron. Introduction à l'étude des lois générales de l'hypodermie. Paris 1893.

(2) *Rev. Gén. de Clinique et de Thér.* 1892. — M. Huchard emploie la formule suivante :

Eau stérilisée.....................................	100 gr.
Phosphate de soude pur...........................	10 gr.
Chlorure de sodium pur...........................	2 gr.
Sulfate de soude.................................	5 gr.
Acide phénique cristallisé........................	0 50 centigr.

On injecte de 4 à 5 centimètres cubes à la fois.

sions, s'il y en a, comme si la femme n'était pas enceinte, et au point de vue de la grossesse on fera suivre, dans toute leur rigueur, les prescriptions hygiéniques dont il sera question plus loin. — Il en sera de même lorsque le traumatisme au lieu d'être *accidentel* aura été *voulu* dans un but thérapeutique. Nous avons vu que chez les femmes prédisposées à l'avortement à un titre quelconque, un choc minime, insignifiant, peut en fournir l'occasion. Gardez-vous donc bien de le fournir vous-même, en considérant toutefois que certaines affections douloureuses peuvent être, par leur durée, plus nuisibles que votre intervention. Que craint-on de celle-ci ? L'ébranlement nerveux qu'elle produit. Eh bien ! une rage dentaire qu'on laisserait s'éterniser, peut être plus préjudiciable pour la marche de la grossesse que l'avulsion de la dent malade. Il en est de même pour l'incision précoce d'un panaris. En général il est bon de s'abstenir tant qu'il n'y a pas nécessité, mais lorsqu'on en est là, il faut s'entourer de toutes les précautions imaginables, anesthésie comprise, et après l'intervention, efforcez-vous de prévenir les contractions utérines par le repos absolu, les opiacés, etc. A ces conditions on peut entreprendre de petites et même de grandes opérations, on peut même opérer dans la zone génitale sans dommage pour la grossesse.

Le traitement des *vomissements incoercibles* va nous en donner une preuve frappante. On sait que cette complication de la grossesse peut menacer à un moment donné la vie du fœtus et celle de la mère. Dans les cas graves, après s'être assuré que les vomissements ne sont pas dus à une cause étrangère à la grossesse (maladies de l'estomac, tuberculose, néphrite, etc.), et avoir essayé en vain les moyens médicaux plus anodins (opium, belladone, cocaïne, *intus* et *in cute* ou en applications sur le col, pulvérisations d'éther, vésicatoires sur le creux de l'estomac, etc.), on parvient parfois à les faire cesser par la méthode de Copeman, c'est-à-dire par la *dilatation du col*. Après avoir antiseptisé le vagin de la femme et la main de l'opérateur, on introduit l'index dans le col, on franchit doucement l'orifice interne, puis, promenant le doigt circulairement, on essaye, avec circonspection et sans se presser, de dilater le col et de décoller les membranes.

Si les *déchirures du col* n'ont pas été traitées à temps, la grossesse est particulièrement pénible et douloureuse et les menaces

d'avortement continuelles. La science possède aujourd'hui plusieurs observations de trachélorraphie pratiquée dans ces conditions et qui a aidé la grossesse à parvenir à son terme, tandis que
ces mêmes femmes avaient constamment avorté dans leurs grossesses précédentes.

OBSERVATION V. — Résumée d'après le Dr Julliard (in *Nouv. Arch.
d'Obs. et de Gyn.* 1886, page 645).

Madame D..., âgée de 27 ans, se présente en janvier 1885 à la Poly-
clinique de Genève, et on constate qu'elle a une endométrite cervicale,
déchirure bilatérale du col utérin, ectropion des deux lèvres, rétroversion de l'utérus. Le professeur Vuillet propose et exécute le 20
janvier l'opération d'Emmet, sans anésthésie, la malade l'ayant refusée.
Suites opératoires parfaites. — Dans les premiers jours de mai, le
professeur Vuillet constate chez elle une grossesse de quatre mois et
demi. *On l'avait donc opérée lorsqu'elle était enceinte de deux mois.* L'accouchement se fit à terme et normalement.

C'est par mégarde qu'on a opéré dans ce cas, mais bon nombre
de gynécologues distingués l'ont fait de propos délibéré. M. Doléris a été, je crois, le premier, en France, à exécuter la trachélorraphie pendant la grossesse. Dans un mémoire plein de vues
originales et pratiques (1), après avoir montré dans deux observations personnelles les nombreux méfaits des lacérations non
traitées du col pendant la gestation, il relate un fait que, vu son
importance, je crois devoir résumer.

OBSERVATION VI. — Madame C... a déjà eu une grossesse heureuse
et se croit enceinte depuis le mois d'avril, lorsqu'elle se présente, le
17 juin 1887, à la Clinique du Dr Doléris, accusant des douleurs lan-
cinantes insupportables à gauche et une leucorrhée abondante. On
constate chez elle : Lacération double du col, avec cicatrice nodulaire
douloureuse du côté gauche, éversion des lèvres, endométrite cervicale, antéflexion. On ne fait pas l'hystérométrie, à cause de la pré-
somption de grossesse.

Après avoir essayé de soulager la malade par des moyens plus anodins (injections au sublimé, tampons de glycérine iodoformée, etc.),
la malade, se plaignant de coliques utérines toujours plus menaçan-
tes, le Dr Doléris procède, après anesthésie, à l'opération d'Emmet le
18 juin, selon la méthode ordinaire.

Seulement, dans le but de prévenir une hémorrhagie, toujours pos-

(1) Traitement et restauration du col de l'utérus pendant la grossesse, in
Nouv. Arch. d'Obstét. et de Gyn., 1887, page 427.

sible avec un utérus en état de grossesse, il fait avivement et suture ensemble de chaque côté successivement. Durée de l'opération 15 minutes. On fait une piqûre de morphine pour prévenir les contractions utérines. — Suites parfaites. Le 5 août, le ballottement est évident ; la grossesse confirmée se poursuit sans encombre, les douleurs, la leucorrhée et les coliques utérines ont complètement disparu.

M. Doléris fait, ici, justement remarquer que, quoiqu'on ait trop exagéré l'importance des traumatismes du col de l'utérus gravide, il ne faut pas conclure que toutes les lacérations du col, quelles qu'elles soient, réclament l'opération d'Emmet. Il faut la réserver pour les cas graves, dans lesquels la menace d'un avortement imminent, loin d'être une contre-indication, justifie l'opération. Pour les cas plus légers des moyens plus simples et plus faciles, tels que les irrigations chaudes antiseptiques et l'application de tampons à la glycérine iodoformée, pourront suffire à soulager les malades et, avec l'aide de mesures hygiéniques convenables, à prévenir un avortement toujours possible.

V

S'il est nécessaire de peser soigneusement le pour et le contre avant de se décider à intervenir dans les cas que nous venons d'envisager, il n'en est plus de même dans une autre complication de la grossesse capable d'amener non seulement une fausse couche, mais la mort à bref délai, je veux dire la rétroversion ou rétroflexion avec *incarcération* de la matrice. Ce déplacement dangereux peut se faire soudainement, jusqu'au cinquième mois, à la suite d'un accident, par exemple d'une chute sur le siège, mais d'ordinaire il préexiste à la grossesse et dans ce cas il doit être rectifié par l'application d'un pessaire de Hodge qui doit être porté pendant les quatre premiers mois de la grossesse et même au delà. Si on n'a pas pris cette précaution il arrive le plus souvent que l'utérus se redresse de lui-même lorsque l'augmentation progressive de ses dimensions le force à quitter l'excavation pelvienne pour se développer à son aise dans la cavité abdominale, et la grossesse continue sa marche normale. Barnes (1), tout en

(1) Leçons sur les opérations obstétricales. Trad. Cordes, 1873, page 228 et suivantes.

admettant ce mécanisme, en invoque un autre, généralement
admis aujourd'hui, moins heureux dans ses conséquences. « Jus-
« qu'à trois ou quatre mois, dit-il, la grossesse *pelvienne* s'accom-
« pagne de rétroflexion ou de rétroversion ; à ce moment les
« effets de la pression de l'utérus sur les organes voisins (vessie
« et rectum) se font souvent sentir (voyez fig. 3) ; ils peuvent

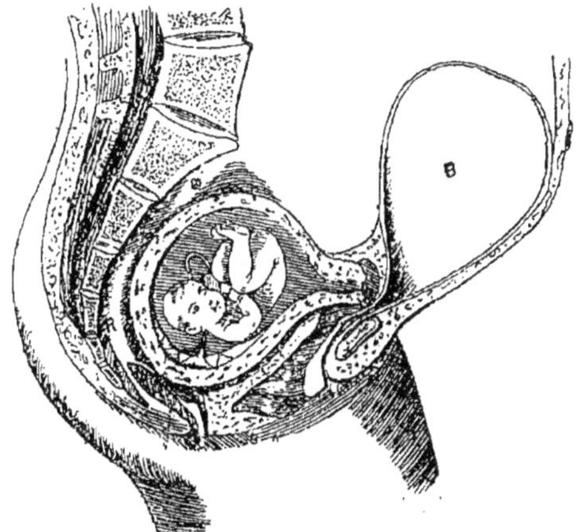

Fig. 3. — Barnes. Rétroversion de l'utérus gravide.
U, utérus comprimant ; R, le rectum, dans la concavité du sacrum ; et B la
vessie contre la symphyse pubienne. Le vagin est tiré en haut et en avant
par le col.

« diminuer graduellement, quoique le toucher révèle la persistance
« du déplacement. D'où vient ce soulagement ?... l'utérus s'étend
« du côté où il est libre (c'est-à-dire par sa paroi antérieure)
« vers la cavité abdominale, et forme un sac accessoire qui ren-
« ferme la partie fœtale la plus volumineuse jusqu'à la fin de la
« gestation....... (fig. 4...) ». Cette espèce particulière de libéra-
tion de la matrice déplacée peut être une source de difficulté
pendant le travail, mais elle rend moins fréquent l'avortement, ce
qui, à notre point de vue, est la seule chose essentielle. Mais, si
pour une cause quelconque, ce passage de l'utérus, de la cavité
pelvienne à la cavité abdominale, ne se fait pas, il y reste *enclavé*
ou *incarcéré* en faisant subir à la vessie et à toutes les parties
molles du petit bassin une pression toujours croissante.

« Les premières conséquences, dit Stoltz (1), sont une sensa-
« tion de pesanteur, une pression extraordinaire dans le bassin
« accompagnée d'une certaine difficulté d'uriner. Cette dernière
« dégénère bientôt en véritable rétention, et finalement la réten-

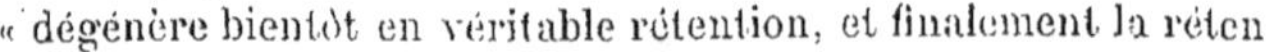

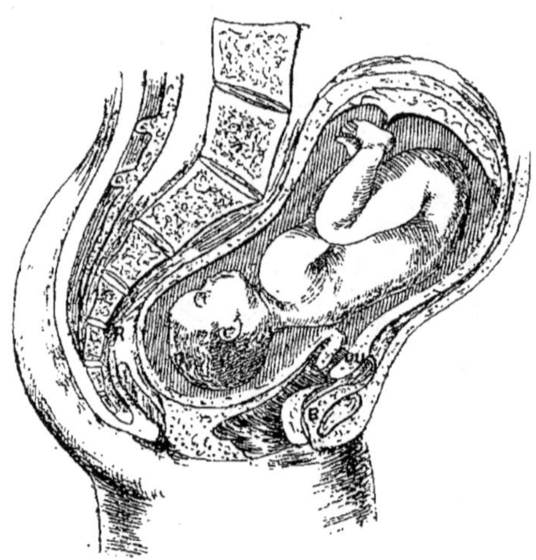

Fig. 4. — Barnes. Rétroflexion incomplète d'un utérus gravide.
OU, col utérin fléchi en bas, au-dessus de la symphyse ; B, vessie ; R,
rectum. Une partie de l'utérus, retenue en arrière, contient la tête ; l'autre partie, qui se développe dans l'abdomen, contient le corps.

« tion devient une incontinence par régurgitation. En même
« temps, il y a constipation, impossibilité d'aller à la garde-
« robe... ; la pression exercée sur les vaisseaux qui se divisent et
« se distribuent dans l'intérieur du bassin, occasionne l'œdème
« des extrémités inférieures et des douleurs atroces ; .... la fièvre
« s'allume, les traits s'altèrent, etc. » Cette situation finissant
par devenir intolérable, elle se termine, si on n'intervient pas,
par l'avortement ou bien par la mort à la suite soit de la rupture
de la vessie, soit de la gangrène de l'utérus ou des autres parties comprimées, soit enfin d'accidents urémiques. Dans un cas
comme dans l'autre, il est urgent d'y remédier au plus vite.

Lorsque l'incarcération est due à des adhérences pathologi-

(1) Art. Grossesse. Dict. Jaccoud, page 77.

ques résistantes, la réduction est impossible. Il faut alors, pour sauver la femme, provoquer l'avortement et, si on n'y réussit pas, s'adresser à la suprême ressource, à la laparotomie ; mais quand il n'y a pas d'adhérences, il faut tâcher de réduire la matrice et en lui permettant de remonter dans le ventre, mettre fin aux accidents et rendre possible la continuation de la grossesse. Cependant, ce dernier résultat n'est pas toujours obtenu ; sur un total de 88 observations de rétroversion avec réduction spontanée ou artificielle, Charles (1) a compté 11 avortements malgré la réduction. Pour parvenir à l'exécuter, il faut commencer par vider le rectum et la vessie et gagner ainsi un peu d'espace. Le cathétérisme est, à cause de l'aplatissement de l'urèthre contre le pubis, toujours difficile, souvent impossible ; il ne faut pas hésiter, alors, à faire une ponction hypogastrique, car le seul fait de vider la vessie plusieurs fois par jour pendant quelques jours de suite, suffit parfois à obtenir la réduction. Si, après cela, on met la femme en position genu-pectorale, en ayant soin d'écarter les parois vaginales à l'aide d'une valve de Sims, pour permettre à la pression atmosphérique d'agir sur la masse intestinale qui à son tour entraîne l'utérus, la réduction a beaucoup de chance de se faire d'elle-même. On a proposé également la distension du vagin au moyen d'une vessie remplie d'eau ou plus simplement par le *colpeurynter* de Braun ; la pression continue exercée de la sorte sur la matrice l'obligerait petit à petit à s'élever vers le ventre et à se dégager. En cas d'échec il faut recourir à la réduction manuelle. Le procédé vaginal me semble le meilleur ; la patiente étant mise en position obstétricale et chloroformée jusqu'à résolution musculaire, on introduit la main dans le vagin, et on repousse lentement avec une force soutenue le fond et la face postérieure de l'utérus, en ayant bien soin de le pousser dans la direction d'un des diamètres obliques du bassin, dans le but de lui faire éviter la saillie du promontoire contre lequel il viendrait buter si on poussait directement en haut. La figure 5, empruntée à Barnes, montre l'importance de ce détail dans la manœuvre de réduction ; mais elle a trait à une autre réduction dite *bipolaire* ou bimanuelle, usitée surtout en Angle-

(1) Des déplacements de la matrice en arrière pendant la grossesse. Bruxelles, 1878.

terre. Elle consiste dans l'introduction de deux doigts dans le vagin pour accrocher le col et l'attirer en bas, tandis que deux doigts de l'autre main, introduits dans le rectum, repoussent le fond de l'utérus en haut.

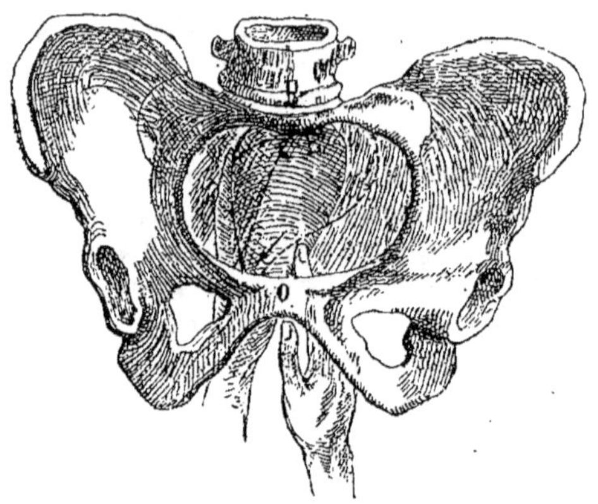

Figure 5.— Réduction de l'utérus gravide par le taxis bipolaire (Barnes). P, promontoire qui fixe E, le fond utérin ; O, orifice utérin, derrière la symphyse. L'arc indique la direction de la force employée par les doigts pour amener l'utérus dans une position oblique représentée par la ligne ponctuée, qui lui permet d'éviter le promontoire ; la matrice peut alors sortir du bassin.

Si malgré ces manœuvres on ne parvient pas à réduire l'utérus, il y a une foule d'instruments qui ont été inventés pour venir en aide à la main impuissante; à rappeler, entre autres, celui de Massart (1), qui réussit à réduire un utérus rétroversé, en appliquant sur le ventre une ventouse énorme et originale....., qui n'était autre qu'un vase de nuit ! ! Il faut se méfier également de tous ces moyens mécaniques qui agissent aveuglément et peuvent produire ce qu'il s'agit d'éviter, la rupture de la vessie ou de l'utérus. La réduction obtenue, il est indispensable de tenir la femme au lit pendant quelques jours : l'application d'un pessaire, conseillée par quelques auteurs, est parfaitement inutile, puisque l'utérus n'a plus, de par son volume, aucune tendance à retourner dans l'excavation.

(1) Cité par Tarnier, loc. cit., t. 2, page 242.

VI

Tous les accoucheurs ont observé des faits singuliers dans lesquels on voit les femmes avorter à chacune de leurs grossesses à une époque progressivement plus rapprochée du terme. On a attribué ce phénomène à une espèce de *rigidité*, selon les uns, *d'irritabilité*, selon les autres, de la fibre utérine qui peu à peu finit par s'habituer à son nouveau rôle. D'autres fois, il arrive qu'une femme très récemment accouchée, devient enceinte de nouveau et qu'elle avorte sans cause apparente. Ici c'est *l'involution incomplète* qu'il faut accuser ; l'organe de la gestation n'ayant pas encore accompli, au moment de la nouvelle fécondation sa *restitutio ad integrum*, il n'est pas en état de nourrir l'œuf convenablement. Enfin il est d'observation banale que la plupart des fausses couches se font à une des époques où auraient dû survenir les règles suspendues. Si celles-ci manquent pendant la grossesse, le *molimen menstruel* n'en persiste pas moins à l'état d'ébauche, du moins pendant les premiers mois. Chez toutes les femmes en général, mais surtout chez celles qui ont des menstruations abondantes ou douloureuses, ou un système nerveux facile à mettre en branle, c'est là, même à défaut d'une autre cause quelconque prédisposante, une époque particulièrement dangereuse qui demande, de la part du praticien, un redoublement de soins et de clairvoyance.

Pour toutes ces causes d'avortement que nous venons de désigner en dernier lieu, il n'y a pas de traitement spécial ; elles sont passibles seulement du traitement général et hygiénique dont nous allons nous occuper.

VII

« La femme enceinte, disent Tarnier et Budin (1), doit observer
« plus rigoureusement qu'en temps ordinaire, toutes les règles
« de l'hygiène générale, mais elle doit encore prendre certaines
« précautions particulières. »

(1) *Loco cit.*, t. V, page 570.

Si ceci est vrai pour la femme enceinte en général, celle qui est sujette aux avortements ou en est autrement menacée pour une cause quelconque, doit redoubler de prudence. Qu'on n'exige pourtant pas de nous un traité complet d'hygiène de la grossesse. Malgré l'intérêt du sujet et pour ne pas sortir du cadre modeste que nous nous sommes imposé, nous allons laisser de côté les prescriptions d'hygiène générale qu'on trouve dans tous les traités classiques, pour insister seulement sur quelques points particuliers.

> Pour conserver le fruit de vos chastes plaisirs,
> Réprimez désormais vos amoureux désirs ;
> Au feu qui vit en vous un autre feu peut nuire,
> Et ce qu'Amour a fait, Amour peut le détruire (1).

Pour obéir à l'injonction du poète il faudrait donc défendre les *rapports sexuels*, et il faut avouer que le poète a raison. Hippocrate, d'ailleurs, l'avait dit bien avant lui. Le coït répété et même modéré n'est pas sans inconvénient pour la grossesse. Il produit d'abord, par le choc plus ou moins violent sur le col une espèce de traumatisme qui peut, à lui seul, provoquer les contractions de la matrice. Serres n'invoque pas d'autre mécanisme pour expliquer la fréquence inouïe de l'avortement chez les prostituées qui, pourtant, subissent l'accouplement d'une façon toute passive, mais ceci n'est qu'un cas particulier. Il faut tenir un plus grand compte de l'éréthisme général qui accompagne l'acte de la copulation et de la congestion intense de tout le système génital, qui sont parfaitement capables d'amener la rupture des fins vaisseaux utéro-placentaires et l'hémorrhagie subséquente.

Les faits qui le prouvent surabondent ; j'en citerai deux, entre autres, qui sont démonstratifs. M. Tarnier rapporte d'après Hœbecke l'histoire « d'une dame dont le mari eut des accès répé-« tés d'aliénation mentale peu de temps après son mariage et qui « était très porté à la copulation ; elle avorta quatre fois de suite. « Elle était au début de la cinquième grossesse quand son mari « succomba, elle accoucha à terme d'un enfant vivant. Elle se « remaria, devint enceinte et la grossesse ne fut pas interrom-« pue. » Le cas que rapporte Hubert (de Louvain) dans son traité

---

(1) Vers de Tillet cités par Schuhl, loc. cit., page 47.

de l'avortement, est encore plus remarquable. Une de ses clientes avait eu sur sept grossesses, quatre avortements dont il n'avait pu élucider la cause, lorsqu'un beau jour le mari lui avoua que la grossesse était arrivée à terme chaque fois qu'il avait gardé, pendant toute sa durée, une continence absolue, et que chaque fausse couche avait été déterminée par un coït pratiqué quelques heures avant.

Il faudrait donc défendre, aux femmes exposées à l'avortement, de pratiquer le coït, mais cela ne suffit pas ; le traumatisme sur le col n'étant qu'une cause accessoire et presque négligeable, c'est, nous l'avons dit, à l'éréthisme des organes génitaux que revient le rôle principal, et cet éréthisme doit être, autant que possible, évité *sous toutes ses formes quelles qu'elles soient*. C'est dans ce but que MM. Tarnier et Budin, renchérissant, exigent pour les époux des appartements séparés. Trop de prudence ne saurait nuire et il y a beau temps que la sagesse des nations nous a appris que l'occasion fait le larron.

Tout cela sera, cependant, un peu difficile à obtenir en pratique, d'autant plus qu'il ne faudrait pas, sous prétexte d'hygiène de la grossesse, encourager, de la part du mari, certaines velléités d'école buissonnière. C'est là un point épineux qui donnera toujours à réfléchir au praticien consciencieux qui est, en même temps que médecin, l'ami et le conseiller de ses clients. Parfois la femme elle-même lui viendra en aide, quand elle est de celles dont nous parle Stolz (1) et qui, dès qu'elles sont fécondées, ressentent *une horreur insurmontable pour leurs maris* ; le problème se résout alors de lui-même, mais ce sont-là des cas rares. En général, sans être inflexible, il vous faudra exiger beaucoup pour obtenir quelque chose ; si vous prêchez à la majorité de vos clients : « Usez, n'abusez pas ! » ajoutez pour le cas particulier « et usez le moins possible ! » Avec une réserve cependant, sur laquelle il ne faut pas transiger d'une ligne. Nous avons déjà dit que les femmes enceintes ont, aux époques où les règles auraient dû paraître, un *molimen* menstruel, c'est-à-dire une congestion intense des organes génitaux qui est à elle seule une cause fréquente d'avortement. On doit donc prendre garde d'empiler cause

(1) Art. Grossesse, in Diction. de Jaccoud, page 48

sur cause, et l'abstinence, pendant cette période dangereuse, et pendant les quelques jours qui la précèdent et qui la suivent, doit être absolue. La tâche, d'ailleurs, vous sera ici facilitée par le fait que, pendant cette même période, il y aura bien d'autres précautions à prendre et parfois aussi un traitement à instituer.

La situation est encore plus embarrassante lorsqu'il s'agit de jeunes ménages chez qui les excès sexuels se compliquent d'une foule d'autres infractions aux lois de l'hygiène, en première ligne, le voyage de noces. Ce que cette malheureuse coutume et l'ardeur de la lune de miel coûtent de futurs défenseurs à la patrie est incalculable ; mais, sauf la satisfaction stérile d'avoir fait votre devoir en taquinant un peu les jeunes mariés, vous n'obtiendrez pas autre chose. *Vox clamans in deserto !*

· Pour le même motif on conseillera aussi l'abstention de certaines lectures par trop..... émotives. D'ailleurs il est indispensable à tous les points de vue de ménager l'impressionnabilité nerveuse de la femme qui avorte facilement. Qu'on songe aux rougeurs subites alternées de pâleur, si fréquentes chez les jeunes femmes au plus petit émoi, à la moindre allusion déplaisante, et qu'on en déduise ce qu'un réflexe malencontreux peut produire de désastres dans un utérus gravide qui se trouve, qu'on me passe l'expression, en équilibre instable. Dans ces conditions la femme « a besoin de tous les ménagements, de tous les égards. « On doit éviter de l'irriter, de l'effrayer, de lui causer de la peine « inutile ;.... les anciens portaient le respect de la femme enceinte, « jusqu'à la saluer en passant devant elle ; usage symbolique, « indiquant combien elle est digne de ménagements (Stoltz). »

Le repos du corps n'est pas moins important que celui de l'esprit. Non seulement tout exercice violent sera défendu, mais on tâchera d'éviter le plus petit voyage, les promenades en voiture, et, en général, toute espèce de fatigue corporelle. Si l'on permet une promenade, elle doit être courte et faite sans se presser sur un pavé uni, sur une route facile et en plaine. Genesteix (1) insiste avec raison sur la nécessité d'interdire les soirées, concerts, représentations théâtrales, etc. Indépendamment d'un traumatisme toujours possible au milieu d'une foule, il y a dans

(1) Trait. des Avortements. Thèse de Paris 1886, page 17.

ces milieux une surcharge d'acide carbonique qui, à elle seule, est capable d'exciter les contractions utérines. Ces précautions seront encore plus sévères aux époques correspondantes à la menstruation et à la période de la grossesse pendant laquelle a eu lieu l'avortement aux grossesses précédentes. Pendant ces époques on exigera le repos le plus complet, au lit, et on ne transigera pas, sous aucun prétexte. Dans certains cas il sera nécessaire de tenir la femme au lit pendant toute la durée de la grossesse ; ce n'est qu'à ce prix qu'on pourra parvenir à éviter la fausse couche. MM. Tarnier et Budin relatent l'histoire d'une créole qui ayant fait au Chili plusieurs fausses couches, sans cause connue, vint à Paris dans l'espoir qu'on empêcherait l'avortement de se reproduire; on exigea d'elle qu'elle ne sortirait pas de son lit. Elle obéit, mais au septième mois, elle ne résista pas à la tentation de voir un cortège funèbre qui passait sous ses fenêtres ; elle ne fit que quelques pas et très prudemment d'ailleurs, mais cela suffit : un accouchement prématuré fut la conséquence et la punition de sa curiosité. Heureusement l'enfant était viable et on put le sauver.

Dans l'observation suivante, j'ai pu obtenir un succès analogue, par le même moyen, mais on verra que j'ai eu recours en même temps à un traitement thérapeutique dont il sera question plus tard.

Observation VII. — Madame F..., 25 ans, lymphatique et nerveuse, bien réglée, mariée à 17 ans, a eu sept grossesses constamment suivies d'avortement entre le troisième et le quatrième mois. Pas de syphilis, ni autre tare organique chez elle ni chez son mari. L'examen local ne révèle aucune lésion, sauf une très légère antéversion. Elle est enceinte de deux mois lorsque je la vois le 3 janvier. Je prescris : Repos absolu au lit dont elle ne doit bouger sous aucun prétexte ; quoiqu'il n'y ait pas de constipation habituelle, un lavement tous les matins à l'eau glycérinée ; dans la semaine, une fois, un petit verre d'eau de Janos ; nourriture substantielle, mais facile à digérer, consistant surtout en œufs et laitages ; pas d'alcool, sauf un peu de bière. Enfin je fais comprendre à Mme F... la nécessité absolue de s'abstenir de tout rapport conjugal, et comme elle a une envie folle d'être mère, je suis sûr d'être obéi. En outre je prescris tous les mois pendant l'époque présumée des règles et les 3 jours qui la précèdent, une potion avec 2 gr. d'antipyrine et 6 gr. de Viburnum Prunifolium. Quelques jours avant les neufs mois révolus Madame F... accouche d'un beau bébé.

Les soins de propreté, surtout des organes génitaux, sont utiles et nécessaires ; il faudra seulement quelques ménagements dans la façon de les prendre, dans les cas où on prescrit l'immobilité. Les bains chauds et prolongés peuvent être dangereux ; tièdes et de courte durée, ils ne présentent en général pas d'inconvénient ; quant aux bains froids, les douches et autres pratiques hydrothérapiques, ils peuvent constituer un moyen précieux de traitement chez les femmes faibles, nerveuses et lymphatiques, dont on a besoin de reconstituer l'organisme et de calmer la surexcitabilité nerveuse ; le bain de piscine, très court, semble être préférable dans ce but tonifiant. Sauf ce cas particulier, je conseille de s'en abstenir. Il en est de même des injections vaginales, tièdes et détersives ; on les permettra avec certaines précautions aux femmes qui en ont l'habitude ; on les recommandera expressément à celles qui ont de la leucorrhée, ou de l'érythème vulvaire ; on les défendra aux autres.

La façon de s'habiller ne sera pas différente de l'ordinaire, exception faite pour le corset ; mieux vaut s'en passer ; autrement prescrivez un *corset de grossesse.*

On ne changera rien au régime habituel ; seulement les femmes que vous condamnez à l'immobilité absolue doivent se nourrir de mets variés et substantiels, mais faciles à digérer. Comme boisson, sauf chez les débilités, la bière est préférable au vin, et le vin blanc au vin rouge : le thé et le café ne seront accordés qu'avec la plus grande modération.

Il faut s'attacher à éviter la constipation par des lavements plutôt que par des purgatifs, et parmi ceux-ci donner la préférence à l'huile de ricin et au sulfate de soude. Un moyen plus simple est indiqué par Tripier (1) ; c'est le chocolat cru ; une tablette ou une demi-tablette, le matin au réveil ; pendant qu'on le croque un ou deux verres d'eau ; on associe ainsi l'*utile dulci.* Cela m'a réussi quelquefois.

Il est enfin sous-entendu que dans le cours d'une grossesse menacée à un titre quelconque, il n'y a pas de *petits bobos* ; puisque une colique insignifiante, une névralgie, une quinte de toux peuvent être l'occasion du réveil de la matrice endormie, le prati-

(1) Leçons sur les maladies des femmes, page 487.

cien devra toute sa sollicitude à la moindre indisposition. Le traitement à prescrire variera selon les cas, comme de juste, mais on n'oubliera jamais de remplir en même temps une indication capitale : apaiser le système nerveux et endormir les réflexes. On y parvient aisément à l'aide de quelques remèdes dont je vais m'occuper à propos d'un malaise très fréquent de la grossesse.

VIII

Nous nous sommes déjà occupés incidemment du *molimen menstruel* de la femme enceinte et nous avons vu qu'il constitue une période dangereuse entre toutes. Boerhave nous apprend que sur dix avortements survenus spontanément dans les premiers mois, il en est neuf qui se produisent à l'époque cataméniale. Il faut dire cependant qu'il s'agit, dans l'espèce, d'un phénomène d'ordre physiologique et qui d'ordinaire passe inaperçu. S'il joue un rôle dans la production de l'avortement, c'est à titre de cause occasionnelle et seulement chez les femmes qui, d'une façon quelconque, y sont prédisposées. Cette cause occasionnelle, il faut l'éviter ou la combattre. J'ai déjà insisté, en passant, sur les mesures hygiéniques à prendre pour tourner ce récif dangereux et périodique, mais souvent elles ne suffisent pas et il y a encore autre chose à faire.

Chez les femmes pléthoriques, chez celles qui ont leurs menstruations très abondantes, chez les dysménorrhéiques, dans quelques cas d'affections utérines, notamment lorsque la grossesse se greffe sur une matrice en subinvolution, en un mot lorsqu'il y a lieu de supposer que la congestion utérine est trop intense ou trop soudaine, une petite saignée pratiquée un peu avant l'époque cataméniale peut donner d'excellents résultats. La saignée était, il y a quelque quarante ans, pratiquée de la sorte chez presque toutes les femmes enceintes conséquemment aux idées qui couraient alors sur la crase sanguine ; les observations recueillies à cette époque-là pour en démontrer l'utilité, ne sauraient donc avoir une grande valeur. Mais des faits ont été publiés depuis qu'on ne saigne plus, ou presque pas, qui témoignent de l'efficacité de ce moyen thérapeutique. MM. Tarnier et

Budin sont très explicites à cet égard, et ils citent, entre autres, le cas d'une dame qui avait fait plusieurs fausses couches, probablement dues à des hémorrhagies qui s'étaient manifestées de mois en mois, à peu près aux époques où les règles auraient apparu si la grossesse ne s'était pas produite. On conseilla de pratiquer chaque mois une saignée de 200 grammes deux ou trois jours avant le retour présumé de l'hémorrhagie, et la grossesse suivit son cours.

On peut donc recourir à la saignée, mais je crois qu'aujourd'hui nous possédons des moyens qui, sans spolier l'organisme, donnent des résultats tout aussi satisfaisants. Et d'abord le bromure de potassium préconisé par le Dr A. de Beaufort, qui a fait une bonne étude de l'avortement par congestion utérine (1). Partant d'une observation exacte, à savoir que les femmes qui y sont sujettes ne sont pas en général à tempérament sanguin, mais plutôt lymphatiques, avec un certain embonpoint et une coloration du visage qui donne le change aux yeux peu attentifs ; que d'autres, au contraire, sont grêles, nerveuses, impressionnables, il en déduit une contre-indication à la saignée répétée, et il s'applique plutôt à apaiser le système nerveux. Pour remplir cette indication, le bromure qui « excite le système vaso-moteur, « calme l'excitation des nerfs sensitifs et paralyse bon nombre « d'actions réflexes » était tout indiqué. Le Dr de Beaufort cite plusieurs observations où le bromure de potassium administré (3 gr. en 3 doses) dix à douze jours de suite, tous les mois pendant la période dangereuse, lui a donné des succès inespérés ; moi-même j'en ai retiré quelques bons résultats, jusqu'au jour où je lui ai substitué *l'antipyrine*.

Dans un travail publié en 1889 (2), où j'ai insisté sur le parti qu'on peut tirer de ce puissant sédatif en Obstétrique et en Gynécologie, à côté d'autres faits déjà connus — sédation des douleurs de la dysménorrhée, du travail, des coliques utérines post-partum, etc.—j'ai été, je crois, le premier à publier des observations concernant l'emploi de l'antipyrine comme antiabortif.

(1) Trait. prév. de l'Av. par cong. ut. *Bull. de Thér*. 1870, t. 78, page 75.
(2) Contrib. clin. à l'étude de l'emploi de l'antipyrine en Obs. et Gyn., *Arch. de T'oc.*, 1889, page 505. Voyez sur le même sujet in *Rev. Gén. de Clin. et de thér*. 1890, page 297.

Depuis lors les succès que je lui dois se sont multipliés à tel point
que j'ai acquis la conviction que la thérapeutique n'en possède pas
de meilleur, et je suis arrivé à l'employer presque exclusivement.
Et cela s'explique : « L'action de l'antipyrine, dit M. Dujardin-
« Beaumetz (1), se localise principalement sur les centres nerveux
« et se caractérise par la diminution de la perception sensitive
« et de l'excitabilité réflexe. » Chouppe a démontré de la façon la
plus nette que l'antipyrine *diminue les propriétés excito-motrices*
de la moelle épinière et qu'elle jouit de *vertus sédatives très éner-*
giques sur l'hyperexcitabilité médullaire (2), en injectant de la
strychnine dans le tissu cellulaire d'un chien à qui préalablement
il avait injecté de 2 à 4 gr. d'antipyrine ; dans ces conditions, les
convulsions strychniques ne surviennent pas.

Parmi les faits nombreux que j'ai observés, j'en citerai trois
dont le premier, qui est typique, a déjà été publié dans mon mémoire précité.

OBSERVATION VIII. — La femme d'un de mes confrères, Madame S..,
1re grossesse, a eu au troisième mois des coliques utérines accompagnées de perte séro-sanguinolente ; le repos et les opiacés n'ayant
donné aucun résultat, c'est avec de l'antipyrine qu'on parvient à faire
cesser les douleurs. Chaque mois à l'époque présumée des règles, elle
présente les mêmes phénomènes et toujours l'antipyrine donne le
même résultat.

OBSERVATION IX. — Madame R... a déjà fait deux fausses couches,
3me grossesse. Entre le premier et le second mois elle a eu des douleurs
et une petite perte, quelques gouttes ; puis tout est rentré dans l'ordre. Le mois suivant, elle me fait chercher parce que les mêmes phénomènes se sont reproduits avec plus d'intensité. Je prescris de
l'antipyrine et les contractions utérines s'apaisent. Vingt-cinq jours
après, je recommence l'administration de l'antipyrine pour prévenir
les coliques, et ainsi les mois suivants. Les coliques utérines n'ont
plus reparu. Accouchement à terme.

OBSERVATION X. — Une pauvre femme, sujette à l'avortement habituel, me fait quérir pendant sa sixième grossesse, 4me mois. Elle a des
maux de reins épouvantables et elle sait bien ce que ceux-ci signi-
fient, parce qu'ils ont précédé de deux ou trois jours chacun de ses
avortements, survenus toujours à la même époque. Avec 3 grammes
d'antipyrine la douleur disparaît. Par précaution, on continue l'admi-

(1) Dictionnaire de Thérapeutique, t. 4 Addenda, page 806.
(2) Soc. de Biologie. Séance du 2 juillet 1888.

nistration du remède encore pendant une semaine, et les deux mois suivants à la même époque. Accouchement à terme.

Le mode d'emploi est très simple : Deux ou trois grammes d'antipyrine, divisés en 3 paquets, sont administrés dans deux doigts de limonade sucrée ou d'orangeade, toutes les heures dans les cas urgents, toutes les deux ou trois heures lorsqu'on est moins pressé. Parfois j'y associe un autre sédatif qui a eu sa vogue et qui, je crois, mérite d'être employé, le Viburnum Prunifolium. Ce remède a été, pour la première fois, préconisé par le Dʳ Pharis en 1866, puis relevé de l'oubli dix ans après par le Dʳ Jenks, qui l'administrait ainsi : « Ma manière d'administrer le « Viburnum consiste à faire prendre à la malade d'une demi- « cuillerée à thé à une cuillerée entière d'extrait liquide, quatre « fois par jour, en commençant le traitement deux jours au moins « avant l'époque menstruelle et en continuant cette médication « non seulement pendant la durée ordinaire de l'écoulement « menstruel, « mais deux jours de plus que ne dure cet écoulement « en dehors de la gravidité. » Lusk (1), qui m'a fourni cette citation, Cordes (de Genève) dans un travail sur lequel je reviendrai au chapitre suivant, Huchard (2), Mouclar (3), Auvard (4) et beaucoup de médecins Anglais et Américains (5) en disent beaucoup de bien. Je l'ai beaucoup employé dans des circonstances autres que celle qui fait le sujet de ce chapitre — dysménorrhée, coliques utérines post-partum — et j'ai pu me convaincre que le Viburnum est un excellent sédatif utérin. Je l'ai cependant un peu délaissé depuis l'époque où j'ai commencé à me servir de l'antipyrine ; je crois même que celle-ci lui est très supérieure comme énergie et rapidité d'action ; mais vu son innocuité et la possibilité d'en prolonger l'administration pendant plusieurs jours de suite, j'associe d'ordinaire les deux remèdes dans la même potion que je prescris ainsi :

(1) Science et art des accouch. Trad. Doléris, page 362.
(2) *Journal de Méd. de Paris*, 1886.
(3) Thèse de Paris 1887.
(4) Travaux d'obst., t. 1, page 225.
(5) Voyez à ce sujet *Bull. de Thér.* 1885, t. 109, page 325, et 1886, t. 111, page 40.

R. Antipyrine............................... 2 ou 3 gr.
    Eau de menthe........................ 150 gr.
    Extrait fluide de Viburnum............. 4 ou 6 gr.

à prendre en 4 fois toutes les 3 heures. L'extrait fluide est la préparation la plus usitée ; on peut aussi se servir de l'extrait mou, en pilules de 10 centigrammes ; 3 à 6 pilules par jour, pour les personnes à qui répugnerait l'odeur désagréable de l'extrait fluide. Dans notre cas particulier il ne faut pas oublier que, pour réussir, il faut d'emblée recourir aux fortes doses : 5, 6, et 10 grammes par jour d'extrait fluide. Jenks et après lui Monclar ont avec raison insisté sur ce détail ; dans plusieurs cas où le Viburnum a échoué, l'échec ne serait dû qu'aux doses insuffisantes employées. Nous aurons d'ailleurs, à revenir sur ce remède à propos du traitement curatif de l'avortement ; mais, avant de finir, je veux relater une magnifique observation de Macfie Campbell de Liverpool (1).

OBSERVATION XI. — Au premier et deuxième mois à l'époque présumée où eussent dû venir les règles, l'avortement est imminent ; la malade, traitée par un médecin américain, prend du Viburnum ; la grossesse continue. La malade devant s'embarquer pour l'Angleterre, prend avec elle du Viburnum. A bord, troisième menace d'avortement qu'elle réussit encore à conjurer par l'extrait fluide de Viburnum. Au quatrième mois même succès. Au sixième la fausse couche semblait inévitable et pourtant avec de hautes doses de Viburnum on peut encore la conjurer.

(1) Résumée dans le vol. III du *Bulletin de Thérapeutique*, 1886.

CHAPITRE IV

Traitement curatif de l'avortement évitable.

1

Qu'on n'ait pas été appelé à temps ou que le traitement mis en œuvre n'ait pas donné les résultats qu'on en attendait, la fausse couche est en train de se faire. Parfois précédées d'une période prodromique consistant surtout en une pesanteur pénible aux lombes s'irradiant jusqu'aux cuisses avec envies fréquentes d'uriner ; parfois aussi, subites dans leur invasion, les contractions utérines d'abord sourdes, puis plus accusées et franchement intermittentes, se manifestent par des douleurs qui, partant des reins, se continuent vers le bas-ventre et les régions inguinales. A grossesse un peu avancée, vers le quatrième mois et au delà, la femme a même la perception d'une boule qui durcit et se relâche alternativement. En même temps ou peu après, les parties génitales deviennent humides ; parfois, ce ne sont que des glaires légèrement teintées ; d'autres fois, il s'agit de quelques gouttes de sang pur, prélude de l'hémorrhagie qui, si on n'y met opposition, va se déclarer abondante. Il arrive aussi que tout d'un coup, sans douleurs prémonitoires, la femme se sent inondée par une grande quantité de liquide ; si c'est du sang, c'est l'hémorrhagie qui ouvre la scène et s'annonce menaçante ; si ce n'est que de l'eau — ce dont il faut s'assurer quand même — c'est que l'œuf a crevé ; les contractions et la perte viendront ensuite. Si on examine la femme, on trouve les parois vaginales un peu chaudes et tendues, le col ramolli et légèrement entr'ouvert ; si lors de la visite les douleurs se sont déclarées depuis quelques heures ou si elles sont intenses, le col entièrement dilaté laisse pénétrer le doigt qui arrive à toucher l'œuf qui bombe s'il est encore intact.

Dans ces conditions, quelle sera la conduite à tenir ? La première question que le praticien devra se poser est celle-ci : *L'avortement est-il encore évitable ?* car, évidemment, si le fœtus est mort, je suppose, il est inutile de s'acharner à l'empêcher d'être expulsé au dehors, au lieu de lui en fournir les moyens. Il n'est pas toujours facile de répondre à cette question ; parfois c'est tout bonnement impossible ; aussi faut-il peser et examiner consciencieusement toutes les circonstances qui peuvent nous aider à l'éclaircir.

Ceci posé, voyons par quels moyens on peut parvenir à faire un diagnostic exact et à se décider sur la thérapeutique à suivre.

Je laisse de côté certaines complications pathologiques qui ne rentrent pas dans notre cadre ; si, par exemple, il y a menace d'avortement chez une cardiopathe ou une néphritique, on ne s'opposera pas à un événement qui est pour elle un bienfait et que, sans l'intervention salutaire de la nature, vous seriez peut-être obligé de provoquer vous-même plus tard. Hormis ce cas spécial, on ne doit pas essayer d'arrêter la fausse couche dans deux circonstances seulement.

1° *Quand on est sûr et certain que le fœtus est mort.* Le moyen de s'en assurer ? Après quatre mois et demi, c'est-à-dire après l'apparition des signes de certitude de la grossesse, c'est relativement facile, par la constatation de l'absence des signes indiquant que le fœtus est vivant, à savoir : les battements cardiaques et les mouvements actifs.

Avant l'apparition de ces signes, pendant la première moitié de la grossesse, — et c'est malheureusement le cas le plus fréquent — on ne peut s'appuyer que sur de simples inductions tirées de la montée laiteuse — phénomène inconstant — de la cessation subite des phénomènes sympathiques de la grossesse, signe de grande valeur, et enfin de l'arrêt du développement du ventre et de l'utérus, signe infaillible, lorsqu'on a eu le temps de le constater. Somme toute, le diagnostic est, dans ces conditions, des plus délicats.

2° *Quand l'œuf est rompu* et qu'il y a eu écoulement du liquide amniotique. Quand la femme s'est sentie mouillée, il faut vérifier tout de suite si c'est du sang ou de l'eau qu'elle a perdu : en examinant les linges souillés, peut-être aura-t-on la chance d'y retrouver l'embryon qui quelquefois est entraîné au dehors en même temps. Malheureusement cet élément certain de diagnostic manquera le plus souvent ; lorsqu'on ne se décide à appeler le médecin que plus tard, on a lavé les linges, ou bien ils sont tachés par le sang qui s'est écoulé après le liquide amniotique, et quant à l'embryon, il est d'un si petit volume qu'on l'égare très facilement. S'il existe en même temps des contractions utérines violentes et si le col est ramolli et entr'ouvert, le toucher peut faire constater la rupture ; l'œuf, vidé du liquide qu'il contient, ne bombe plus au-dessus de l'orifice interne, et il a perdu sa rénitence fluctuante qui est caractéristique. Si, enfin, on trouve parmi les caillots et le sang un fragment d'œuf quelconque, ce dont, avant de le déclarer, il faudra s'assurer sans erreur possible, le doute ne sera plus permis, et on agira en conséquence. — Playfair a, en vérité, rapporté un cas où il y eut expulsion de quelques morceaux de caduque et où l'avortement ne se fit pas quand même. Ce ne peut être là qu'une exception très rare ; en général, lorsqu'il y a eu *expulsion dûment constatée d'un fragment quelconque de l'œuf, l'avortement doit être considéré comme inévitable.*

A propos de la rupture de l'œuf, il faut bien se garder de prendre pour une perte amniotique une simple *hydrorrhée déciduale,* qui permet parfaitement la continuation de la grossesse ; cette dernière est en général moins abondante et elle n'est le plus souvent précédée ni suivie d'aucun malaise, tandis que la perte amniotique est presque toujours accompagnée de douleurs et d'hémorrhagie. Dans les cas où il serait impossible d'asseoir un diagnostic exact, il n'y aurait qu'à patienter : quand la perte amniotique se ferait soudaine seule et sans cause, les autres signes de l'avortement ne tarderaient pas à suivre, et l'incertitude cesserait.

Les autres symptômes de l'avortement, douleurs, hémorrhagie, dilatation du col, et même l'engagement partiel de l'*œuf entier* à travers ce dernier, ont une valeur prognostique très relative, lorsque chacun de ces signes est isolé. Réunis en faisceau, ils ont une signification plus grave, mais toujours incertaine. Tous les auteurs classiques rapportent des faits où l'orifice ouvert mesurait jusqu'à deux centimètres de diamètre, où les douleurs étaient franchement expulsives et l'hémorrhagie considérable, et pourtant, sous l'influence du repos et du traitement, tout rentrait dans l'ordre. C'est là ce qu'on appelle la rétrocession du travail.

En résumé, tant que *le fœtus est vivant et le sac intact, on peut toujours espérer*, malgré les plus fâcheuses apparences, *d'arrêter la fausse couche et on doit toujours le tenter et considérer l'avortement comme évitable.* En cette matière, délicate plus qu'on ne saurait le dire, le praticien sera toujours très circonspect. Il se gardera bien, dans les cas douteux, de se laisser entraîner par son ardeur juvénile — les vieux praticiens étant de par leur âge et leur expérience portés à temporiser davantage. Il se gardera aussi et surtout de se laisser suggestionner par la malade ou par son entourage qui — cela arrive ! — peuvent, dans un but inavouable ou tout simplement pour en finir, le pousser à activer la marche de la fausse couche.

Pour démontrer combien les signes ordinaires d'avortement peuvent être trompeurs, je ne connais rien de plus suggestif que l'histoire suivante due à Scanzoni. Il s'agissait d'une femme qui, au troisième mois de la grossesse, fut prise d'une hémorrhagie profuse, avec caillots. Croyant que la fausse couche était inévitable, on administra l'ergot de seigle et on fit le tamponnement vaginal, pendant 36 heures. Ensuite on se servit d'une bougie pour explorer la cavité utérine ; enfin, on fit une injection intra-utérine avec une solution faible de perchlorure de fer. Huit semaines après la femme percevait les mouvements de l'enfant, et la grossesse arriva à terme. *Et nunc erudimini !*

Règle générale : Tant qu'on n'a pas acquis la certitude absolue que l'avortement n'est plus évitable, on devra toujours le considérer comme tel, sauf, après avoir reconnu qu'on s'est trompé, à changer de tactique plus tard.

II

La femme doit être au repos le plus complet, au lit, entièrement déshabillée avec défense absolue de bouger ; comme la moindre secousse peut exciter les contractions utérines, si elle a de la toux, ou du hoquet, ou bien encore des vomissements, on s'empressera de les faire cesser. Il faut éloigner d'elle toute cause d'émotion, toute contrariété, toute préoccupation. Parmi ces dernières, la plus cruelle est précisément la crainte d'avorter ; on la rassurera et pour la calmer tout à fait on lui montrera qu'on s'occupe d'elle et de son accident, et autant que possible on ne la quittera pas tant que les symptômes menaçants ne seront pas conjurés. En attendant, on s'occupera des préparatifs nécessaires. Pour courir au plus pressé, si les douleurs sont violentes et rapprochées, faites sous la peau du ventre une piqûre avec *deux centigrammes* de chlorhydrate de morphine. J'ai souligné la dose parce que un centigramme, dose habituelle, ne suffit pas ; il faut frapper un grand coup, sans quoi on échoue pitoyablement. D'ailleurs, on sait la tolérance exceptionnelle des femmes enceintes pour les opiacés en général, à moins qu'il n'y ait motif de soupçonner une néphrite ; dans ce cas, il faut, au contraire, les manier avec prudence et, si possible, s'en abstenir. Si, au lieu des douleurs, c'est l'hémorrhagie qui prédomine, quelques auteurs conseillent la saignée. Elle peut être utile lorsqu'on a des raisons fondées pour attribuer l'avortement à la congestion cataméniale ; d'autre part, si elle ne réussit pas, elle a l'inconvénient d'imposer à la patiente deux pertes simultanées dont l'une ne peut être arrêtée à notre gré ; si enfin la femme est faible et anémiée, elle est absolument contre-indiquée. Somme toute, c'est un moyen à employer très rarement.

III

La pharmacopée de l'avortement se résumait jadis en un seul médicament, l'opium ; elle en compte trois aujourd'hui : l'opium, l'antipyrine et le viburnum.

On s'est servi de toutes les nombreuses préparations de l'opium ; on n'en emploie plus que deux seulement : les piqûres de morphine, — médicament qu'un praticien soucieux doit toujours avoir sous la main — et les lavements laudanisés. Ainsi que je l'ai dit, on commence par la morphine lorsqu'on est pressé par des symptômes menaçants ; ce cas excepté, et pour le traitement successif, les lavements laudanisés sont préférables. Après avoir vidé l'intestin par un grand lavement d'eau tiède (que la malade prendra et rendra sans quitter la position horizontale qui est de rigueur, et sans faire aucun effort), on administrera un petit lavement avec vingt gouttes de laudanum qu'on répétera toutes les deux ou trois heures jusqu'à concurrence de 60, 80, et 100 gouttes. Ces doses ne présentent aucun inconvénient. M. Tarnier est allé dans un cas jusqu'à 300 gouttes en moins de 36 heures, ce qui paraît énorme, mais il faut compter, lorsqu'on parle de lavements, avec la perte inévitable d'une partie parfois notable du médicament.

Tant que les symptômes d'avortement sont graves, il faut insister sur ces lavements laudanisés ; dès qu'ils commencent à s'amender, on les espacera davantage, mais en se gardant de les supprimer subitement.

Quand même l'ordre semblerait rétabli, il est bon de les continuer encore pendant quelques jours -- un ou deux par vingt-quatre heures, — mais sans perdre de vue le grand inconvénient de cette méthode thérapeutique : la constipation. Le premier danger passé, il faut toujours veiller à éviter cette constipation, qui peut, à elle seule, être une cause d'avortement, et comme, à ce moment, les purgatifs les plus doux ne sauraient être de mise, on administrera chaque matin, avant le lavement laudanisé, un grand lavement à l'eau glycérinée.

A propos du traitement préventif j'ai déjà insisté sur l'action sédative très remarquable de l'antipyrine sur la fibre utérine. Elle n'est pas moins précieuse lorsque la fausse couche est déjà en train de se faire, et j'en ai obtenu des résultats presque surprenants. Voici, entre beaucoup d'autres, une observation que j'ai choisie parce qu'elle est en même temps un très bel exemple de rétrocession du travail et parce qu'elle démontre qu'il ne faut pas trop tôt désespérer de parvenir à enrayer l'avortement.

OBSERVATION XII (1). — Madame M... M... a eu, après son mariage, une endométrite accompagnée de dysménorrhée ; le meilleur moyen pour combattre les coliques consistait dans l'administration de trois grammes d'antipyrine. Devenue enceinte, elle est prise à deux mois de coliques et d'une perte sanguine abondante. Le laudanum, administré par la bouche et en lavement, donne un résultat éphémère ; après quelques heures de calme, coliques et pertes recommencent. C'est alors que, me rappelant l'action bienfaisante de l'antipyrine sur

(1) Publiée in *Arch. de Toc.*, 1889, page 514.

les coliques que Madame M... avait pendant ses menstruations, je
lui en administre trois grammes en trois doses ; succès complet. —
A quatre mois et demi, un soir, au bal, elle commet l'imprudence de
danser ; immédiatement elle se sent mouillée et des coliques violentes
se déclarent. La perte avait été si abondante que, cette fois, je déclare
l'avortement inévitable. Il n'en fut rien. L'antipyrine, administrée par
acquit de conscience et sur la prière de la malade, calma les coliques,
et Madame M... a depuis accouché à terme.

En voici une autre non moins démonstrative :

OBSERVATION XIII. — Madame G... a déjà eu deux fausses couches
sur trois grossesses. Chaque fois qu'elle a avorté, ce sont des contractions violentes qui ont ouvert la scène, l'hémorrhagie ne venait
qu'après ; le traitement par les lavements laudanisés avait chaque
fois échoué. Enceinte d'environ quatre mois, elle me fait chercher à
la hâte le 20 janvier 1891 parce qu'elle a depuis le matin des maux de
reins et des coliques utérines. Elle se désespère parce qu'elle est sûre
qu'elle va avorter, et, après examen, je partage un peu ses craintes ;
le col est tellement ouvert que je sens l'œuf au bout du doigt explorateur. N'ayant pas d'antipyrine sous la main, je fais une piqûre de
deux centigrammes de morphine. Madame G... s'endort, mais elle se
réveille deux heures après avec des coliques tout aussi fortes. Même
état du col ; pas d'hémorrhagie. J'administre un petit lavement avec
deux grammes d'antipyrine et cinq gouttes de laudanum (cette faible
dose de laudanum est indispensable dans toute espèce de lavement
médicamenteux pour assurer la tolérance rectale) ; au bout de 20 minutes les coliques commencent à devenir plus rares et moins intenses ;
au bout d'une heure, elles ont complètement cessé. J'ordonne pour la
nuit deux grammes d'antipyrine en trois paquets, un toutes les deux
heures.

Le lendemain la malade ne ressent qu'un peu de fatigue. Accouchement à terme.

J'ai publié aussi un bon nombre d'observations qui démontrent
l'action bienfaisante de l'antipyrine dans le faux travail et dans
les coliques utérines post-partum, de sorte que je peux affirmer
que l'antipyrine calme à merveille les contractions douloureuses
pathologiques de la matrice, et je crois fermement qu'elle est
particulièrement utile dans l'avortement. Maintenant, est-elle
supérieure à l'opium ? Je ne saurais l'affirmer, et d'ailleurs, je ne
propose pas de délaisser ce dernier. Mieux vaut avoir deux bonnes
armes sous la main qu'une seule, fût-elle excellente. J'associe
donc l'opium à l'antipyrine, et depuis quelque temps, pour en aug-

menter l'action, j'utilise presque toujours le procédé ingénieux indiqué par M. le Dr Condamin (1).

M. Condamin prétend que l'injection d'un remède dans le rectum, pourvu qu'il soit dissous dans une très petite quantité d'eau est d'une action moins rapide, mais plus durable et, dans tous les cas, aussi efficace que l'injection sous la peau. Aussi propose-t-il de substituer à celle-ci, dans la grande majorité des cas, une sorte de lavement modifié. Il se sert pour cela de la vulgaire seringue de Pravaz à laquelle il adapte une canule spéciale, en métal, à bout olivaire, convenablement recourbée pour pénétrer au delà du sphincter, et dont le canal intérieur est exactement du même calibre que celui des aiguilles de Pravaz. Je n'ai aucune compétence sur la question de savoir si cette méthode d'administration des remèdes est supérieure à celle des injections hypodermiques, mais ce que je puis affirmer d'après mon expérience personnelle, c'est qu'elle constitue un grand progrès sur les petits lavements tels qu'on les administre encore aujourd'hui. Ceux-ci comprennent au moins 15 grammes de véhicule, et l'instrument dont on se sert d'ordinaire, la poire en caoutchouc, est munie d'une petite canule droite qui ne va pas au delà du sphincter. Il en résulte que le liquide injecté est difficilement gardé, du moins dans sa totalité. Par le procédé de M. Condamin, on injecte *un centimètre cube* de liquide médicamenteux qui se dépose goutte à goutte sur une partie du rectum moins sensible et plus tolérante. On peut donc être à peu près sûr qu'il n'y a rien de perdu, et, par là, compter davantage sur l'action du remède employé.

D'autre part, j'ai remarqué que lorsqu'on veut agir rapidement sur la fibre utérine, l'antipyrine, — tout comme le laudanum pour qui la même remarque a été faite depuis longtemps — donne de meilleurs résultats lorsqu'elle est absorbée par le rectum, surtout chez les dyspeptiques, ce qui est souvent le cas chez les femmes enceintes. Pour utiliser cette propriété, le procédé de M. Condamin, auquel j'ai eu recours presque exclusivement dans ces derniers mois, m'a complètement satisfait, et voilà comment je formule mon ordonnance :

(1) Lépine : Des avantages de la voie rectale pour l'absorption de certains médicaments. — *Sem. méd.*, 1893, page 164.

R   Eau distillée et bouillie........   3 centimètres cubes.
      Antipyrine...................   2 grammes.
      Laudanum de Sydenham.......   XL gouttes.

Avec la seringue Debove (dont le plus petit modèle a la capa-
cité de 2 cent. cubes),armée de la canule rectale (Voy. fig. 6),j'in-

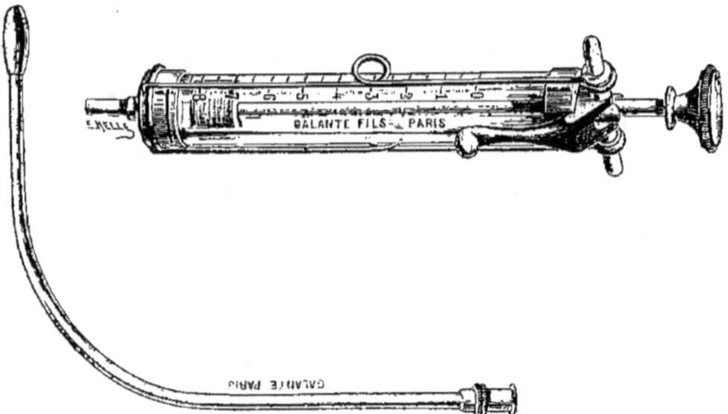

Fig. 6. — Seringue de Debove et canule du Dr Condamin.

jecte la moitié de la solution, soit un gramme d'antipyrine et vingt
gouttes de laudanum ; l'autre moitié est injectée une heure après
dans tous les cas. Si les symptômes ne s'amendent pas, je répète
la même dose toutes les deux ou trois heures, jusqu'à employer
la dose totale maxima, soit cinq grammes d'antipyrine et cent
gouttes de laudanum.

IV

Les vulgarisateurs du viburnum ont publié des observations
qui démontrent qu'il peut être utile, dans cette phase plus avancée de la fausse couche, tout autant que dans la période prémo-
nitoire. M. Cordes (de Genève) (1) s'en montre très satisfait,
en s'appuyant sur plusieurs observations parmi lesquelles les
suivantes.

(1) Un utéro-sédatif, un utéro-moteur, in *Ann. de Gynécologie*, 1888,
1er Sem., page 265.

OBSERVATION XIV (Résumée).— Madame de X., rétroversion utérine, une fausse couche. Enceinte de trois mois, elle appelle le Dr Cordes le 21 septembre 1879, pour de fortes douleurs dans le ventre, etc. Perte non sanglante. Col ouvert jusqu'à l'orifice interne, non perméable. Extrait liquide de viburnum, 4 grammes, dans une potion à prendre dans les 24 heures.

Le 22, douleurs moindres et plus espacées, le 23 le col se referme. Accouchement à terme.

OBSERVATION XV. — V..., enceinte de 4 à 5 mois ; à la suite d'une chute dans un escalier, douleurs lombaires fortes et irrégulières et perte utérine. Col mou, fermé. Viburnum, six grammes par 24 heures. Douleurs et perte cessent complètement dans la journée et ne reparaissent plus.

Parmi les observations de Macfie Campbell de Liverpool (*loco citato*) il y en a aussi de très probantes ; Holstok, Martin de Argenta (1) parlent de cas d'avortement habituel, où il fut possible par deux fois d'éviter la fausse couche par l'administration du viburnum. D'autre part, les faits négatifs ne manquent pas ; Leith Napier (2), à deux reprises différentes, pour calmer l'enthousiasme du Dr Campbell, tout en admettant l'action sédative du viburnum, le déclare infidèle dans bon nombre de cas.

Pour mon compte, je le crois très inférieur à l'antipyrine et à l'opium ; mais je reconnais en même temps qu'il a, sur ces derniers remèdes, un grand avantage, je veux dire sa parfaite innocuité, et, par là, la possibilité de l'administrer pendant longtemps. Dans certaines fausses couches qui s'éternisent, on ne peut indéfiniment, administrer ni l'opium ni l'antipyrine. On doit également renoncer à ces remèdes chez les albuminuriques qui peuvent ne pas les tolérer même à petite dose. Dans ces cas, le viburnum doit être considéré comme leur meilleur succédané.

Au surplus, il est bon d'avoir plusieurs cordes à son arc, et le médecin consciencieux ne doit négliger aucun des moyens capables de lui faire toucher le but suprême de son art, la guérison du malade. Aussi, pendant que j'administre par le rectum l'opium et l'antipyrine, je prescris en même temps une potion avec quatre ou six grammes d'extrait fluide de viburnum à prendre en 4 fois,

(1) *Rép. Univ. d'Obst. et Gynéc.*, 1888, page 286. — 1890, page 399.
(2) Ibid., 1886, page 502. — 1887, page 270.

potion que je continue à prescrire plusieurs jours après que j'ai suspendu les autres remèdes.

Tels sont les moyens qui me semblent réellement utiles dans le traitement de la fausse couche menaçante ; on en a proposé bien d'autres : le Cannabis Indica, le Chloral, l'Hydrastis Canadensis (1), la Belladone, la Quinine, mais à quoi bon les discuter ? Leur action est si variable et capricieuse que cela n'en vaut vraiment pas la peine. Je dirai seulement, à propos de la quinine, qu'il est étonnant qu'on y ait songé (2) à titre de sédatif de l'utérus, puisqu'on l'a justement en estime comme un ecbolique puissant. Comment concilier cette contradiction ? J'avoue n'avoir jamais expérimenté la quinine comme antiabortif, mais il est probable qu'il y a là une erreur d'appréciation. La quinine en faisant contracter la matrice diminue pour un instant la perte sanguine et peut-être l'arrête-t-elle complètement quelquefois, mais ce n'est qu'une suspension apparente ; en réalité, la fausse couche n'en continue pas moins sa marche et peut-être en est-elle accélérée.

Quel que soit le traitement mis en œuvre, si on a obtenu l'arrêt des symptômes d'avortement, on sera très sévère sur le traitement prophylactique consécutif. La malade gardera le lit pendant une semaine encore après la disparition des accidents, et en général on lui fera rigoureusement suivre toutes les prescriptions hygiéniques dont il a été question au chapitre précédent. — On n'oubliera pas que la femme qui a failli avorter, *reste en état de prédisposition exquise* et qu'elle avortera à la moindre occasion favorable : c'est au praticien de savoir l'en garer.

(1) Bossi (de Gênes) : L'Hydrastis en Obst. *Nouv. Arch. d'Obst.*, 1891, page 385.

(2) Genesteix : Traité des avortements. Thèse de Paris, 1886.

CHAPITRE V

Traitement curatif de l'avortement inévitable.
Cas simples, non compliqués.

1

Soit qu'on ait constaté la mort du fœtus, soit que, de toute autre façon, on ait pu se convaincre que l'avortement est désormais inévitable, la tactique du praticien changera du tout au tout. Il mettra autant de savoir faire à aider à la sortie de l'œuf hors de la matrice, qu'il avait déployé de patience et d'ingéniosité à l'y maintenir. Cependant, sa conduite ne saurait être toujours la même : comme dans toute espèce de problème thérapeutique, il y a, ici, des *indications* qu'il faut savoir démêler et auxquelles il faut obéir.

Il y a d'abord une première série de cas très simples, qui appartiennent presque exclusivement aux avortements du premier et du deuxième mois, dans lesquels, pour les motifs que nous avons exposés au premier chapitre, l'avortement se fait tout seul, en quelques heures ou en peu de jours, sans donner lieu à aucun symptôme inquiétant. L'œuf, de plus en plus engagé dans le col entr'ouvert, finit par être chassé de la matrice au prix de quelques contractions modérément douloureuses et au milieu d'un flot de sang et de quelques caillots. En supposant qu'on ait recours à vous pour si peu de chose, vous n'aurez, en réalité, qu'à surveiller la marche de la fausse couche.

Pour se garder de toute velléité déplacée de *trop faire*, il faut se rappeler que, dans ces conditions, l'hémorrhagie n'est pas une *complication*, mais un *symptôme* — ou pourrait presque dire le seul symptôme — de la fausse couche. « Si l'on excepte les cas « d'insertion vicieuse du placenta, dit M. Guéniot (1), dans l'ac-

(1) Guéniot. — De la délivrance dans l'avortement. *Bull. de Thér.*, 1867, t. 73, page 305.

« couchement qui survient pendant les derniers mois de la gros-
« sesse, le travail d'expulsion du fœtus et celui de la délivrance
« constituent deux séries de phénomènes non seulement dis-
« tinctes mais encore successives et plus ou moins nettement
« séparées. Dans l'avortement au contraire, dès le début des
« contractions utérines, avant même que le col soit raccourci et à
« plus forte raison effacé, le décollement du délivre se produit sur
« quelque point et donne lieu à un écoulement sanguin plus ou
« moins abondant. » Quoi qu'on fasse, la perte est donc inévitable,
et il est inutile de s'y opposer, sauf à se tenir prêt à la modérer,
et à la supprimer, si elle devient inquiétante par sa quantité ou
par sa persistance.

Tant qu'on n'en sera pas là, le rôle du praticien se bornera aux
soins généraux que nous avons passés en revue à propos de
l'avortement évitable, en insistant surtout sur le repos au lit et
sur les soins de propreté des parties génitales. Quelques mots de
consolation et d'encouragement, des boissons rafraîchissantes,
des limonades, en première ligne, qui sont censées contenir l'hémorrhagie, compléteront ce léger bagage thérapeutique.

Une fois l'œuf expulsé, on fera, soi-même, une injection vaginale
chaude au sublimé (1/2000) ; on garnira la vulve avec de l'ouate
boriquée et on prescrira le repos le plus complet. On aura soin
d'insister sur cette dernière recommandation, car on a, dans le
monde et plus encore à la campagne, une déplorable tendance à
considérer l'avortement comme un événement négligeable. En
l'absence des soins indiqués, l'involution utérine ne se fait pas
avec la régularité voulue, la matrice reste volumineuse, gorgée
de sang et elle finit par s'enflammer et se déplacer, de sorte qu'on
peut dire que parmi les causes des affections utérines il n'y en a
pas de plus fréquente que l'avortement négligé.

Très rarement au premier mois, quelquefois au deuxième, plus
souvent au troisième, l'avortement ne se fera pas d'une façon
aussi simple. Soit à cause du volume de l'œuf, soit à la suite d'une
plus grande rigidité du col, soit enfin pour tout autre motif connu
ou inconnu, l'expulsion de l'œuf est plus longue ; il reste engagé
dans le col sans pouvoir le franchir tout à fait.

Comme dans le cas précédent, c'est encore l'hémorrhagie qui
domine la situation, et comme elle est abondante et d'assez lon=

gue durée, c'est contre elle que sera dirigé l'effort du traitement. Pour la combattre, les remèdes conseillés contre l'hémorrhagie de la fausse couche encore évitable, ne sont plus de mise. L'opium, l'antipyrine, le viburnum agissant comme sédatifs de la fibre utérine, on obtiendrait peut-être une cessation de la perte, mais elle ne serait que momentanée. Pour que l'hémorrhagie puisse être définitivement arrêtée, il faut que l'œuf qui est devenu pour l'utérus un simple corps étranger en soit expulsé. Il faut donc activer et favoriser cette expulsion ; voilà l'indication. Comment la remplir ?

Nous avons vu que l'œuf, entièrement ou partiellement détaché, est engagé dans le col entr'ouvert qu'il ne parvient pas à franchir. Pour en finir d'un coup, la tentation serait naturelle de l'accrocher avec un ou deux doigts et l'entraîner au dehors. Gardez-vous bien de le faire. Tant que l'œuf est entier, il remplit la cavité utérine ; en outre, par son engagement partiel dans le col, il en obture l'orifice presque hermétiquement. Par ce double mécanisme il s'oppose à la trop grande abondance de l'hémorrhagie. De plus, l'œuf encore plein de liquide amniotique s'enfonce comme un coin, à chaque nouvelle contraction, dans le col qu'il dilate, tout comme la poche des eaux dans l'accouchement à terme. Si vous accrochez la partie saillante de l'œuf pour l'entraîner au dehors, vous le déchirerez infailliblement, vous aurez transformé un avortement simple en avortement compliqué, et, reprenant la comparaison précédente, vous vous exposeriez aux mêmes inconvénients que si, dans un accouchement à terme, vous déchiriez la poche des eaux avant la dilatation complète du col. Si, par exception, on se trouvait, pour un motif quelconque, dans la nécessité de terminer la fausse couche au plus vite, ce ne serait pas avec un doigt et à l'aveuglette qu'il faudrait y procéder, mais par une opération méthodique et instrumentale que nous discuterons plus tard.

Pour l'instant nous pouvons poser cette RÈGLE GÉNÉRALE : « Dans tout avortement ne jamais arracher la portion d'œuf « engagée dans le col utérin, *à moins qu'on ne soit déterminé à* « *procéder ensuite à l'évacuation complète de l'utérus*. En arra- « chant cette avant-garde, on s'expose à tous les ennuis et tous « les dangers de la rétention (Auvard). » Inutile d'ajouter, après cela, que le conseil donné par Jacquemier (1) de déchirer les membranes pour activer la marche de l'avortement lorsqu'il traîne en longueur, doit être considéré comme absolument mauvais. Je ne crois pas qu'il y ait un accoucheur, aujourd'hui, qui suive cette pratique erronée. Dans l'avortement à marche lente, s'il y a une chance pour qu'il se termine tout seul, c'est précisément lorsqu'il y a encore intégrité de l'œuf; en le déchirant, on se prive de cet unique auxiliaire.

Ne pouvant donc utiliser la *vis-à-fronte* pour activer la sortie de l'œuf, les accoucheurs ont essayé de la *vis-à-tergo*. Quelques auteurs ont conseillé l'*expression utérine manuelle*, mais dans les premiers quatre mois de la grossesse, l'utérus est encore trop peu développé pour qu'on puisse sérieusement l'exprimer avec les mains, on s'est donc adressé à l'expression par les remèdes dits ocitociques. En réalité, il n'y en a que deux et, encore, leur utilité est fort contestée ; l'ergot de seigle et la quinine.

L'ergot de seigle, dont on connaît l'action énergique sur les fibres utérines, semblerait tout indiqué, s'il n'avait contre lui une fâcheuse propriété, celle de faire contracturer et resserrer le col en même temps qu'il réveille les contractions du corps de la matrice. On risque donc, pendant qu'on sollicite l'utérus à chasser l'œuf, d'en empêcher la sortie en lui fermant la porte.

C'est ce que M. Pajot avec une de ses expressions pittoresques et frappantes, appelle « enfermer le loup dans la bergerie ». On sait d'ailleurs que M. Pajot considère l'administration de l'ergot comme très dangereuse et qu'en résumant l'opinion de la plupart des accoucheurs français il a posé cet axiome (2) : « *Jamais d'ergot tant qu'il y a quelque chose dans la cavité utérine.* » Tout le monde cependant ne partage pas cet avis, du moins pour ce qui concerne l'avortement, car pour la rétention d'un gros placenta à terme, c'est autre chose. Dans ce dernier cas, la rétention même peu prolongée est de la plus haute gravité ; elle peut exiger l'introduction de la main dans l'utérus, et il ne serait pas logique de commencer par administrer un remède qui peut resserrer le col et gêner votre manœuvre, tandis que dans l'avortement, en général, on n'est pas pressé de finir, et si l'ergot n'a pas donné

(1) Jacquemier. Man. d'accouch, vol. I, page 487.
(2) *Gazette des Hôp.*, 1886, page 162.

le résultat qu'on en attendait, on en sera quitte pour attendre quelques heures jusqu'à ce que son action sur le col soit épuisée. D'ailleurs, on administre l'ergot dans plusieurs cliniques étrangères, en Angleterre et en Italie surtout, sans qu'on ait jamais constaté des effets désastreux. Le D᷊ʳ Lessona (1) nous apprend qu'à la clinique du professeur Tibone, à Turin, on administre invariablement l'ergot à toute femme dont la fausse couche des premiers mois est inévitable, et pourtant on n'a qu'une proportion de 13 % de cas compliqués. MM. Tarnier et Budin ne me semblent pas non plus beaucoup craindre l'ergot ; ils le trouvent inutile, puisque, d'après eux, les fibres utérines sont encore trop peu développées pour en sentir l'action et ils considèrent l'ergot comme un simple hémostatique qui agit sur les vaisseaux utérins et peut par là modérer la perte sans influencer en quoi que ce soit la sortie de l'œuf. Je crois donc que pour ce qui concerne l'avortement des quatre premiers mois, et l'œuf étant entier, la crainte des dangers de l'administration de l'ergot peut être écartée, mais est-il utile au moins ? Là est la question.

M. Guéniot (2), qui pourtant redoute ses effets sur le col, ne peut se défendre d'en trouver l'action merveilleuse, et de déclarer « qu'il est difficile de proscrire un médicament *aussi utile* que « l'ergot, à cause de ses méfaits exceptionnels ». M. Guéniot voudrait donc qu'on recherchât sérieusement dans quelles conditions ce remède peut être nuisible en portant son action plus spécialement sur le col, pour pouvoir l'administrer à bon escient. Que je sache, on n'a pas, depuis que ce problème a été posé (1867), fourni une solution, et nous en sommes encore à nous servir de l'ergot tel qu'il est avec ses avantages et ses inconvénients.

Pour mon compte je l'ai beaucoup employé, car j'exerce dans un pays où il n'est pas toujours possible d'examiner sérieusement les femmes, ni d'employer les moyens directs, fût-ce une simple injection vaginale. Dans les cas de ce genre, où mon ministère se réduit à prescrire un remède, j'administre l'ergot quelquefois avec succès, plus souvent sans en obtenir rien de

(1) Del secondamento artificiale. Tesi per la libera docenza. Torino, 1887, page 137.
(2) *Loco citato*, page 390.

bon, mais sans jamais constater, non plus, aucun effet fâcheux. Il faut ajouter d'ailleurs que, dans une chose aussi compliquée et variable dans son allure que la fausse couche, il est difficile de se faire une opinion sur la valeur d'un remède aussi contesté que l'ergot. Il faut bien se garder, dans ces cas délicats, de conclure précipitamment d'après l'*hoc post hoc*.

Vous administrez l'ergot et l'avortement se fait heureusement, quelques heures après ; vous l'administrez également et la fausse couche s'éternise avec mille incidents fâcheux ; c'est fort bien ! Mais, dans combien de cas les choses ont également bien ou mal tourné sans que l'ergot ait été administré ?

Pour conclure, je ne crains pas beaucoup l'ergot de seigle, je n'y compte pas beaucoup non plus et je l'administre — lâchons le mot — par routine, et parce que je crois qu'on ne risque pas grand'chose à l'essayer avant d'arriver aux moyens plus positifs.

La façon d'administrer l'ergot n'est pas indifférente : 2 grammes de poudre *fraîche* — dans ma trousse d'accouchements j'ai un petit *ergotribe* pour la préparer moi-même au moment du besoin — sont divisés en 4 cachets ou paquets à prendre un toutes les demi-heures dans un peu d'eau sucrée. Si vous n'avez pas d'ergotribe et si vous n'avez qu'une médiocre confiance dans la poudre que vous envoie le pharmacien, ou bien s'il y a état nauséeux, donnez la préférence à l'ergotinine de Tanret dont on peut injecter en une seule fois, dans la peau du bas-ventre, un demi à un centimètre cube. Ces piqûres d'ergotinine ne sont pas douloureuses et, quoique j'en aie fait des centaines je n'ai jamais eu ni indurations, ni abcès ; pour ces motifs, je les préfère aux solutions d'ergotine.

La quinine est d'une introduction plus récente que l'ergot et, à certains égards, elle lui est peut-être préférable. On savait depuis longtemps que la quinine agit sur l'utérus en faisant contracter ses fibres ; mais c'est M. Cordes, de Genève, qui le premier l'a appliquée d'une façon systématique au traitement de l'avortement. Son travail (1), à dire vrai, se réfère au traitement de l'*avortement incomplet,* dont nous nous occuperons au chapi-

(1) Un utéro-sédatif, un utéro-moteur. *An. de Gyn.*, 1888, 1ᵉʳ sem., page 270.

tre suivant, mais je crois pouvoir en parler ici à propos de l'*avortement simple*, car qui peut le plus, peut le moins.

M. Cordes estime que la quinine est un excellent excitant de la fibre utérine ; que, de plus, les contractions qu'elle réveille sont semblables aux contractions physiologiques ; et qu'en cela elle est supérieure à l'ergot qui, lui, tétanise la matrice, resserre le col et empêche l'expulsion du corps étranger au lieu de la favoriser. A l'appui de ces prémisses, M. Cordes cite un certain nombre d'observations favorables; j'en reproduis ici deux, au hasard :

OBSERVATION XVI. — Madame F.... que je soigne depuis quelques jours pour une bronchite, et qui n'a pas vu ses règles depuis six semaines, me fait appeler le 11 janvier 1880 pour une forte perte. L'ergotine amène l'expulsion d'un fœtus de deux mois environ, mais le placenta demeure dans l'utérus. Le 22, je prescris 2 grammes de sulfate de quinine qui, au bout de moins de 24 heures, causent l'expulsion du délivre, entier, et encore muni de son cordon.

OBSERVATION XVII. — Le 19 juin 1880, Mme H...., qui n'a pas revu ses règles depuis son dernier accouchement — elle a allaité son enfant — me fait appeler pour une perte peu abondante, mais durant depuis 15 jours. Deux grammes de quinine. Dès le lendemain Madame H... me présente un large fragment placentaire qu'elle a expulsé. Le 21, je sens dans le col un nouveau fragment ovulaire ; nouvelle dose de quinine. Le 22, ce fragment a été expulsé. L'utérus est vide.

M. Cordes en conclut que la quinine est un ecbolique puissant, qu'elle se prête admirablement à tirer d'embarras le médecin dans beaucoup de cas d'avortement et qu'enfin, grâce à son emploi, on pourra le plus souvent se passer d'autres méthodes de traitement plus dangereuses.

Je ne partage pas l'enthousiasme de M. Cordes, et d'après mes observations et celles de mes confrères de Salonique, si la quinine est moins nuisible que l'ergot, elle n'en est pas plus efficace (1). Je l'ai vu échouer maintes fois, ce qui ne m'empêche pas de l'essayer par acquit de conscience, toutes les fois que je ne vois pas d'inconvénient à une sage temporisation. J'ai remarqué que la quinine échoue surtout lorsqu'il s'agit de petits fragments

(1) MISRACHI. A propos du traitem. de l'av. par la quinine. *Ann. de Gyn.* 1888, 2° sem., page 126.

adhérents qui ne se laissent pas facilement déloger. Lorsque l'œuf est entier — et c'est précisément ce cas particulier que nous avons en vue actuellement — et qu'il oppose aux contractions utérines une masse homogène et résistante, la quinine a un peu plus de chance de réussir, et c'est, après une longue expérience, dans ce seul cas que je l'emploie.

Il faut l'administrer à haute dose: deux grammes en 4 cachets, un toutes les heures, et même toutes les demi-heures. Quand on n'est pas pressé on ne perdra rien à l'essayer et, d'ailleurs, rien n'empêche de s'en servir en même temps que d'autres moyens plus efficaces dont nous allons aborder l'étude.

11

Si, par les méthodes thérapeutiques passées en revue il n'a pas atteint le but, ou si l'hémorrhagie est d'emblée inquiétante, le praticien a à sa disposition deux moyens excellents qui, bien maniés, suffisent souvent à eux seuls à arrêter l'hémorrhagie et à déterminer l'expulsion de l'œuf, à savoir, les irrigations d'eau chaude et le tamponnement vaginal.

Je crois ne pas exagérer en disant que la substitution de l'eau chaude à l'eau froide dans le traitement des hémorrhagies utérines, quelles qu'elles soient, est une des plus belles conquêtes de la Gynécologie moderne. Emmet, à qui en revient l'honneur, en a posé ainsi le principe très simple (1) : « En réalité, la chaleur « a pour effet immédiat la dilatation vasculaire et par suite aug- « mente la congestion. Mais si l'application se prolonge, il se fait « une réaction et la contraction apparaît... Les mains et les bras « d'une blanchisseuse, plongés dans l'eau chaude, se gonflent « tout d'abord, car il s'y fait un plus large afflux de sang, mais « c'est un fait bien connu qu'ensuite ils se rident d'une façon « remarquable. Lorsqu'on met les mains dans l'eau froide, la « peau se ride tout d'abord, car les vaisseaux se contractent, « mais la réaction se produit bientôt et le sang revient en quan- « tité plus grande qu'il n'avait été chassé. Lorsqu'elle a été au

(1) Emmet. La pratique des maladies des femmes. Trad. Olivier, page 87.

« contact de l'eau chaude, la peau ne revient pas à son apparence
« normale avant plusieurs heures, car les capillaires restent con-
« tractés..... l'effet immédiat du froid sur les capillaires est donc
« leur resserrement et avec la réaction survient la dilatation ;
« c'est l'inverse qui se produit avec la chaleur : d'abord dilatation,
« puis resserrement. » De là à se demander, dit M. Budin (1), qui
a été l'un des premiers à introduire la méthode en France, « si
« l'eau chaude ne pourrait pas être aussi utile que l'eau froide
« généralement employée, contre les hémorrhagies et les phé-
« nomènes inflammatoires des organes génitaux, il n'y avait
« qu'un pas, et dans les résultats obtenus avec l'eau chaude, il
« est probable que deux choses doivent être distinguées : 1° l'ac-
« tion *rapide* de l'eau *très chaude* qui détermine la contraction
« des fibres musculaires de l'utérus et des vaisseaux ; 2° l'action
« *prolongée* de l'eau chaude qui par la continuité de son emploi
« détermine un résultat analogue et persistant. »

L'explication physique et physiologique du phénomène n'est
pas la même, on le voit, pour Emmet et pour M. Budin ; mais,
quoi qu'il en soit, ce qui reste acquis, c'est que, *sous l'influence
prolongée de la chaleur, les vaisseaux et les fibres de l'utérus se
contractent* ; voilà déjà un bon élément de succès lorsqu'on se
propose de combattre une métrorrhagie quelconque ; mais il y
en a un autre, non moins important dans notre cas particulier,
où il s'agit de faciliter l'expulsion de l'œuf à moitié engagé dans
le col. Des expériences faites dans le service d'accouchement
de M. Pinard (2) ont démontré que les injections d'eau très chaude
employées pendant le travail *activent d'une façon notable la dilatation de l'orifice utérin*, et c'est là précisément ce qu'il nous
faut.

Feu le professeur Peter disait qu'il y a mille mauvaises façons
de faire et d'appliquer un cataplasme, et une seule qui soit bonne.
Emmet n'est pas loin d'en dire autant de la manière de pratiquer
une irrigation vaginale, *secundum artem*, et cela est si vrai que
je crois utile d'en parler avec quelques détails. Et d'abord le praticien consciencieux ne devra pas se borner à *prescrire* tout simplement une irrigation vaginale, il la fera lui-même, la première

(1) Préface à la trad. du Manuel de Gynéc. de Hart et Barbour, page IX.
(2) Auvard. *Bull. Gén. de thérapeutique* 1885, t. 108, page 222.

fois du moins, à moins qu'il n'ait à faire à une garde-malade intelligente et attentive, ce qui est rare en ville, et, à la campagne, introuvable. Dans ce cas il devra, tout au moins, expliquer minutieusement la technique à suivre et insister sur l'importance de chaque détail.

Comme il ne s'agit pas d'*injection*, mais d'*irrigation* vaginale, il faut faire préparer une grande quantité d'eau chaude, 10, 20, parfois 30 litres et davantage, car, comme nous l'avons vu, l'effet hémostatique de la chaleur ne s'obtient qu'au prix d'un *contact prolongé*.

Le degré de la chaleur n'est pas indifférent; il faut au moins 40° centigrades et on peut aller jusqu'à 50°, si la patiente les supporte. C'est donc thermomètre en main qu'il faudrait procéder ; si cet instrument précieux vous fait défaut, plongez la main et l'avant-bras jusqu'au coude dans le récipient qui contient l'eau, et si vous ne percevez pas une sensation de cuisson bien marquée, c'est que l'eau n'est pas assez chaude. Beaucoup de femmes ou trop sensibles, ou trop peureuses, jettent les hauts cris et se plaignent qu'on les brûle ; si *vous êtes sûr* que la température de l'eau n'est pas réellement excessive, laissez-les crier ou bien faites un peu de médecine suggestive : annoncez que vous allez ajouter de l'eau froide, et en réalité versez-y quelques gouttes seulement ; cette petite supercherie m'a réussi maintes fois. Il y a aussi une petite précaution à prendre : le vagin tolère la chaleur élevée beaucoup mieux que la peau du périnée qui est d'une sensibilité exquise ; c'est surtout sur celle-ci que la femme perçoit une sensation de brûlure fort désagréable ; pour lui épargner une souffrance inutile, il faut oindre les parties génitales externes avec de la vaseline boriquée. A défaut de vaseline, un corps gras quelconque, mais propre, peut suffire. Dans le même but j'ai vu employer par mon ingénieux ami, le Dr Jacques Bey, un petit appareil qu'il improvise séance tenante : un petit morceau de carton rectangulaire, — une carte à jouer ou une carte de visite suffisent, — dont on coupe les deux angles supérieurs (fig. 7) est appuyé par sa pointe A sur la commissure inférieure de la vulve de façon à constituer une sorte de plan incliné par où le liquide s'écoule sans toucher au périnée.

Quoique le but qu'on se propose soit, pour l'instant, d'enrayer l'hémorrhagie, on ne doit pas négliger l'occasion d'*aseptiser* le conduit génital et faire, comme on dit, d'une pierre deux coups. On ajoutera donc à l'eau un antiseptique quelconque, et à son défaut, du sel de cuisine, deux cuillerées à soupe par litre. On doit en outre, au point de vue de l'asepsie, se servir d'eau bouillie, prendre garde, si on veut abaisser la température du liquide, de n'employer que de l'eau bouillie et refroidie, et si enfin on croit utile de la filtrer auparavant, se servir d'un linge fin plongé pendant quelques minutes dans l'eau bouillante.

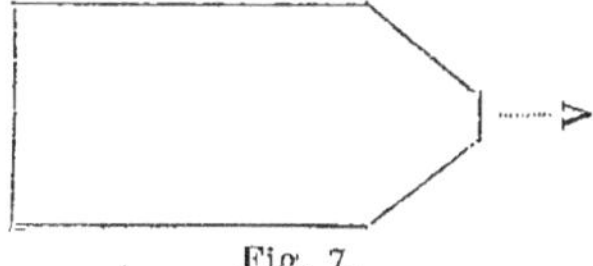

Fig. 7.

L'instrument de choix pour faire l'irrigation est celui d'Esmarch. Il consiste en un simple réservoir en zinc, en verre ou en fonte émaillée, qui est muni à sa partie inférieure d'un embout

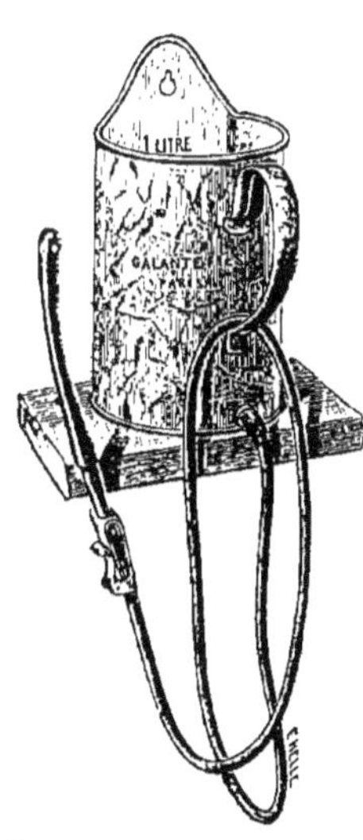

sur lequel vient s'adapter un tube en caoutchouc, très flexible, long d'un mètre cinquante à deux mètres, et armé d'une canule en verre à boule, percée de petits trous, comme une pomme d'arrosoir. Pour ne pas fatiguer inutilement un aide à le tenir à la hauteur voulue, environ un mètre, il y en a qui sont munis d'un support métallique et qu'on peut poser sur un meuble élevé, une armoire par exemple ; d'autres (fig. 8) sont plus simplement percés d'un trou ou munis d'un anneau de façon à pouvoir être suspendus au mur. Pour simple que soit cet appareil, on n'est pas toujours sûr de le trouver chez les malades, et il est trop encombrant pour pouvoir le traîner toujours avec soi. Pour obvier à cet inconvénient, Galante a construit sur les indica-

Fig. 8.— Bock irrigateur.

tions de M. Doléris un sac en caoutchouc

qu'on peut enrouler et mettre en poche (fig. 9). Le tube-syphon jouit du même avantage (fig. 10), mais il est inférieur au point de vue de l'antisepsie et il se détériore plus facilement.

M. Budin a imaginé un appareil très ingénieux qu'il appelle un vide-bouteille. C'est une sorte de bouchon en caoutchouc qui s'adapte à toute sorte de litres ou de bouteilles, traversé par deux tubes dont l'un mince donne accès à l'air extérieur, l'autre beaucoup plus gros, sert à l'écoulement du liquide et s'abouche à un long tube en caoutchouc terminé par une canule. Pour faire fonctionner l'appareil, il n'y a qu'à renverser la bouteille ; l'air qui entre par le tube établit aus-

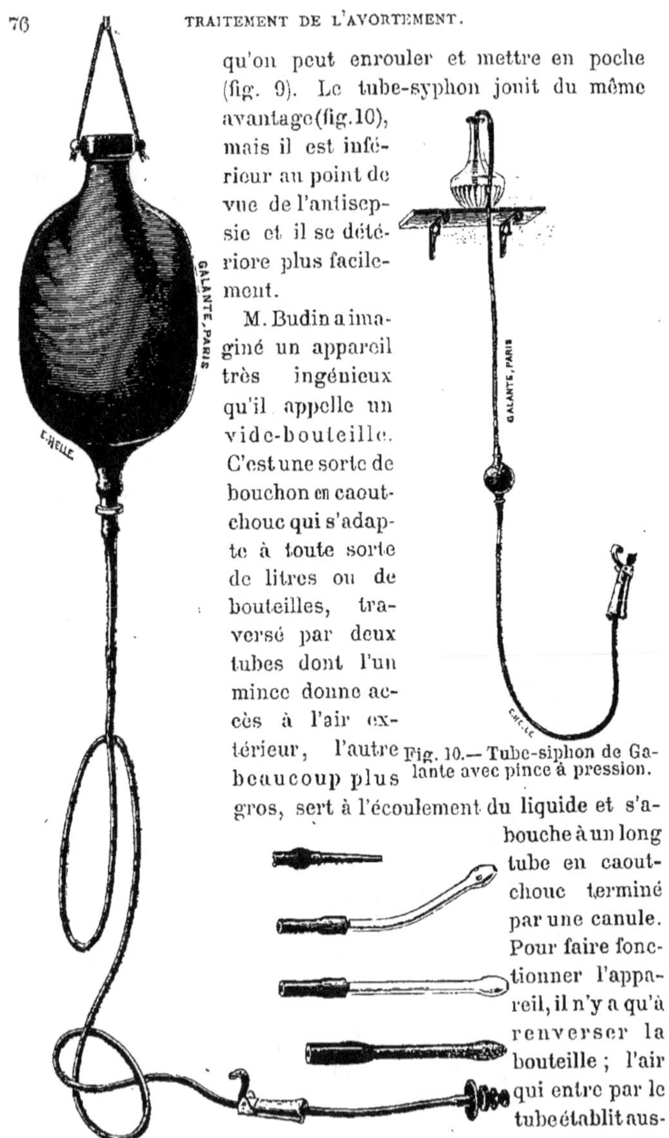

Fig. 10.— Tube-syphon de Galante avec pince à pression.

Fig. 9. — Sac en caoutchouc de M. Doléris.

sitôt l'écoulement continu du liquide. Ce petit appareil qui peut
tenir dans la poche du praticien, est absolument parfait. Il n'a
qu'un léger inconvénient, l'ennui de remplir à tout moment la
bouteille qui fait fonction de réservoir, mais on peut y parer en
tenant prêts quelques *litres* ordinaires ; lorsque l'un est vidé, on
adapte le bouchon à un autre, et ainsi il n'y a pas de perte de temps inutile (fig. 11).

Il y a enfin la seringue Anglaise ou de Davidson (fig. 22 *b*) dont on peut plonger l'extrémité dans un récipient quelconque et qu'on fait fonctionner à la main soi-même, ou par un aide, ce qui est un inconvénient. Emmet attache une importance spéciale à l'emploi exclusif de ce dernier appareil. Il prétend que c'est avec lui seulement qu'on peut obtenir tous les bienfaits de l'irrigation chaude, et, pour nous en convaincre, il raconte même qu'ayant visité un service de femmes, une demi-heure après qu'on leur avait pratiqué des irrigations au moyen d'appareils divers, il put reconnaître, à l'état du

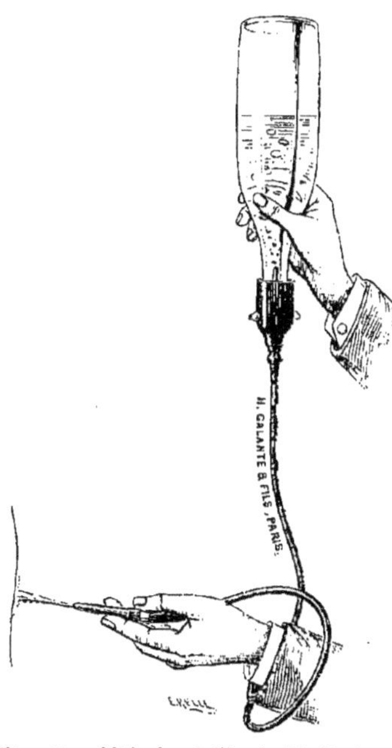

Fig. 11.— Vide-bouteille de M. Budin.

vagin, lesquelles d'entre elles avaient été irriguées avec la seringue anglaise. J'avoue que cela me semble un peu..... subtil ; mon humble opinion est que, pourvu qu'ils donnent un jet modérément fort et continu, sans saccades, tous les appareils sont bons. Le seul qui soit absolument mauvais et qu'on pourrait être tenté d'employer parce qu'on le trouve facilement dans les familles aisées, c'est l'irrigateur Eguisier ; son jet est trop violent et sa contenance trop petite, de sorte qu'il faut le remplir et le remonter continuellement.

La position à donner à la femme a une grande importance, et Emmet insiste là-dessus avec raison. La malade étant debout ou bien assise sur un bidet, l'injection chaude ne rend aucun service ; en effet, dans les deux cas, l'eau ne dilate pas le vagin et s'échappe directement le long de la canule, tandis que pour produire tout son effet utile, il faut que le vagin reste distendu par le poids de l'eau, dont le surplus seul pourra sortir et tomber dans le bassin disposé pour le recevoir. C'est seulement ainsi qu'on pourra obtenir que l'eau chaude soit longtemps en contact parfait avec tous les points de la muqueuse et avec les capillaires qu'elle recouvre. L'idéal pour y parvenir serait la position genu-pectorale, mais elle n'est pas pratique ; les femmes se fatiguent vite de cette posture pénible et, d'autre part, on ne peut éviter de les mouiller. Reste la position sur le dos avec le siège élevé qui réunit tous les avantages.

Pour ne pas mouiller la femme, il faut songer aussi à l'écoulement du liquide. Un bassin plat muni d'un tube d'échappement en caoutchouc, fig. 12, qui plonge dans un vase quelconque au bas du lit est l'instrument de choix ; mais il ne faut pas compter le trouver chez les clientes, sauf quelques rares exceptions ; il a aussi l'inconvénient de coûter un peu cher, et le médecin doit savoir calquer ses prescriptions sur le plus ou mois d'aisance de ses malades. Comme, d'autre part, il peut être indispensable de ne pas faire bouger la malade, sous peine de la voir tomber en syncope, et de lui faire l'irrigation dans son lit telle qu'elle s'y trouve, je remplace d'ordinaire cet appareil par un autre, en fer-blanc ou en zinc, moins élégant et moins solide, mais qui revient très bon marché et peut être confectionné en une heure ou deux par un ferblantier quelconque. J'en ai trouvé le modèle, que j'ai un peu modifié, dans le traité de petite Chirurgie Gynécologique de Mundé (fig. 13). Pour simple qu'il soit, il faut, quand même, du temps pour se le procurer ; si on ne peut pas attendre, on peut improviser quelque chose d'analogue

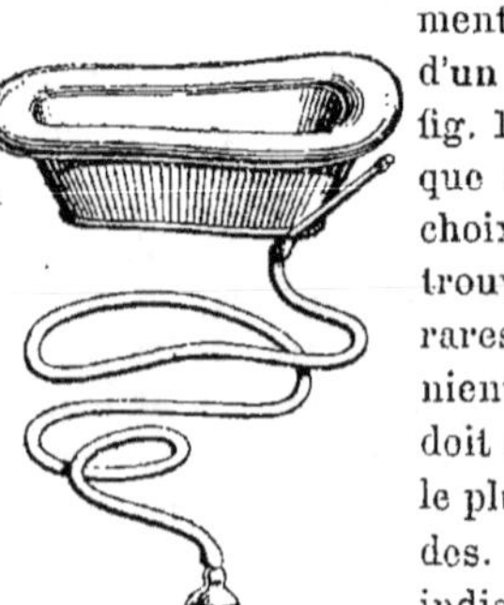
Fig. 12.— Bassin plat muni d'un tube d'échappement.

avec un bidet disposé comme dans la fig. 14. La planchette A est destinée à soutenir le siège de la femme. Cet appareil primitif n'a

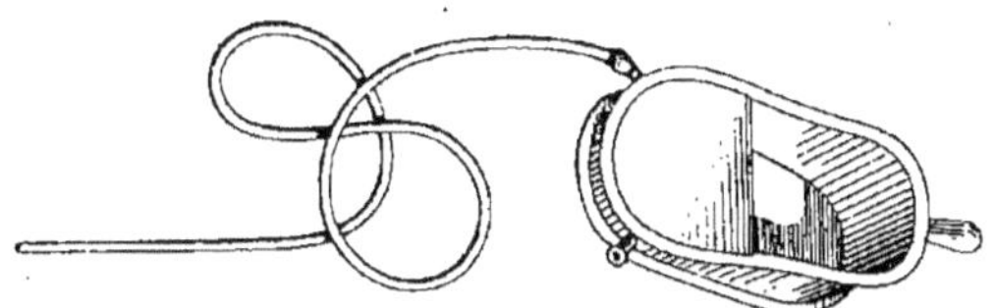

Fig. 13. — Bassin plat modèle plus simple.

pas d'orifice pour l'écoulement du liquide ; mais comme, en général, un bidet a une contenance de plusieurs litres, on peut s'en passer. Pour primitif qu'il soit, pour le confectionner il vous faudra toujours.... un bidet, et vous pouvez ne pas en trouver. Voilà encore un petit moyen pour y suppléer. Prenez un petit coussin dur — à son défaut un gros volume ou deux briques suffisent — enveloppé dans un drap de lit et recouvert d'une petite pièce de toile cirée ; glissez-le sous le siège de la malade ; puis plongez la partie libre de la toile cirée dans une grande cuvette qu'un aide tiendra adossée au coussin, et vous pourrez ainsi faire une large irrigation sans mouiller le lit et sans aucune fatigue (fig. 15).

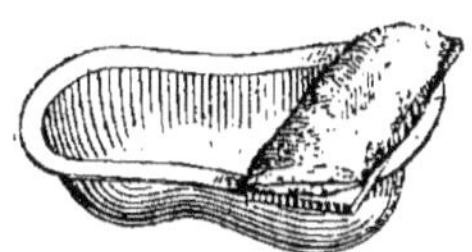

Fig. 14.— Bidet disposé pour l'irrigation.
A, planchette et coussin destinées à soutenir le siège.

Dans les cas ordinaires et lorsqu'il n'y a aucun inconvénient à déplacer la malade, le meilleur *modus agendi* est le suivant : On fait mettre la femme en travers du lit. On a eu soin auparavant de le couvrir d'une toile cirée de 2 mètres carrés environ. La femme, tout à fait au bord du lit, pose ses pieds sur deux chaises accostées au lit et éloignées l'une de l'autre d'environ 60 centimètres. L'extrémité de la toile cirée est placée dans un seau ou autre récipient analogue, de sorte que

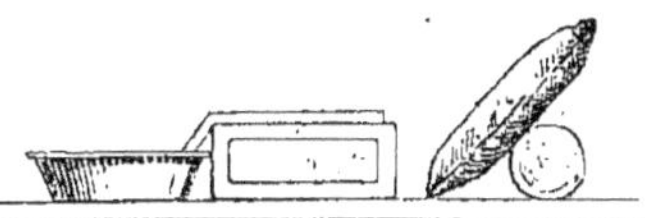

Fig. 15.— A, plan du lit. P, coussin pour élever le siège de la femme. T, toile cirée qui retombe dans la cuvette C. C, cuvette appliquée contre le coussin P.

l'eau y coule facilement sans déborder dans les draps ou couvertures. On peut ainsi, sans fatigue pour la femme, injecter autant de litres qu'on veut ; l'opération terminée, on enlève la toile cirée et la femme reprend d'elle-même sa position habituelle.

Ainsi pratiquées, les irrigations peuvent rendre de grands services.

On obtient parfois en quelques heures la dilatation du col, le réveil des contractions utérines et la chute rapide de l'œuf qui, n'étant plus arrêté par la contraction du col, se laisse facilement expulser au dehors. Dans les cas moins heureux, si on n'a pas la satisfaction de voir la fausse couche se terminer toute seule, il est rare, cependant, qu'on ne parvienne à modérer et même à suspendre l'hémorrhagie. Mais cette suspension ne sera que temporaire ; au bout de quelques heures l'hémorrhagie reprendra de plus belle. C'est pourquoi il serait imprudent, si on ne peut pas se fixer, comme c'est le cas habituel, près de la malade, de la quitter sans prendre ses précautions contre l'éventualité d'une nouvelle perte encore plus abondante. Il convient donc, après l'irrigation faite, de recourir au tamponnement vaginal.

III.

Le tampon vaginal, connu et employé dès la plus haute antiquité, tour à tour attaqué et défendu avec ardeur, mérite encore aujourd'hui une place distinguée dans l'arsenal thérapeutique de l'accoucheur. Inutile d'ajouter que ce n'est pas du tampon tel qu'on le pratiquait il y a vingt ans que nous faisons cet éloge. Comme tout le reste, le tampon a subi, lui aussi l'influence des doctrines pastoriennes, et on ne confectionne guère aujourd'hui que des tampons antiseptiques, sans conteste préférables à leurs devanciers. Nous verrons quelques pages plus loin, pourquoi le tampon vaginal doit être, malgré ce précieux perfectionnement, à peu près proscrit du traitement systématique de l'avortement compliqué. Qu'il nous suffise de dire, pour l'instant, que pour le cas considéré jusqu'ici, d'une fausse couche relativement facile, peu accidentée, de fraîche date, l'œuf étant encore complet et engagé dans le col, le tampon vaginal constitue un bon moyen de traitement, dont il ne faut pas se priver de parti pris. Il permet, d'abord, de maîtriser l'hémorrhagie ; il la supprime même presque à coup sûr ; tant qu'il est en place, il s'oppose à son retour, ce qui permet au praticien de s'éloigner sans inquiétude ; enfin il excite puissamment les contractions utérines, de sorte que, sous son couvert, l'avortement se termine parfois silencieusement et sans que la femme s'en aperçoive. D'autre part, il peut arriver, — et ce n'est pas rare — que le praticien soit appelé d'urgence pour une métrorrhagie qui s'est déclarée tout à coup et qui demande à être arrêtée immédiatement.

Dans ce cas, pour choisir ses moyens d'action, il n'a pas le loisir de procéder dans l'ordre que nous avons indiqué ; il n'a pas même le temps de poser son diagnostic. « La première règle, dit Mundé (1), est d'arrêter l'effusion du sang, la seconde d'en rechercher la cause et la troisième d'enlever cette cause. » Le praticien ne s'occupera donc que d'obéir aussitôt à une indication pressante : le tamponnement du vagin lui en fournit le moyen le plus rapide et le plus efficace. Voilà sur le compte du tampon un *actif* qui n'est pas à dédaigner. — L'essentiel c'est de le bien faire, ce qui n'est pas facile et demande beaucoup de temps, deux inconvénients sur lesquels je reviendrai tout à l'heure.

Pendant qu'on envoie chercher le matériel indispensable, — si on ne l'a pas fait préparer d'avance, ce qui devrait être la règle lorsqu'on soigne une fausse couche — on s'occupera d'abord de vider la vessie et le rectum, et de faire une grande irrigation antiseptique. On procédera ensuite à la confection du tampon qui se compose d'un nombre variable, mais toujours important, de boulettes de coton hydrophile reliées entre elles au moyen d'un fil long et solide et espacées d'environ dix centimètres. On le plonge dans un récipient quelconque, bien propre, à moitié rempli d'une solution chaude d'acide phénique à 1/100, et on l'y laisse jusqu'à la fin de l'opération sans permettre à personne d'y toucher. La femme sera mise de préférence — lorsqu'on en a l'habitude — sur le côté gauche (position anglaise) et une valve de Sims, qu'on peut ensuite confier à un aide quelconque, sera introduite pour déprimer le périnée. Après avoir enlevé les caillots

(1) Traité de Petite Chir. Gynéc., Trad. Lauwers. Bruxelles 1890, page 240.

qui n'ont pas été entraînés par l'injection, et bien essuyé le col avec des boulettes de coton hydrophile sec, le récipient qui contient le tampon, et qu'on aura choisi le moins encombrant possible, est placé contre le bord du lit, tout près de la vulve. Une première boulette bien exprimée est mise à l'aide d'une longue pince dans le cul-de-sac postérieur, puis une seconde, une troisième, etc., dans les culs-de-sacs antérieurs et latéraux, de façon à bien serrer le col ; un tampon recouvre ensuite le col tout entier, et puis un second, qu'on tasse fortement avec la pince ; petit à petit et en ayant soin de toujours tasser les tampons avec une certaine force, on remplit le vagin, couche par couche, jusqu'à ce que, distendu au maximum, il soit entièrement rempli et ne puisse plus en contenir. Il faut alors retirer le spéculum, et pour ne pas entraîner les tampons en même temps, il suffit de les maintenir fermement avec les branches ouvertes de la pince, et diriger la pointe de la valve en arrière en lui faisant longer la cloison recto-vaginale. La valve enlevée, on tasse encore, avec deux doigts, le tampon pour combler le vide qu'elle a laissé et on ajoute deux ou trois boulettes volumineuses qui remplissent la vulve ; une grande pièce de coton est appliquée contre cette dernière et sur le tout un bandage en T bien serré.

J'ai dit que la position sur le côté est la meilleure, mais elle n'est pas indispensable ; si on n'en a pas l'habitude, on peut tout aussi bien opérer dans la position obstétricale ordinaire. On peut aussi remplacer les boulettes de coton par une bande de gaze iodoformée large de 15 centimètres et d'une longueur de 5 mètres. Après l'avoir trempée dans une solution antiseptique et bien exprimée, on la pose sur une soucoupe, de sorte que, au fur et à mesure que la pince la tasse dans le vagin, elle se déroule toute seule. Ce procédé est plus expéditif ; il a, en outre, l'avantage de faciliter de beaucoup l'enlèvement du tampon. A défaut d'une bande, une pièce ordinaire de gaze iodoformée peut suffire, mais elle est plus encombrante et difficile à tasser convenablement, car, il ne faut pas l'oublier, c'est là le secret du succès ; « je ne « peux mieux comparer, dit Mundé, toute cette opération qu'au « plombage d'une dent cariée dont on remplit la cavité avec des « feuilles d'or arrangées en petites boules molles. »

Ce qu'on remplace difficilement, lorsqu'on ne l'a pas, c'est la valve de Sims. Avec un spéculum quelconque, la mise en place des boulettes de coton est beaucoup moins aisée; il faudra redoubler d'attention pour que le tassement soit fait d'une façon convenable, et au fur et à mesure que le vagin est rempli, retirer d'autant le spéculum qui sans cela ne permettrait pas de poser les boulettes ; sans cette précaution, c'est le spéculum qui serait tamponné et non pas le vagin.

Ainsi qu'on a pu le voir, le tamponnement vaginal exige donc une certaine habitude, un peu d'habileté manuelle, et surtout beaucoup de temps, et le temps manque aux praticiens affairés. Pour ce motif j'ai, depuis plusieurs années, renoncé au tampon classique pour combattre l'hémorrhagie de l'avortement, et je me sers exclusivement de la pelote de Gariel (fig. 16).

Cet instrument a été inventé par Braun, qui lui a donné le nom de Colpeurynter ; il était à son origine volumineux, encombrant et disgracieux, et, comme il fallait le remplir d'eau, il exigeait l'emploi d'une seringue *ad hoc*. M. Gariel l'a heureusement modifié en le transformant en une *pelote à air*.

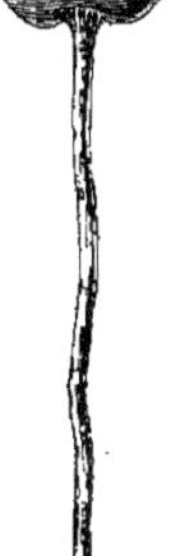
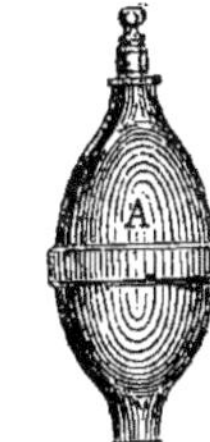

Fig. 16.
Pelote de Gariel avec insufflateur.

Sans déranger la malade, après avoir nettoyé la vulve, on introduit jusqu'au col entre deux doigts, le petit ballon replié sur lui-même et mouillé, pour qu'il glisse mieux, avec de l'eau tiède, le caoutchouc ne supportant, sans s'altérer, aucun corps gras. Avec les deux doigts on l'y maintient, tandis qu'avec l'autre main on ajuste au robinet la poire insufflatrice, et on injecte l'air, doucement d'abord, puis avec plus de force. La pelote se déplisse et se laisse distendre ; lorsque les doigts qui sont dans le vagin sentent que la distension est suffisante et que la pelote est en contact intime avec la paroi vaginale, on les retire, on ferme le robinet, et on enlève la poire insufflatrice ; le tube et le robinet restent pendants entre les cuisses de la femme, ou bien sont relevés et fixés sur le ventre. Tout cela ne demande pas plus de deux minutes. Pour enlever le tampon, on n'a qu'à ouvrir le robinet, l'air s'échappe au dehors, et la pelote aplatie cède à une légère traction. Voilà bientôt seize ans que je me sers de la pelote de Gariel ; en tant qu'agent hémostatique, je ne l'ai pas vu faillir une fois, en cas d'avortement, je le répète, car lorsqu'il s'agit, par exemple, de placenta prævia à terme, c'est autre chose. Elle possède d'ailleurs sur le tampon classique encore un avantage précieux : la possibilité d'être enlevée et remise en place *ipso facto* pour permettre à la malade d'uriner. En effet, la distension forcée du vagin, aplatit l'urèthre contre le pubis et empêche l'émission de l'urine ; j'ai vu dans quelques cas cette rétention forcée dégénérer en paralysie et nécessiter l'évacuation par la sonde. La pelote élastique écarte complètement cette éventualité fâcheuse et évite à la femme une souffrance inutile. Il suffit pour cela d'ouvrir le robinet pendant une demi-seconde ; la pression sur les parois vaginales diminue aussitôt et la femme peut uriner chaque fois qu'elle en ressent le besoin.

Cette très simple manœuvre sera apprise à la sage-femme ou à la garde-malade ou à une personne de la famille, pour s'en servir à un autre point de vue. Parfois — souvent même — **la pelote** laisse filtrer tout doucement l'air qu'elle renferme ; cela tient à l'altération ou à la mauvaise qualité du caoutchouc ou à ce que le robinet n'est pas parfaitement étanche. Il sera donc prudent d'ajuster la poire insufflatrice toutes les deux ou trois heures, pour ramener la distension au point nécessaire.

Il se peut enfin que, le tampon enlevé, une nouvelle hémorrhagie se déclare, pendant l'absence du médecin ; en attendant qu'il vienne, une personne quelconque de l'entourage, si elle est intelligente et ne perd pas la tête — ce n'est malheureusement pas la règle — peut mettre en place la pelote aussi bien que le médecin lui-même.

Tels sont les avantages qui m'ont séduit dans ce genre de tampon, qui est, que je sache, très peu usité en France ; je suis convaincu qu'il mérite d'être presque toujours préféré au tampon de coton. J'ajouterai que je ne crois pas qu'on puisse rien lui reprocher au point de vue de l'antisepsie ; il suffit de le bien laver avec une solution d'eau phéniquée à 5 %.

De quelque sorte de tampon qu'on se soit servi, on ne le laissera pas en place plus de 24 heures ; dès qu'on l'aura enlevé,

une irrigation antiseptique est de rigueur. En général, il n'est
pas prudent de le remettre en place une seconde fois aussitôt
après. Si l'œuf n'a pas été expulsé, et si l'hémorrhagie continue,
il y aura lieu de songer à autre chose ; mais si on croit devoir
faire une seconde tentative, il faut laisser aux parois vaginales
le temps de se remettre de l'énergique compression soufferte.
J'ai eu l'occasion une fois de constater à la suite d'un tampon
trop bien appliqué, de petites eschares répandues dans tout le
vagin.

Il n'est pas rare de voir le tampon réveiller des contractions
si violentes et provoquer des efforts d'expulsion tels, que le tampon et l'œuf avec lui sont chassés du vagin et projetés au loin ;
plus souvent des contractions sourdes amènent tout doucement
la délivrance, et lorsqu'on enlève le tampon, on trouve l'œuf dans
le vagin. D'ailleurs, la situation ne peut pas ainsi s'éterniser ; si,
sous la poussée des contractions utérines, l'œuf ne parvient pas
à franchir le col, ses parois finissent par céder, elles éclatent au
point le plus faible, le liquide amniotique s'écoule et entraîne le
fœtus avec lui ; la *coque* seule reste, et l'avortement est *raté*
selon l'heureuse expression de M. Doléris. C'est le moment de
changer de tactique.

IV

Pour simplifier les choses, nous avons jusqu'ici considéré
l'avortement des premiers trois mois. La conduite du praticien
sera-t-elle différente dans celui des mois suivants ? Pas beaucoup ou, du moins, les moyens de traitement restant les mêmes,
il aura, selon les circonstances, à les combiner différemment.

Dans l'avortement du quatrième mois, il n'y a pas à espérer
l'expulsion de l'œuf en un seul temps ; la chose est si rare qu'il
ne faut pas y compter. Il sera donc toujours *compliqué*, dans le
sens que nous avons donné à ce mot ; il se fera en deux temps,
il traînera en longueur, la perte sera plus considérable, les chances d'infection plus fréquentes. Le pronostic de l'avortement au
quatrième mois étant donc, de tous, le plus sombre, le traitement
sera d'emblée plus énergique. On ne s'attardera pas aux petits

moyens. Les irrigations vaginales, non plus seulement dans le but de calmer l'hémorrhagie, mais avec l'intention de s'opposer à la putréfaction de l'œuf et à ses conséquences, seront plus fréquentes et plus prolongées, et on veillera en général avec plus de sollicitude que d'ordinaire à l'état de la femme qui peut tout à coup s'aggraver.

Au cinquième et au sixième mois, quoique l'avortement se fasse nécessairement en deux temps, il se termine d'ordinaire dans un temps relativement court. A cette époque de la grossesse, la fausse couche ressemble davantage, par sa marche, à un accouchement à terme, sauf l'hémorrhagie qui est plus intense que dans les premiers mois. La rétention prolongée des annexes est rare, surtout au sixième mois ; si l'expulsion ne se fait pas spontanément en quelques heures, elle occasionne une perte toujours considérable. C'est ici le triomphe du tampon. Les fibres utérines, déjà puissamment développées, répondent avec promptitude et énergie à son excitation. D'autre part, le col élargi et entamé par le passage d'un gros fœtus, n'est que revenu sur lui-même ; il se laisse facilement dilater et l'expulsion du délivre se fait en quelques heures.

Que l'avortement ait été plus ou moins facile, des précautions sévères seront également prises pendant les suites de couches. Il faut que les malades se pénètrent bien de cette vérité, que la fausse couche, même la plus simple, est toujours un accident grave et qu'elle demande autant de soins et de ménagements qu'un accouchement à terme, et même davantage.

Une dernière injection antiseptique faite, la vulve sera défendue par une large pièce de coton, qu'on changera dès qu'elle sera salie, les premiers jours toutes les quatre heures. On surveillera les lochies et la température. S'il y a une montée de lait considérable on fera une compression modérée sur les seins et on administrera un purgatif. La constipation sera prévenue, d'ailleurs, par des lavements quotidiens. On donnera une nourriture substantielle et facile à digérer. Si l'hémorrhagie a été abondante et si la femme s'est affaiblie, on relèvera ses forces par une médication tonique, quinquina, noix de Kola, noix vomique, vin généreux. Dans tous les cas elle gardera le lit une semaine au moins, — deux semaines au 5e et au 6e mois, — et elle ne quittera l'appartement qu'après un mois révolu. Si, dans l'intervalle, le praticien constate l'apparition de quelques-uns des symptômes de l'involution tardive, il s'empressera de recourir au traitement par l'hydrastis et les injections chaudes dont nous avons déjà parlé.

Règles importantes : 1° Le coït sera absolument interdit jusqu'au retour de couches. 2° Le praticien conseillera à toute femme qui vient d'avorter, d'éviter autant que possible une nouvelle grossesse pendant quelques mois. Il faut donner à la matrice le temps de se refaire de la rude secousse qu'elle a essuyée.

CHAPITRE VI

Traitement curatif de l'avortement compliqué.
Avortement incomplet. Rétention des annexes.

I

D'après la signification que nous avons donnée aux mots : avortement simple, nous avons déjà fait pressentir que la vraie, la seule complication de l'avortement, c'est la rétention des annexes. « Il en arrive de même qu'aux fruits qui se détachent et qui tombent d'eux-mêmes de l'arbre quand ils sont mûrs, et qui, au contraire, en sont difficilement séparés lorsqu'ils sont encore verts ; c'est ce qui fait que la femme qui avorte est souvent bien plus difficilement délivrée que celle qui accouche à terme. » (Moriceau.) « Les dangers attachés à l'avortement dérivent surtout de la délivrance ; c'est là un fait universellement reconnu ;.. *dans l'avortement l'expulsion du délivre est tout, tandis que celle du fœtus n'est rien.* » (Guéniot.)

Ces deux citations qui pourraient servir d'épigraphe à un traité de l'avortement, suffisent pour donner un aperçu de la fréquence et des dangers de la rétention des annexes ; mais, puisque je suis en frais d'érudition classique, je ne résiste pas à la tentation de citer tout au long le passage suivant de Guillemau (1), qui, malgré ses termes naïfs, nous donne un tableau parfait de la situation.

« C'est chose certaine, dit-il, qu'après que l'enfant est sorty du ventre de la mère, que ledit arrière-fais est contre nature, qui ne requiert que d'être osté et mis dehors, pourquoi il faut de deux choses l'une : ou que le vif (qui est la matrice) chasse le mort (qui est l'arrière-fais) ou que le mort tue le vif ; et même

---

(1) Œuvres de chirurgie, 1599.

« qu'iceluy estant retenu, il apporte de très pernicieux accidents,
« comme défaillance, oppression et suffocation de la mère, voire
« même en se pourrissant peut estre occasion de mort. »

On pourra trouver inexacte cette conception de l'avortement
compliqué, qui prend la rétention des annexes comme criterium
unique de classification, et cette critique est parfaitement juste.
Tel cas d'avortement au quatrième mois, se faisant, comme c'est
la règle, en deux temps et avec rétention du placenta et des membranes, pourra être des plus simples, et la délivrance se fera en
quelques heures sans la moindre complication. Il peut arriver
que tel autre cas, au deuxième mois, soit pénible et douloureux,
qu'il dure plusieurs jours, qu'il s'accompagne de pertes abondantes et répétées, qu'il occasionne, enfin, une septicémie grave,
et tout cela sans qu'il y ait eu rupture ni décollement complet de
l'œuf. Sera-t-il, par cela seul, considéré comme un cas simple?
Non certes, mais on sait combien il est difficile d'établir, en pathologie, des démarcations nettes et absolues et, d'autre part,
nous verrons que dans ce dernier cas, comme dans les cas de
rétention prolongée du délivre, la situation est exactement la
même, qu'elle se traduit par les mêmes symptômes, et qu'elle
exige le même traitement. Avec cette réserve, je crois qu'on peut,
sans inconvénient, prendre comme type de l'avortement compliqué, l'*avortement incomplet avec rétention plus ou moins prolongée
de tout ou d'une partie du délivre*.

J'ai dit « *rétention prolongée* » et j'insiste à dessein sur cet
adjectif qualificatif qui exige quelques mots d'explication.

Nous avons vu que, souvent au troisième mois, *toujours* à partir du quatrième, l'avortement se fait en deux temps : expulsion
du fœtus, expulsion des annexes, tout comme dans l'accouchement à terme. Mais tandis que dans ce dernier, la délivrance
suit de près la sortie du fœtus et est *immédiate*, dans l'avortement elle est *toujours tardive*. Cela tient à plusieurs circonstances sur lesquelles nous nous sommes déjà arrêtés un instant,
et que nous allons repasser en revue avec quelques détails.
Quoique le décollement de l'œuf soit le phénomène initial de la
fausse couche, ce décollement n'est que partiel ; une grande partie de l'œuf reste encore adhérente et ses attaches sont assez résistantes pour le retenir et empêcher son expulsion. Pour que le

décollement se complète, pour qu'il devienne *total*, il faudrait des contractions utérines énergiques. C'est justement alors que, de par la rupture de l'œuf, elles perdent de leur force et ont moins de prise sur ce dernier qui, d'un corps rond, volumineux et résistant qu'il était, se transforme en un tissu spongieux mou et ratatiné, sur lequel les fibres utérines, en se contractant, ne trouvent pas un point d'appui suffisant. De son côté, le col qui s'est laissé aisément traverser par le petit embryon, se resserre aussitôt après et offre une résistance considérable à l'engagement et à l'expulsion du délivre qui est quatre ou cinq fois plus volumineux. Le col, long et ferme, ne s'efface pas, il se laisse simplement forcer et dilater à contre-cœur et avec une lenteur extrême. D'autres circonstances non plus physiologiques et constantes, mais d'ordre pathologique peuvent contribuer à ralentir encore plus le travail de la délivrance, telles que les adhérences pathologiques dues à une maladie de l'œuf ou de la muqueuse utérine, l'insertion vicieuse du placenta (Rambaud), le placenta succenturié (Pinard), l'irrégularité et l'intermittence des contractions utérines (Guéniot), la trop grande rapidité du travail (Mauriceau et Levret) et surtout les déviations utérines, parmi lesquelles la rétroflexion doit être placée en première ligne. Ces causes de retard de la délivrance ne sont qu'éventuelles, la plupart assez rares, et nous n'avons pas à nous en occuper. En résumé, vis-à-vis d'une force expulsive très faible, trois obstacles puissants, dont l'un éventuel : l'adhérence du délivre ; et les deux autres constants : étroitesse du col, volume exagéré du placenta. Voilà pourquoi la délivrance de l'avortement est, comme nous l'avons dit, toujours *tardive*, de sorte que, au sens exact du mot, *il y a toujours rétention du délivre*. Cependant, dans les cas heureux, la marche de l'avortement est *continue* et, quoique lente, elle ne subit point d'arrêt. Les contractions utérines persistent dans leur lutte contre le col qui se laisse progressivement dilater, le décollement se complète, le délivre s'engage dans le goulot cervical et finalement le dépasse pour tomber dans le vagin. « Cela demande quelques heures, dit M. Doléris, une demi-jour- « née, une journée, quelquefois deux, comme l'accouchement ordi- « naire, d'ailleurs... », mais il n'en est pas toujours ainsi. «... Il « arrive que, dans des circonstances assez différentes, les choses

« se passent autrement. L'œuf met très longtemps à se décoller ;
« le placenta déformé, ne s'engage pas dans le col de l'utérus ;
« on s'aperçoit, une fois le liquide amniotique écoulé et le petit
« fœtus sorti, que le col se referme, emprisonnant l'œuf partiel-
« lement ou complètement décollé avec le sang et les caillots qui
« l'accompagnent ; que les contractions s'arrêtent, que le corps
« de l'utérus reste mou et flasque ; on prévoit, avec raison, que la
« chose va en rester là pour le moment, et, en effet, tout rentre
« dans l'ordre, alors, pendant un temps très variable : six, huit,
« quinze jours, un mois, deux mois, six mois (1). »

Il est évident que deux cas si disparates, ne peuvent pas récla-
mer un traitement identique ; mais entre ces deux extrêmes,
tranchés, bien définis, il y aura une foule de faits intermédiaires
dans lesquels le praticien se demandera sur quelles bases il va
asseoir son diagnostic et son pronostic, et formuler son traitement. En d'autres termes : où finit la *rétention normale, physiologique ?* où commence la *rétention pathologique* ou, si vous aimez
mieux, *prolongée ?*

II

Nous sommes ici sur un terrain brûlant et il est impossible de
répondre aux questions ci-dessus sans un bref examen critique
des opinions émises à ce sujet par les accoucheurs les plus autorisés ; comme on va le voir, la matière a prêté et prête encore à
discussion.

Si, en effet, tout le monde est unanime à reconnaître les inconvénients certains et les dangers possibles et même probables de
la rétention des annexes, l'accord est loin d'être fait sur les mesures à prendre pour parer aux uns et prévenir les autres. Nous
allons discuter un peu plus loin les différentes méthodes de traitement préconisées ; mais, en attendant, on peut les résumer à
trois :

1° L'avortement se fait presque toujours tout seul et en peu de
temps ; la rétention du délivre est une conséquence nécessaire

____

(1) Dorléris. Conduite à tenir dans l'avortement. *Nouv. Arch. d'obst. et
Gyn.*, 1886, page 287.

de dispositions anatomo-physiologiques invariables ; elle peut donner lieu à des complications, qu'avec un peu d'attention on peut prévenir et qu'on peut toujours combattre avec succès et par des moyens très simples, jusqu'au moment où la nature finit d'elle-même la tâche qui lui incombe, et l'expulsion a lieu par ses seuls efforts. Les partisans de cette méthode sont des *expectants purs* ; pour eux, il est parfaitement inutile de s'enquérir où commence la rétention pathologique, puisqu'ils sont quand même résolus à ne rien faire pour y mettre un terme ; si une complication se présente, ils la combattent de leur mieux et voilà tout.

2° La rétention plus ou moins prolongée ne constitue pas par elle-même une complication ; elle est presque une période physiologique ou tout au plus un simple accident de la fausse couche. Tant qu'elle ne présente pas une complication quelconque, qu'elle dure un jour ou un mois, il n'y a rien à faire qu'à surveiller la malade et tâcher de prévenir les complications ; mais, que celles-ci se déclarent, qu'elles menacent la vie ou la santé de la femme, il n'y a plus lieu d'attendre le bon plaisir de la nature récalcitrante et il faut extraire le corps du délit et vider la matrice. Ceux-ci sont des *interventionnistes mitigés* ; ils admettent qu'à un moment donné il est bon de se départir de la méthode expectante, mais pour s'y décider, ils attendent une indication pressante, un danger plus ou moins menaçant. Nous verrons plus loin que cette formule est un peu élastique, et que l'expectation mitigée est différemment comprise et appliquée selon le plus ou moins de latitude qu'on accorde à l'indication d'intervenir. Il y a, parmi ces partisans d'une intervention restreinte, certains qui le sont si peu et qui s'adressent à des moyens si anodins qu'ils sont presque des expectants exclusifs.

3° La dernière méthode est franchement préventive. La rétention placentaire est pour la femme une source fréquente de dangers ou tout au moins d'ennuis considérables ; il ne peut y avoir aucune utilité à l'y laisser exposée et il vaut mieux *intervenir d'emblée* en vidant l'utérus de son hôte dangereux.

On voit, par ce simple exposé des doctrines courantes sur le traitement de la rétention placentaire, qu'il est impossible de donner une réponse satisfaisante à la question posée à la fin du paragraphe précédent. La seule chose que je me hasarderai à affirmer dans le débat, c'est que le temps écoulé depuis la rupture de l'œuf n'est pas un élément suffisant d'appréciation. M. Guéniot, lui-même, qui l'a pris pour base de sa classification, ne s'y appuie que d'une façon théorique. Il admet, en effet, qu'il y a rétention si la délivrance n'a pas eu lieu deux jours après l'expulsion de l'embryon dans l'avortement des deux premiers mois, vingt-quatre heures au troisième et quatrième, douze heures au cinquième et six heures au sixième ; mais quant à la conduite à tenir, il attend ou il intervient (très modérément du reste, mais il ne faut pas oublier que M. Guéniot écrivait en 1867) selon qu'il y a des accidents ou qu'il n'y en a pas (1). Je crois que sur ce point spécial on ne peut que partager l'avis de M. Pajot : « L'avortement n'est pas une affaire d'horlogerie. »

Pour tracer une ligne de conduite acceptable, il faut fixer les indications thérapeutiques. Il y en a de *pressantes*, au sujet desquelles tout le monde est d'accord ou à peu près. Il y en a d'autres qui ne sont, qu'on me permette l'expression, que *facultatives*, qu'on suivra ou non selon son tempérament, ses habitudes professionnelles, l'enseignement reçu, etc. Et, d'ailleurs, je me hâte de le dire, le mot d'intervention lui-même, tel que nous l'avons employé jusqu'ici, est encore trop vague et mal défini. Il y a donc lieu — avant toute autre chose — de se demander ce que devient ce délivre retenu dans la matrice ; d'étudier les symptômes par lesquels cette rétention se manifeste, les accidents dont elle se complique, les dangers qu'elle fait courir, les indications thérapeutiques qui en découlent ; d'examiner, dans leurs détails et dans leurs nuances, les deux méthodes rivales, en comparer la valeur, après quoi, s'il y a lieu à conclure pour une intervention quelconque, nous pourrons déterminer *quand* et *comment* on doit intervenir.

III

Le décollement du placenta étant le fait initial de l'avortement, c'est l'hémorrhagie qui en constitue, après les douleurs prémonitoires lorsqu'elles existent, le premier signe extérieur. Si le

(1) De la délivrance dans l'avortement. *Bui. de Thér.* 1867. vol. 73, page 351.

décollement n'est que partiel, très limité, la perte peut être minime, mais au fur et à mesure qu'il se poursuit et se complète, elle devient à son tour plus abondante et parfois excessive. Si le décollement est d'emblée total ou à peu près, la perte atteint d'un coup une violence inouïe, mais ces cas sont rares et l'hémorrhagie post-abortum n'est jamais comparable à celle qui accompagne ou suit, dans quelques cas, la délivrance de l'accouchement à terme. D'ailleurs si le délivre est complètement décollé, pour peu que l'utérus se contracte, il tend à s'engager dans le col où il fait très imparfaitement, à la vérité, office de tampon ; à cet âge de la grossesse, une *perte interne* sérieuse, par extension de la cavité utérine, n'étant pas à craindre, l'hémorrhagie diminue sensiblement aussitôt, mais elle ne cesse jamais complètement tant que le délivre n'est pas expulsé. Plus fréquemment le décollement se fait par étapes successives, irrégulièrement espacées, parfois même très éloignées l'une de l'autre. Chacune d'elles est marquée par un redoublement de la perte qui, dans l'intervalle, ne cesse jamais complètement et persiste tout au moins à l'état de *stillicidium*. Enfin, dans quelques cas, très rares malheureusement, la rétention peut se prolonger pour ainsi dire à blanc. Cela ne peut arriver que lorsque la cause de l'avortement réside exclusivement dans l'embryon qui finit par succomber ; l'œuf conserve alors ses adhérences à peu près intactes ; mais sous l'influence de la diminution des échanges, les villosités s'atrophient et le jour où la contraction utérine entre en jeu, l'œuf se détache et il est expulsé sans perte remarquable.

De la persistance des adhérences placentaires résulte une autre particularité non moins importante : *l'œuf ne se putréfie pas.* Il est rare qu'il continue à vivre dans le vrai sens du mot — d'aucuns disent que ceci est impossible — mais grâce à une sorte de momification, les parties liquides se résorbent, il se racornit, se dessèche, et prend l'aspect d'un morceau de cuir. En 1884 j'ai eu l'occasion d'observer un cas pareil qui est tout à fait typique.

OBSERVATION XVIII. — Madame A..., enceinte d'environ trois mois, se réveille dans la nuit du 12 septembre 1884, légèrement mouillée. On institue immédiatement un traitement propre à conjurer la fausse couche, mais au bout de deux jours, la cessation des symptômes réflexes démontre que le fœtus a cessé de vivre. Comme il n'y a pas d'hémorrhagie on se borne à prescrire le repos au lit et des lavages *vulvaires*. De temps en temps des contractions se déclarent accompagnées d'une perte de quelques gouttes de sang. Cette situation s'éternise jusqu'au mois de février, lorsqu'une nuit, madame A..... est prise de douleurs plus fortes et accouche sans hémorrhagie, d'un œuf sec, ratatiné, méconnaissable et parfaitement *aseptique*.

Parfois, lorsque les adhérences sont pathologiques (endométrite déciduale), le placenta tassé et solidement fixé à la paroi utérine, ne peut pas être expulsé par les contractions utérines ; il forme alors ce qu'on a appelé un polype placentaire, analogue de tout point à un polype fibreux dont il présente les symptômes et réclame le traitement. Il ne faudrait pas croire cependant qu'il y ait là une règle absolue et qu'un délivre même complètement adhérent ne puisse pas être envahi par la putréfaction. C'est même le contraire qui arrive dans l'accouchement à terme, lorsque le délivre n'est pas expulsé à cause d'adhérences pathologiques. Au bout de vingt-quatre heures il est en proie à la décomposition, et rien n'empêche que la même chose arrive au placenta abortif. D'ailleurs, les cas d'adhérence complète sont exceptionnels ; d'ordinaire il y a décollement partiel, et les parties décollées se putréfient successivement, de sorte que, lorsque le délivre est enfin expulsé, il présente des parties encore fraiches et d'autres dans un état de putréfaction plus ou moins avancée. Le moment où se déclare la putréfaction est variable ; *cela dépend, d'abord, des mesures que l'on prend pour l'empêcher*. Il ne faut pas oublier, en effet, que dans un milieu aseptique, une substance organique, quoique non vivante, se conserve pour ainsi dire indéfiniment, tant qu'elle ne subit pas le contact des germes de la putréfaction. L'asepsie *prophylactique* des voies génitales pourra donc retarder la putréfaction du délivre décollé et parfois même s'y opposer complètement. J'en ai observé tout récemment un bel exemple avec M. le D\u02b3 Zadok.

OBSERVATION XIX. — Une dame, qui a déjà eu plusieurs grossesses, enceinte d'environ quatre mois et demi, est prise, de symptômes de fausse couche, douleurs et hémorrhagie. M. Zadok prend les mesures nécessaires pour éviter l'avortement. Les douleurs s'arrêtent, mais un suintement sanguin persiste pendant quelques jours au bout desquels une nouvelle hémorrhagie se déclare. Injections chaudes et tampon vaginal. Le suintement persiste. Au bout d'un mois la diminution de volume de l'utérus démontre que le fœtus est mort et que probablement il a été expulsé sans qu'on s'en soit aperçu. M. Zadok cesse dès lors de calmer la matrice et attend l'expulsion du délivre. Pendant deux mois il est obligé de faire deux à trois fois par semaine, le tamponnement vaginal pour arrêter l'hémorrhagie qui, à peine suspendue, recommence de plus belle. Il prend en outre la précaution d'introduire de temps en temps dans la cavité utérine, par le col entr'ouvert, quelques gouttes de teinture d'iode. Au bout de trois mois, appelé en consultation, nous décidons, M. Zadok et moi, de procéder à l'extraction du délivre. Celle-ci, très laborieuse, est faite d'abord avec les pinces, puis à la curette, en une trentaine de fragments, tous également frais, sans odeur, sans la moindre altération. Or, il est certain, de par les hémorrhagies abondantes et successives, que la plus grande partie de ce délivre était décollée depuis un, deux ou trois mois.

Dans les cas moins heureux, surtout lorsque le décollement est complet ou à peu près, la putréfaction est plus rapide et elle éclate parfois dès les premières vingt-quatre heures. L'air qui pénètre dans l'utérus y trouve, outre le délivre, des caillots sanguins et des liquides qui se laissent plus facilement entamer ; la température élevée du milieu aidant, tout conspire à accélérer le processus de décomposition. Un facteur encore plus grave de putréfaction rapide et immanquable, c'est la mort et la macération du fœtus ; elle marche alors avec une violence et une rapidité inouïes. Le premier signe révélateur de la putréfaction du délivre et, dans quelques cas rares, le seul, c'est la fétidité des lochies, dont l'odeur sensible, dès qu'on soulève les couvertures, se répand bientôt dans l'appartement. Si le délivre se laisse désagréger peu à peu, il est expulsé par fragments, et, des soins minutieux aidant, tout peut se borner là ; mais, d'ordinaire, la plus grande partie résiste et elle constitue un centre putride qui, de proche en proche, empoisonne tout l'organisme.

La septicémie généralisée d'emblée et tuant la malade en quelques jours est beaucoup plus rare après l'avortement qu'après l'accouchement à terme ; on ne l'observe guère qu'au cinquième et sixième mois, à cause de la plus grande importance des sinus utérins et de la masse placentaire plus considérable. En général, elle procède par à coups, faisant tache d'huile ; c'est d'abord l'endométrite, puis la para et périmétrite, qui donnent lieu plus tard aux abcès pelviens, le tout accompagné de fièvre de résorption, amaigrissement, douleurs pelviennes, etc. Parfois la péritonite éclate ; ce sont les cas les plus dangereux et souvent mortels. On conçoit que des accidents d'une si haute gravité ne peuvent, dans tous les cas, disparaître tant que le délivre putréfié n'est pas expulsé ; or, des auteurs ont prétendu qu'il peut être absorbé, Nægélé et Velpeau entre autres. Je crois qu'on peut appliquer à cette conception bizarre le mot de Velpeau lui-même à propos de la superfétation : « Puisque des observateurs si éminents déclarent l'avoir vu, il faut bien y croire, mais si je l'avais vu moi-même, je n'y croirais pas. » Garimond, dans son beau mémoire sur « le placenta adhérent et son élimination spontanée », a fait justice de cette erreur ; ou bien le placenta est expulsé sans que la femme s'en aperçoive, en allant à la garde-robe par exemple, ou bien il est éliminé insensiblement, sous forme de détritus putrides mélangés avec les lochies. Tant que cette élimination n'est pas complète, le danger de résorption putride persiste, et il est très rare qu'elle se passe sans accident ?

Si une grande partie du délivre est expulsée, le fragment qui reste expose aux mêmes dangers. Il en est de même lorsqu'il y a rétention des membranes seules, de la caduque en particulier ; mais dans ces cas l'hémorrhagie n'est qu'un simple suintement et la septicémie reste le plus souvent localisée dans l'utérus.

Ainsi donc, sauf dans quelques cas heureux relativement rares, la rétention du délivre abortif donne lieu à deux complications redoutables, dont l'une inévitable, l'hémorrhagie, l'autre éventuelle, la septicémie. La première peut mettre en danger la vie de la femme par son abondance et par sa persistance ; tout au moins elle la laisse anémique et affaiblie, proie facile à toute sorte de complications morbides ultérieures. La seconde, qui tue aussi souvent, engendre une foule de maux interminables, désespérants pour la malade et pour le médecin. Par quels moyens la méthode expectante et celle de l'intervention prétendent-elles les prévenir et les combattre ?

IV

La lutte entre l'expectation et l'intervention ne date pas d'hier. On prétend, d'après un passage d'Hippocrate, que le père de la médecine conseillait de hâter le travail de la délivrance et d'y aider résolument. Bien sûr que si on possédait les œuvres de quelques-uns de ses contemporains, on y trouverait le conseil contraire. Il en est de même à toutes les périodes de l'histoire de la médecine ; on y voit toujours les médecins, divisés en deux camps ennemis, batailler sur cette question du traitement de la délivrance abortive, comme sur beaucoup d'autres d'ailleurs. Il y aurait là matière à un intéressant chapitre d'histoire, mais ce modeste volume n'y suffirait pas. Je renvoie le lecteur qui en serait friand à la thèse de Gerbeaud (1) et au très intéressant mémoire de Lessand (2), dont je n'ai ni la compétence ni l'érudition.

D'ailleurs, cette excursion rétrospective n'aurait qu'un intérêt relatif et je tiens pour indéniable que, au point de vue pratique auquel j'aime à me placer, tout ce qui a été dit sur la matière avant l'avènement de l'antisepsie n'a absolument aucune valeur. Nos devanciers étaient partagés entre la crainte des dangers de la rétention et l'effroi, hélas ! trop justifié, des conséquences de la moindre manœuvre chirurgicale. « Autrefois, la logique était « interdite en thérapeutique chirurgicale, car, pour parer à un « mal dangereux, on était souvent obligé de recourir à un moyen « que des conditions mystérieuses, inconnues, faisaient plus « dangereux encore (Doléris). »

L'antisepsie a changé tout cela : d'un côté, elle permet d'éviter, jusqu'à un certain point, les dangers les plus graves de la rétention ; de l'autre, elle a transporté dans les opérations obstétricales une sécurité presque absolue, de sorte qu'on pourrait dire, sans crainte d'exagérer, que sans elle, toutes les méthodes étaient mauvaises, et qu'avec elle, toutes sont devenues bonnes ou pour le moins acceptables.

(1) De la rétention du placenta et des membranes dans l'avortement. Thèse d'agrégation, 1886, page 22.

(2) Del secondamento artificiale. Torino, 1887, page 84.

Les anciens accoucheurs avaient encore un autre motif qui pesait de tout son poids sur leurs décisions et les forçait pour ainsi dire à choisir entre l'une et l'autre méthode : l'état du col de la matrice. Était-il ouvert ? Il était loisible d'hésiter sur la conduite à tenir. Était-il fermé ? Ce que Moreau appelait la vertu suprême de l'accoucheur, « *savoir attendre* », devenait une vertu nécessaire, involontaire et forcée ; on ne possédait pas alors le moyen de dilater le col quand et tant que l'on veut. Levret, Baudeloque et Velpeau, qui conseillaient de vider la matrice et qui étaient des chirurgiens, se sont arrêtés devant cet obstacle. « Si l'on « était auprès de la femme, dit Baudeloque (1), dans le moment « où la poche des eaux vient à s'ouvrir aussi prématurément, il « faudrait introduire un ou deux doigts dans l'orifice de la matrice, « *s'il était assez grand* : 1° Afin d'entretenir cette sensibilité, cette « irritabilité si nécessaire aux progrès de l'action expulsive de la « matrice ; 2° pour empêcher cet orifice de se contracter sur lui- « même. » Une page plus loin, le même Baudeloque n'a rien de mieux à recommander, si l'on est appelé après l'issue des eaux et le resserrement du col, que « *d'attendre patiemment* ».

Ainsi donc, si on laissait passer ce moment unique et fugace où le col permettait le passage du doigt ou d'une pince de Levret, tout était dit, et, bon gré mal gré, tout le monde était tenu à se croiser les mains. Aujourd'hui, l'obstacle du col n'en est plus un. Si on a de bonnes raisons pour attendre, on attend sans s'en préoccuper et lorsqu'on juge le moment venu de changer de conduite, si le col est fermé, on le dilate. De même que l'antisepsie, ce progrès constitue un avantage énorme dont profitent également les deux méthodes de traitement ; il permet, en effet, « *d'attendre patiemment*» tant qu'on peut, ou d'agir avec énergie à son gré et en choisissant son heure.

La méthode expectante, telle qu'on la comprend aujourd'hui en France, où elle est préconisée par la grande généralité des accoucheurs, s'appuie sur deux moyens : le tampon et l'antisepsie. D'après ses partisans, le praticien doit savoir *attendre* non pas « *patiemment* », comme le disait Baudeloque, mais en veillant à prévenir les accidents probables de la rétention. C'est ce qu'on a appelé l'*expectation armée*.

(1) L'art des accouchements, 4ᵉ édition, 1807, t. 1ᵉʳ, page 428.

Pour arriver à faire expulser le placenta, on pourrait à la rigueur commencer par les ocitociques, seigle et quinine, dont nous avons déjà parlé au chapitre précédent, mais nous avons vu aussi que les bons effets de la seconde n'ont pas encore été suffisamment confirmés, et que le premier est condamné en France à un ostracisme absolu. Cependant Velpeau, Chailly et Cazeaux, pour ne citer que des noms célèbres, l'ont recommandé ; plus près de nous, M. Guéniot n'est pas éloigné d'être du même avis, mais il y met tant de restrictions, que, en présence surtout de l'affirmation de M. Pajot que « celui qui administre le seigle ergoté dans ces conditions, est un assassin » — le praticien y regardera à deux fois avant de s'y confier. Je ne saurais lui conseiller autre chose : pour une drogue dont l'effet est après tout si incertain, cela ne vaut vraiment pas la peine de se mettre une mauvaise affaire sur le dos. La quinine est plus inoffensive : on ne perdra rien à l'essayer (1).

Le tampon est l'arme de choix contre l'hémorrhagie ; il sera confectionné d'après les règles que nous avons déjà exposées au chapitre précédent, en veillant minutieusement à son antisepsie et à celle du vagin. Ce précepte est d'autant plus important qu'il y a toujours à craindre que l'ennemi ne s'y glisse subrepticement. R. Koch a relaté des expériences (2), d'après lesquelles il n'a pu trouver un antiseptique capable d'empêcher le développement des microbes dans le tampon ouaté, ce qui est peu encourageant. Malgré ce vice redhibitoire, le tampon est employé en France par la généralité des accoucheurs pour combattre l'hémorrhagie, non pas, hélas ! pour la prévenir, car on ne peut le laisser indéfiniment en place. Tarnier et Budin le recommandent expressément et ils déclarent en retirer des résultats très satisfaisants, non pas seulement au point de vue de l'arrêt de l'hémorrhagie, mais aussi à celui de l'expulsion du délivre. M. Pinard n'est pas du

(1) Il ne faut pas oublier non plus que la Société Obstétricale de France, dans sa première session (avril 1892), a adopté, à *l'unanimité*, cette proposition de M. Queirel (de Marseille) : « La Société Obstétricale de France, « considérant les dangers que l'ergot de seigle peut faire courir à la mère « et à l'enfant, rappelle que ce médicament *ne doit être administré qu'après* « *la délivrance, et lorsque l'utérus est complètement* évacué — » (*Ann. de Gynéc.* 1892, 1ʳᵉ sem., page 370.)

(2) Lepage. Antisepsie Obstétricale, page 382.

même avis, et il rejette absolument toute espèce de tampon (1).
C'est à tel point que « M. Pinard n'a jamais pratiqué ou fait pra-
« tiquer le tamponnement dans son service depuis plus de six ans ;
« bien plus, il recommande d'enlever le tampon aussitôt qu'une
« femme entre dans le service, ayant subi ce traitement en ville.
« Or, jamais une femme n'y est morte d'hémorrhagie, malgré
« l'absence du tamponnement. »

M. Pinard y supplée par les irrigations vaginales et intra-utérines très chaudes à 45°, qui s'adressent tout à la fois à l'hémorrhagie et à la septicémie. — Elles seront donc antiseptiques, au
sublimé ou au biiodure de mercure à 1/4000, phéniquées à 1 ou
2 %, à la créoline à 1/2 %, etc. Nous avons déjà vu comment on
doit faire les irrigations vaginales, et je crois superflu d'y revenir.

Les irrigations intra-utérines préconisées pour la première fois
par Recolin en 1778, ne sont entrées dans la pratique courante
que depuis qu'on a trouvé le moyen de les rendre à PEU PRÈS inof-
fensives, en assurant le retour du liquide injecté dans la matrice.
J'ai dit « à peu près », parce que, malgré tous les perfectionnements techniques dont elles ont été l'objet, elles ne cessent pas
de présenter quelque danger, ou, si l'on aime mieux, des inconvénients sur lesquels nous reviendrons plus loin. Je m'empresse,
d'ailleurs, d'ajouter que cela ne les empêche pas d'être un moyen
thérapeutique des plus précieux. L'irrigation intra-utérine chaude
et antiseptique est entre les mains de l'accoucheur une arme à
quadruple effet ; elle excite des contractions de la matrice et par
là diminue et arrête l'hémorrhagie ; par le même mécanisme elle
provoque le décollement et favorise l'expulsion du délivre ; elle
entraîne dans son courant les débris détachés et les petits caillots qui entretiennent la perte et se laissent facilement envahir
par la putréfaction ; enfin, par les substances antiseptiques dont
elle est chargée, elle assainit le milieu et empêche ou retarde l'explosion de la septicémie. Tant de bienfaits méritent qu'on lui con-
sacre quelques lignes.

Le matériel indispensable pour bien faire une irrigation intra-
utérine est le même que pour les irrigations vaginales, avec une

(1) Bourgogne. Conduite à tenir pendant la délivrance dans l'av. Thèse
de Paris, 1891, page 26.

sonde spéciale en plus. — J'engage vivement les praticiens à se méfier de ceux qui, dans le but, louable après tout, de simplifier leur arsenal, conseillent de se servir d'un outillage quelconque, de celui qu'on peut avoir sous la main. Tel le Dr Leflair (1), qui ne craint pas d'employer une simple sonde uréthrale ajustée à la canule d'un irrigateur Eguisier. Ce serait s'exposer de gaîté de cœur aux accidents qui ont empêché les injections utérines, pendant plus d'un siècle, de prendre dans la thérapeutique obstétricale la place qu'elles méritent.

Les sondes à irrigations intra-utérines généralement employées aujourd'hui sont au nombre de trois, celle de Bozemann, celle de Budin et la sonde dilatatrice de Doléris (fig. 17, 18, 19). A mon

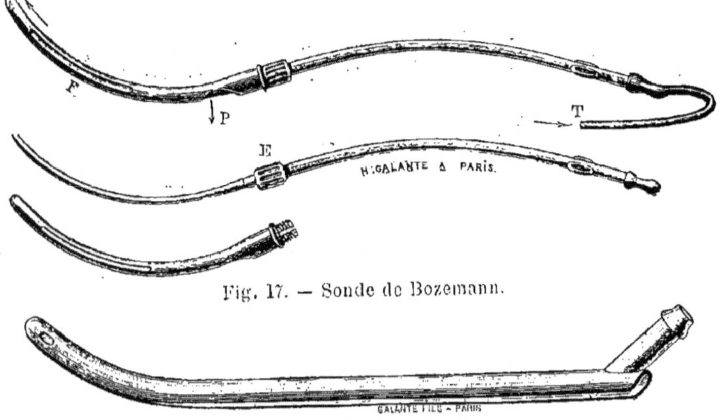

Fig. 17. — Sonde de Bozemann.

Fig. 18. — Sonde de Budin.

avis, cette dernière est la meilleure, mais les deux autres peuvent également rendre de bons services. Si l'on se sert de la sonde dilatatrice, il faut se garder d'en trop écarter les branches ; on croit assurer ainsi davantage le retour du liquide, ce qui est parfaitement juste, mais l'irrigation perd, par cette manœuvre, en force et en efficacité. M. Auvard ayant voulu démontrer par une expérience que l'irrigation seule ne suffit pas à bien nettoyer l'uté-

(1) De l'efficacité des injec. int.-utér. (*Revue Gén. de clin. et thérap.*, 1888, page 796.)

rus (1), fit à un ballon de Barnes *une incision de trois centimètres*, y introduisit un peu de poudre de charbon et pratiqua par cette ouverture avec la sonde de Doléris et avec celle de Budin une irrigation de deux litres ; après quoi, en retournant le sac, il y retrouva une grande partie de la poudre introduite. M. Budin répéta la même expérience, mais au lieu de faire une incision de trois centimètres, il en pratiqua une *cruciale*, juste assez grande pour permettre le passage de la sonde ; avec une irrigation de 600 grammes, le sac était complètement nettoyé. Il importe, en

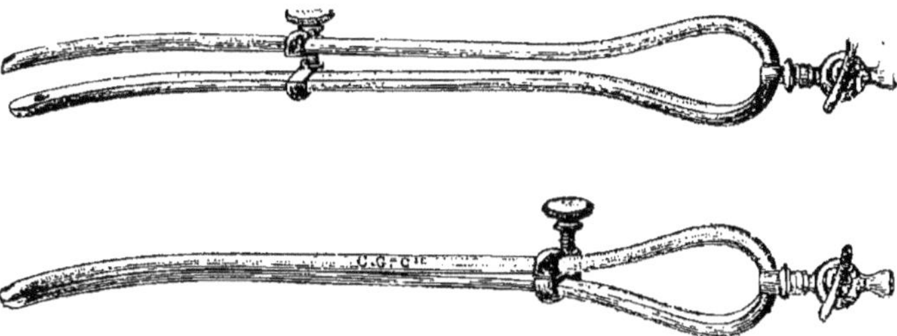

Fig. 19. — Sonde dilatatrice de Doléris.

effet, que le liquide, pour laver, pour nettoyer, exerce sur les parois de l'organe une certaine pression et qu'il en remplisse la cavité avant d'en sortir. Or, si l'orifice de sortie est beaucoup plus large que celui d'entrée, le liquide coule immédiatement au dehors sans distendre les parois utérines, sans atteindre une pression suffisante pour entraîner les débris adhérents à la paroi utérine et sans entrer en *contact immédiat avec toutes les anfractuosités* de la paroi elle-même.

Ce dernier point est très important, d'abord pour que le degré élevé de la température du liquide agisse uniformément sur toute la paroi et ensuite pour que la substance antiseptique qu'il charrie, pénètre dans tous les coins et recoins et les assainisse aussi complètement que possible. Pour y parvenir de mon mieux, j'ai adopté le procédé suivant : Après avoir chassé l'air et les premiers jets du liquide qui sont presque froids j'arrête l'écoulement

(1) AUVARD. Un chapitre d'antisepsie obstétricale. *Arch. de Toc.*, 1886, page 591. Réponse de M. Budin. *Eod. loco*, p. 749.

en pressant entre les doigts le tube de caoutchouc et j'introduis la sonde fermée ; je dilate ensuite ses branches de quelques millimètres seulement et je cesse de presser sur le tube. De la sorte une certaine quantité d'eau pénètre dans la matrice sans pouvoir en sortir aussitôt et les parois se trouvent modérément distendues.

La quantité du débit et la hauteur du réservoir sont également des facteurs de premier ordre. M. Budin raconte à ce propos l'anecdote suivante : « Il y a quelques années, un de mes collègues « des hôpitaux me dit qu'il avait essayé de faire des irrigations « continues avec la sonde à canal en forme de fer à cheval ; après « plusieurs heures il avait pratiqué le toucher intra-utérin ; le « doigt avait ramené des parcelles de substance grisâtre, sanicu- « ses ; le lavage avait donc été insuffisant. Surpris de ce résul- « tat, je demandai quelle quantité d'eau on faisait passer par « heure. — Très peu, me fut-il répondu, 2 à 3 litres. L'appareil « muni d'un robinet qu'on fermait à moitié, ne laissait pénétrer « qu'une petite quantité du liquide. J'expliquai alors à mon col- « lègue en quoi son procédé était mauvais ; en opérant comme « il le faisait, on ne distendait pas les parois de l'organe et on « ne les nettoyait pas. » Le débit doit donc être assez fort ; d'a- près un grand nombre d'observations, j'ai calculé qu'avec la sonde de Doléris, modérément dilatée, — un centimètre et demi — et un sac irrigateur de Galante, placé à un mètre de hauteur, un litre doit passer, si rien ne s'y oppose, en quatre minutes environ.

Quant à la hauteur du réservoir, il est aisé de concevoir qu'en élevant plus ou moins le vase qui contient le liquide, la pression augmente ou diminue d'autant ; dans l'expérience déjà citée, on voit le sac de caoutchouc se dilater d'autant plus que l'injecteur est lui-même plus haut placé. Mais en fait de pression de la colonne liquide il faut aller doucement. Les expériences très rigoureuses de Fontaine (1) ont démontré qu'il peut suffire, le col n'étant pas suffisamment perméable, d'une pression de 20 centimètres, pour que le passage du liquide dans le péritoine soit possible. Ce passage est rendu beaucoup plus facile par la

(1) Des injections intra-utérines. Thèse de Paris 1869.

dilatation pathologique des trompes, et on sait maintenant que
cette affection est relativement fréquente dans l'endométrite qui
à son tour est un cause fréquente d'avortement (1). Aussi ai-je
pris l'habitude constante de tenir, au commencement de l'irrigation, le réservoir à une hauteur de dix centimètres, à peine suffisante pour amorcer l'écoulement du liquide et ce n'est qu'après
que j'ai constaté que le retour du liquide se fait facilement, que
je l'élève progressivement jusqu'à 60 et 70 centimètres, ce qui
est une juste moyenne ; dans aucun cas je ne dépasse une hauteur de un mètre et vingt centimètres.

La femme sera placée en position obstétricale en travers du
lit. Si on tient à ne pas la faire bouger, on peut à la rigueur,
se servir d'un bassin plat du modèle indiqué dans les fig. 12 et
13, le bassin plat ordinaire ne pouvant être utilisé, parce que le
pavillon de la sonde vient buter contre ses bords et il ne peut
par conséquent être abaissé autant qu'il le faut, pour que la
sonde pénètre dans la cavité utérine. Cependant, sauf dans quelques cas exceptionnels, je n'aime pas cette manière de faire.
Lorsqu'on fait une injection intra-utérine, il faut *voir le col et
surveiller la sortie du liquide injecté*. Pour me conformer à ce
précepte, j'introduis une valve de Sims ; si le col n'est pas facilement accessible, je le fixe par une pince de Museux, petite
manœuvre qui a aussi l'avantage de redresser l'utérus et faciliter l'introduction de la sonde, et celle-ci est conduite jusqu'au
fond de la matrice sur le seul guide de la vue. Ce procédé a un
triple avantage. Dès qu'on écarte les branches de la sonde, si la
matrice contient du pus ou du sang, on le voit sortir tout aussitôt sans se mélanger à l'eau de l'injection ce qui peut être important au point de vue du diagnostic ; d'autres fois c'est un petit caillot ou un fragment de délivre qui, entraîné jusqu'au col, ne parvient pas à le franchir ; avec une simple pince à pansement on en
fait l'extraction immédiate ; enfin, on contrôle d'une façon suivie
la sortie du liquide. Si on est sûr qu'il pénètre dans la cavité, ce
qui est facile à constater, et qu'on ne l'en voit pas sortir, il faut
arrêter immédiatement l'injection, sous peine d'accidents sérieux.
C'est, en effet, par ce mécanisme que se produit le plus grand

(1) MANGIN. Accidents provoqués par les injections intra-utérines. *Nouv.
Arch. d'obs. et Gyn*, 1887, p. 542.

nombre de cas d'empoisonnement par pénétration directe du liquide toxique dans les sinus veineux. Et il n'est pas même indispensable que la rétention soit prolongée ; on a calculé qu'en quelques secondes 40 ou 50 grammes peuvent être absorbés.

Dans le même but, la prudence commande de faire suivre l'injection d'un liquide très toxique (sublimé, acide phénique) par un demi-litre d'une autre solution plus anodine, pour entraîner au dehors ce qui peut être resté dans la cavité utérine. Je rappellerai enfin que, comme pour le vagin, il s'agit de faire non une injection, mais une irrigation. Quatre litres constituent un *minimum* ; il faut souvent aller jusqu'à dix litres. Répétée matin et soir dans les cas légers, l'irrigation intra-utérine sera faite plus souvent, jusqu'à toutes les deux heures, dans les cas compliqués. Lorsque la septicémie est grave, M. Pinard, va encore plus loin ; il pratique *l'irrigation continue.* « Les injections intermittentes, « dit le savant professeur, n'ont et ne peuvent avoir qu'une action « passagère sur l'organisme, le liquide ne restant en contact « avec la muqueuse utéro-vaginale que pendant un temps relati- « vement court. De plus, cette action n'est que superficielle, le « liquide n'a pas le temps d'agir sur les parties profondes. Si « l'ennemi est déjà dans la place, *et il y est souvent*, la quantité « d'antiseptique absorbée sera insuffisante à le poursuivre dans « le torrent circulatoire (1) . » M. Pinard voudrait donc laver la cavité utérine sans interruption et du même coup atteindre un léger degré d'intoxication, et, pour y parvenir, il pratique, au moyen d'un dispositif très simple, mais quand même trop compliqué pour la pratique civile, l'irrigation continue jusqu'à la chute de la température.

Il convient ici de remarquer que le sublimé, l'antiseptique de choix, et l'acide phénique aussi ne sauraient être employés sans danger dans l'irrigation continue ou même tout simplement prolongée. Dans leur étude expérimentale sur l'intoxication par le sublimé, Doléris et Butte (2) ont montré que lorsque l'irrigation prolongée est faite, non pas sur une muqueuse saine, mais sur une plaie profonde et étendue, l'intoxication, souvent mortelle, est

(1) PINARD et VARNIER. Trait. des infections puerpérales. (*Ann. de Gyn.*, déc. 1885 et janv. 1886).

(2) *Nouv. Arch. d'Obs. et de Gyn.*, 1886, page 739.

presque inévitable. Or, ce n'est pas sur un *utérus sain* qu'on opère lorsque, acculé par la septicémie envahissante, on se décide à recourir au procédé de M. Pinard. Celui-ci a, d'ailleurs, reconnu ce grave inconvénient et il n'emploie la solution mercurielle qu'au commencement; il lui substitue la solution phéniquée à 1/100 jusqu'à émission d'urines noires et enfin l'anodine solution boriquée à 4 %.

Je dois d'ailleurs remarquer, en passant, car je compte y revenir plus loin, que dans le cas particulier de rétention d'un gros délivre, le danger d'intoxication est encore plus grand, à la suite de l'imbibition de son tissu spongieux par le liquide toxique. Celui-ci est absorbé et gardé dans la cavité utérine, d'où petit à petit il se déverse dans le torrent circulatoire et empoisonne lentement, mais non moins dangereusement, tout l'organisme.

Le praticien ne saurait donc être trop prudent dans l'emploi des irrigations intra-utérines fréquentes, et si, d'ailleurs, il substitue aux antiseptiques toxiques ceux qui ne le sont pas, ceux-ci sont si peu antiseptiques qu'il risque de manquer son but. Voilà une impasse dont il est difficile de sortir.

Le praticien devra aussi se rappeler qu'en outre du passage du liquide dans l'abdomen, sa rétention dans la cavité utérine et l'empoisonnement consécutif, accidents qu'avec beaucoup de circonscription on peut à la rigueur éviter, les injections intra-utérines et même simplement vaginales, peuvent inopinément, sans que rien puisse le faire prévoir, donner lieu parfois à des accidents nerveux graves, tels que syncope, pâleur, vertiges, etc. Il faut alors arrêter immédiatement l'irrigation. D'autres fois, c'est un vrai frissson suivi de fièvre élevée qui disparaît en quelques heures après une abondante transpiration. J'ai publié un cas de ce genre en 1889 (1): le lecteur en trouvera plusieurs dans le travail déjà cité du Dr Mangin. Cet accès de fièvre ressemble tellement à l'accès de la septicémie ou à celui de la fièvre palustre, qu'il donne forcément le change. Il n'y a qu'un moyen de le reconnaître; le retour des mêmes symptômes immédiatement après une seconde injection. L'explication probable de ce phénomène curieux, c'est la pénétration dans le sinus veineux soit de quel-

(1) Sur un cas d'allongement aigu du col pendant la grossesse et l'accouchement. *Arch. de Toc.*, 1883, page 96.

ques gouttes du liquide, soit de matériaux septiques refoulés par la pression de l'eau. Quoi qu'il en soit, lorsqu'il est bien avéré que les accidents fébriles sont dus à l'irrigation, il faut y renoncer.

Entre deux irrigations on aura toujours soin, afin de maintenir l'asepsie, de tamponner légèrement la vulve avec du coton ou de la gaze iodoformée.

On soigne enfin l'état général de la femme par des toniques, bouillon concentré, vin généreux, etc. En résumé, on se flatte par ces simples moyens de mener à bonne fin l'avortement le plus compliqué. L'hémorrhagie est presque toujours maintenue dans des limites parfaitement compatibles avec une bonne santé relative, et si elle devient inquiétante, le tampon suffit à l'arrêter aussitôt. A la rigueur on peut, d'après M. Pinard, se passer même de cet auxiliaire ; les irrigations intra-utérines, pourvu qu'elles soient très chaudes et prolongées, suffisent amplement. Elles *doivent* d'ailleurs prévenir la putréfaction du délivre et la septicémie consécutive ; si cette dernière se déclare quand même, elles la combattent avec succès, et au bout d'un certain temps, variable selon le cas, le délivre finit toujours par être expulsé.

C'est ici le moment de dire que les statistiques des Maternités et des Services d'accouchements des hôpitaux de Paris, où l'on se tient à l'expectation armée, sont favorables à cette méthode de traitement. M. Budin, dans une communication à l'Académie de Médecine (1), déclare avoir eu, sur 210 cas d'avortement, 46 rétentions du délivre ; sur ces 46 cas il n'a pas eu un accident à déplorer. M. Genesteix (2), de son côté, nous parle de 53 observations dont 32 avec rétention prolongée ; 53 fois la méthode expectante a été suivie de plein succès ; le placenta a fini par être expulsé et les 53 femmes ont guéri. La statistique de M. Tarnier (3) n'est guère moins satisfaisante ; sur 24 cas de rétention observés à la Maternité, il n'y a eu que deux fois des symptômes d'infection, et ils ont cédé facilement aux injections antiseptiques. Je pourrais citer beaucoup d'autres statistiques aussi brillantes ; cela serait superflu. Je montrerai plus tard où est le défaut de

(1) Séance du 23 novembre 1886.
(2) Traité des avortements. Thèse de Paris, 1886.
(3) Traité de l'Art des Accouchements, V, 2, page 506.

leur cuirasse ; pour l'instant, je ferai une simple remarque : Ces
résultats sont assurément fort beaux, mais l'expectation armée
donne-t-elle *toujours* et *partout* un succès si constant ? *That is the
question.*

V

Nous arrivons à la dernière limite de l'expectation armée.
Qu'on ait ou non recours au tamponnement vaginal, si après
avoir pratiqué l'irrigation sous toutes ses formes, l'hémorrhagie
n'en persiste pas moins et si on n'est parvenu ni à prévenir, ni à
combattre la septicémie, devra-t-on se croiser les bras, ou bien
trouvera-t-on enfin une indication suffisante pour se décider à
extraire le corps du délit ? Sauf quelques intransigeants, dont le
nombre diminue tous les jours, tout le monde est d'accord pour
faire quelque chose, mais ce n'est pas sans restrictions. Et, d'a-
bord, ces cas sont tout à fait exceptionnels ; 5 fois sur 100 pour
M. Pajot, qui est considéré d'ailleurs comme trop pressé d'intervenir (1). Et notez que pour M. Pajot, l'hémorrhagie ne compte
pas ; il est toujours sûr de s'en rendre maître ; ce qui le décide,
c'est la putréfaction du délivre : « Soulevez les draps de la
« malade ; vous y mettez le nez ; pas d'odeur, rien à faire. Mais
« le surlendemain, une mauvaise odeur commence à se faire
« sentir. C'est le commencement de la putréfaction. Jusque-là,
» j'ai laissé la nature faire ce qu'elle pouvait, mais la voici im-
« puissante. Alors il vous faut intervenir à tout prix, je le répète,
« sauf la violence. » Conséquemment avec ce principe, M. Pajot
emploie sa curette mousse, une espèce de cuillère articulée qui
cueille le délivre et l'entraîne. Malgré les brillants succès qu'il
a donné à son inventeur, cet instrument ingénieux et inoffensif
n'a pas trouvé grâce devant les partisans d'une expectation
rigoureuse. Est-il indispensable d'extraire le délivre ? C'est fort
bien, mais pas d'instruments, pas de pinces, pas d'abaissement
du col, pas de curettes surtout ; le doigt et rien que le doigt, qui
n'est pas aveugle, qui est intelligent, qui est inoffensif et qui

(1) Comparez à ce sujet ce que dit M. Gerbaud. *Loc. cit.*, page 192.

suffit parfaitement à décoller et à extraire le délivre ; que si l'extraction ne se fait pas avec facilité, il ne faut pas s'obstiner au risque de déchirer le col et d'exercer une violence dangereuse ; il vaut mieux alors s'abstenir, renoncer à l'élan audacieux dont on avait eu la velléité et revenir à cette même irrigation dont l'insuffisance manifeste vous avait décidé, une fois par hasard, à oser quelque chose de plus énergique.

Le manuel opératoire est très simple. Si le col est fermé, on le dilate par un procédé quelconque ; s'il est suffisamment ouvert pour procéder à l'extraction immédiate, on savonne soigneusement la zone génitale et après avoir coupé les poils, on place la femme en position obstétricale et on lui fait une injection vaginale et intra-utérine. De son côté, l'opérateur s'occupe de l'antisepsie de ses mains et de ses bras, et il procède à l'opération dont j'emprunte une description détaillée à Lusk, qui n'est pas un expectant, mais qui, pour intervenir, préfère le plus souvent, ou du moins préférait en 1880, l'extraction manuelle :

« On introduira l'index de la main droite dans le vagin, ensuite
« on le conduira à travers le canal cervical, tandis que la main
« gauche, placée sur l'abdomen, refoulera progressivement l'uté-
« rus dans l'excavation, afin de l'amener à la portée du doigt
« explorateur. Ce temps de l'intervention devra être accompli
« avec lenteur, en même temps qu'on mettra tous ses soins à
« détourner l'attention de la malade.... Lorsque l'extrémité du
« doigt arrive sur l'orifice interne, il est parfois nécessaire de
« s'arrêter une minute ou deux, d'attendre un degré suffisant de
« dilatation qui puisse permettre d'engager le doigt au delà de la
« pulpe. Lorsque c'est l'indicateur de la main droite dont on se
« sert, il faut le diriger en haut, sa face dorsale côtoyant le côté
« gauche de la matrice jusqu'à l'orifice de la trompe de Fallope
« et parcourant ensuite le fond de la matrice jusqu'au côté droit.
« A mesure que le doigt descend le long du côté droit de l'organe,
« il pousse devant lui l'œuf décollé jusqu'à l'orifice interne. Lors-
« que le doigt a, de cette façon, contourné complètement les
« parois utérines, l'œuf se trouve nécessairement poussé dans la
« cavité cervicale et de là arrive aisément dans le vagin..... La
« seule résistance que rencontre le doigt, se produit au niveau

« de l'insertion placentaire, où il devient nécessaire d'exécuter
« quelques manœuvres pour achever le décollement (1). »

M. Pinard veut qu'on introduise *toute la main* dans le vagin,
ce qui est, à mon avis, indispensable, lorsque la matrice ne peut
être abaissée suffisamment à l'aide de la pression exercée au
niveau de la symphyse pubienne ; mais cette introduction est
douloureuse, et si d'autre part la femme est indocile, l'opérateur
est gêné dans ses mouvements, et pour peu que l'opération se
prolonge, les doigts s'engourdissent et on est obligé de les retirer.
On peut alors recourir à l'anesthésie, mais je trouve plus commode d'éviter ces désagréments en abaissant et en fixant l'utérus avec une pince à crochets. On confie cette dernière à un aide,
on a ainsi les deux mains libres, et l'opération en est très sim-
plifiée. Après la sortie de l'œuf, on lave soigneusement la cavité
utérine, le vagin et la vulve, et on obture cette dernière avec du
coton iodoformé.

Cette méthode d'extraction du délivre a pour elle une apparence de simplicité qui, de prime abord, séduit : elle n'exige pas
d'instruments et elle peut être appliquée partout, par n'importe
quel praticien. On ajoute à cela qu'elle est d'une exécution très
facile, ce de quoi je ne peux convenir.

Chez les primipares, les parois abdominales offrent une résistance presque insurmontable, et il en est de même chez les multipares craintives ou un peu obèses. Cela empêche la fixation de
la matrice, qui est indispensable pour mener à bien l'opération.
La fixation et l'abaissement de l'utérus, au moyen d'une pince à
griffes, répond à cette objection ; mais cette façon d'agir n'est pas
admise par les expectants, qui la réprouvent hautement. On est
alors obligé de recourir à l'anesthésie, ce qui enlève à l'opération
son caractère de simplicité ; pour chloroformer, il faut un aide
au moins et on ne l'a pas toujours sous la main.

En second lieu, pour que le ou les doigts pénètrent dans la
cavité, surtout au troisième et quatrième mois, il faut un degré
de dilatation du col tel qu'on l'obtient très rarement, surtout
dans une intervention tardive. Le doigt se trouve serré, et il est
bientôt engourdi et paralysé.

(1) *Loc. cit.*, page 266.

Si le doigt décolle assez facilement le délivre dans les cas ordinaires, ce n'est plus la même chose lorsque l'adhérence est plus intime. Or, ceci est presque la règle dans l'endométrite et dans les états pathologiques de l'œuf qui constituent à eux seuls une bonne moitié des cas d'avortements compliqués. On risque par là de laisser dans la matrice quelques fragments qui seront la cause d'accidents ultérieurs. Dans tous les cas, il sera impossible de décoller et d'entraîner avec le doigt la caduque, dont la rétention est, elle aussi, une source fréquente de complications, ainsi que l'ont démontré, entre autres, Cosentino et Dührssen.

Enfin, même décollé, le délivre putréfié ne se laisse pas entraîner par le doigt replié en crochet ; il est si friable qu'il glisse et se déchire à la moindre traction. L'extraction manuelle n'est donc possible dans les conditions de simplicité voulues, que lorsque les parois abdominales sont très lâches, lorsque l'orifice du col est très dilaté, lorsque le délivre n'est pas très adhérent, et enfin lorsqu'il est encore frais et résistant ; les trois premières conditions sont déjà difficiles à trouver réunies ; quant à la dernière, les partisans de l'expectation qui n'interviennent qu'en désespoir de cause, ne la trouvent presque jamais.

Dans le courant d'une pratique assez longue, il m'est arrivé nombre de fois d'échouer pitoyablement. Voici justement un fait où toutes les circonstances favorables ci-dessus énumérées, se trouvaient réunies, sauf la dernière ; le délivre était putréfié et ramolli de telle manière que, malgré les efforts les plus persévérants, il m'a été impossible de l'extraire, et la femme aurait certainement succombé à la septicémie si je n'avais pas pris d'autres mesures plus efficaces :

OBSERVATION XIX (1). — Une femme fait une fausse couche à six mois environ. Rétention du délivre. Malgré la quinine et les injections vaginales, putréfaction rapide et septicémie grave, avec fièvre à 41°, facies abdominal, sueurs froides, etc. Le col ramolli permet aisément l'entrée du doigt qui touche parfaitement le délivre décollé. Je décide de l'extraire. Antisepsie préalable. Femme en position obstétricale. Le vagin très large — c'était une 5pare — permet facilement l'introduction de la main entière, après quoi je pénètre dans l'utérus avec deux doigts, mais il m'est impossible de rien ramener au dehors,

(1) Résumée. Publiée in *Nouvel. Arch. d'Obs. et de Gyn.*, 1887, page 221.

excepté de petits fragments qui, vu la grande friabilité du délivre décomposé, restaient adhérents à mes doigts. Une deuxième tentative a le même sort ; une troisième, faite avec une pince à mors fenêtrés, me permet d'extraire un gros fragment, mais une seconde introduction de la pince ne ramène rien du tout, et je sens avec le doigt qu'il y a encore quelque chose. Faute d'écouvillon ou de curette que je n'employais pas encore à cette époque, j'introduis par quatre fois une sonde intra-utérine enroulée d'ouate et trempée dans la glycérine créosotée que je tourne et retourne dans la cavité utérine, et je parviens ainsi à ramener quantité de fragments et détritus placentaires horriblement fétides. Guérison.

On pourra attribuer mes insuccès à mon inexpérience de la méthode ; j'accorde même que je suis quelque peu maladroit, mais quelqu'un qui ne l'est guère, s'est trouvé dans le même cas, M. le professeur Pajot et beaucoup d'autres encore. Je n'oublierai jamais le récit saisissant que M. Pajot nous fait de ce cas mémorable d'où est sortie sa *curette articulée*. Il y avait rétention. Le doigt et la pince n'avaient pu en venir à bout. La femme, en proie à une septicémie des plus graves, était perdue et il s'en mordait les poings. En songeant à un moyen pratique et efficace capable de délivrer cette malheureuse et la sauver, il rencontre M. Charrière ; il lui expose ses peines et lui fait part de ses projets ; le célèbre fabricant d'instruments s'y intéresse et en quelques heures le moyen si ardemment désiré est conçu, confectionné et porté chez la malade. Le délivre est extrait et la femme guérit rapidement. C'est donc pour suppléer à l'impuissance de la main que M. Pajot a inventé sa curette, et il a le droit d'en être fier. Seulement il n'avait pas besoin d'inventer un instrument ; il existait déjà : la curette de Récamier..... mais n'anticipons pas.

En résumé, et d'après les essais que j'en ai faits, je peux consciencieusement affirmer que l'extraction manuelle du délivre est parfois impossible, souvent difficile et laborieuse. Je n'en voudrais d'ailleurs d'autre preuve que ce qu'en pensent ceux-là même qui la considèrent comme *le seul moyen permis* pour extraire le délivre. MM. Tarnier et Budin nous disent que « le doigt est « en général insuffisant, qu'il ne réussit pas toujours à détacher « le placenta et à l'entraîner au dehors ». Je suis absolument du même avis ; mais, qu'on ne s'y trompe pas, je ne veux pas con-

damner le doigt à un ostracisme absolu. Il est un auxiliaire précieux dans l'opération réglée et méthodique que nous allons
décrire au chapitre suivant ; il doit servir à pratiquer le *toucher
intra-utérin* dans un but de diagnostic, et si, chemin faisant, il
rencontre un délivre facile à entraîner, il peut être employé
comme moyen d'extraction. Rien ne s'y oppose, mais rien n'au-
torise non plus à s'en servir d'une façon exclusive.

J'en dirai autant de ceux qui, n'ayant pas réussi à extraire le
délivre avec le doigt, font de « *prudentes tentatives* » avec une
pince de Levret, ou autre. Si le doigt est impuissant, la pince
ainsi employée est dangereuse. Elle est aussi inefficace, surtout
lorsqu'il s'agit de petits fragments ou encore d'un délivre putréfié et friable, et enfin elle n'a aucune prise sur les lambeaux de
caduque et sur les détritus qui tapissent la paroi utérine et qui
sont tout aussi dangereux que le placenta lui-même. Nous verrons plus loin dans quelles circonstances et par quels procédés
spéciaux la pince peut être convenablement utilisée ; mais, tout
comme le doigt, je la repousse absolument en tant que *moyen
d'extraction exclusif*.

Pourtant c'est là l'extrême concession des partisans de l'expectation. « Si ces moyens (tampon et irrigation) échouent, nous
« dit M. Gerbaud (1), alors on pourra pratiquer l'extraction par
« la main ou à l'aide d'une pince (jamais de curette), extraction
« suivie de l'application rigoureuse de la méthode antiseptique.
« Telle est la méthode que nous proposons. Elle est celle des
« maîtres les plus distingués, et, ce qui n'est pas à négliger au
« point de vue pratique, elle est à la portée du plus modeste pra-
« ticien. En obstétrique, cette dernière condition seule peut faire
« le succès d'une méthode, etc., etc. ». Or, qu'il soit facile à un
praticien de ne rien faire du tout, la chose n'est pas contestable,
mais que d'autre part, il soit aussi facile à ce même praticien, de
faire dans des cas très rares, dont, par conséquent, il n'a nullement l'habitude, l'extraction manuelle ou à l'aide d'une pince,
cela, c'est tout à fait contraire à la réalité. C'est du moins ce que
nous affirme un autre expectant, M. Abelin (2) : « S'il se mani-

(1) GERBAUD. De la rét. du plac. dans l'av., page 215, 1886.
(2) ABELIN. Antisepsie et antiseptiques en obstétrique. *Arch. de Toc.*,
1888, page 330.

« feste des symptômes de septicémie, je crois qu'on est autorisé
« à tenter l'extraction du délivre, mais sans y insister outre
« mesure et en évitant les manœuvres violentes toujours dange-
« reuses. Ces tentatives seront malheureusement infructueuses
« ou suivies d'un résultat incomplet, soit que le placenta ne soit
« pas décollé, *soit que, putréfié, il se déchire sous l'influence des
« tractions, etc.* ». Ainsi donc, danger et insuffisance, voilà,
selon M. Abelin, les deux inconvénients des anciens procédés
d'extraction du délivre incarcéré, et j'y souscris pleinement.

Soit dit en passant, c'est là le plus grave reproche qu'on puisse
adresser aux partisans de l'expectation. Si vous préférez attendre vous en avez le droit ; mais lorsque, acculés par un danger
imminent, vous vous décidez enfin à extraire le délivre, ne vous
adressez pas de parti pris au seul procédé qui soit parfaitement
incapable d'y parvenir. Qu'on ne croie pas, qu'à mon tour, j'exagère de parti pris en sens inverse. Que le lecteur veuille bien se
rappeler le cas cité plus haut de M. Pajot et se référer surtout à
l'observation XC de MM. Maygrier et Champetier de Ribes (1).
Après *une heure* de tentatives laborieuses, la femme n'a pas été
délivrée et elle en est morte. On objectera que ces deux cas
étaient particulièrement graves et difficiles, mais c'est justement
dans les cas graves et difficiles que les bons procédés doivent
réussir.

Quelles que soient les idées que l'on professe sur l'opportunité
d'une intervention plus ou moins précoce, plus ou moins tardive —
ceci est affaire d'indications et d'appréciation personnelle et nous
en discuterons largement au chapitre suivant — quelles que
soient les idées que l'on professe, lorsqu'une fois on s'est décidé
à intervenir, j'estime que le seul procédé auquel on doive recourir, c'est le curage de l'utérus exécuté avec les précautions, désormais banales, d'antisepsie, qui lui assurent l'impunité. C'est là
le vrai, le seul procédé rationnel et logique de la méthode d'intervention ; mais avant d'y arriver il me faut dire d'abord quelques
mots de la dilatation du col et du tamponnement intra-utérin,
qui, tout en faisant partie accessoire du curettage de l'utérus,
constituent deux procédés spéciaux d'intervention auxquels quelques auteurs s'adressent d'une façon exclusive.

(1) Voy. plus loin obs. XC.

VI

La dilatation du col date, comme toute autre chose en médecine, du temps d'Hippocrate, qui se servait de petits bâtonnets de pin trempés dans de l'huile ; mais la chose avait été parfaitement oubliée. C'est à Simpson que revient, dans les temps modernes, l'honneur de l'avoir érigée en méthode simple et pratique, en utilisant les propriétés de l'éponge préparée. La découverte de Simpson trouva bientôt de nombreuses applications en gynécologie ; en obstétrique, elle ne fut adoptée qu'avec hésitation et d'une façon tout à fait accessoire. C'est Schwartz (1885) qui, le premier, a proposé de se servir de la dilatation du col comme *méthode exclusive* de traitement prophylactique de la rétention du délivre. Anuschat confirma, dans la même année, les bons résultats de cette pratique. Il conseille, dès que l'avortement est reconnu inévitable et *avant la rupture de l'œuf*, d'introduire dans le col une, deux, trois éponges préparées, de compléter la dilatation, si elle n'est pas suffisante, avec un ou deux doigts, d'administrer ensuite de l'ergot de seigle et d'aider avec les doigts au décollement de l'œuf en s'efforçant de l'*avoir entier* (1).

Ainsi comprise, cette méthode me semble un peu risquée. Rien ne peut faire prévoir, avant la rupture de l'œuf, que la fausse couche sera compliquée et qu'elle ne se fera pas toute seule en quelques heures, et, chose plus grave certainement, rien ne peut nous certifier d'une façon mathématique, absolue, *que l'avortement est inévitable*. Si, par hasard, il ne l'est pas, risquer de contribuer à le faire devenir, cela me répugne absolument. Il n'y a qu'à se rappeler à ce propos l'historiette de Scanzoni que j'ai citée, page 57.

Lorsqu'après la rupture de l'œuf, la rétention est constatée, c'est autre chose. Dans les cas surtout où l'œuf est décollé, si la délivrance ne se fait pas à cause seulement de la résistance que le col resserré oppose à l'engagement et à la sortie du délivre, il est logique de chercher à supprimer cet obstacle. Bien avant 1885, j'avais adopté cette pratique conseillée par Chassagny et par Bar-

(1) J'ai puisé ces détails historiques dans le travail si intéressant déjà cité de M. Lessona. *Del Secondamento artificiale*, page 138.

nes, recommandée aussi par M. Guéniot dans l'avortement à marche lente, et parfois je m'en étais trouvé satisfait. Je retrouve, dans mes notes, une observation qui date de 1879, et que je résume en quelques mots.

OBSERVATION XX. — Madame M. C....., 33 ans, 6pare, enceinte de quatre mois environ, commence à faire une fausse couche le 10 août 1879 ; au mois de novembre le délivre n'était pas encore expulsé, et dans cet intervalle il y avait eu une hémorrhagie continuelle. Pressé par ma cliente d'en finir une bonne fois, je me décide à dilater le col avec une tige de laminaire. Au bout de douze heures, Mad. M. C.... est prise de fortes coliques ; je retire la tige et je constate que le col admet un doigt. Les coliques continuent et dans la nuit la délivrance se fait presque sans hémorrhagie.

En voici une autre analogue, qui est de Chassagny, et qui date de 1866.

OBSERVATION XXI. (1) — Madame X...., troisième mois d'une seconde grossesse, est menacée d'avortement; hémorrhagies et douleurs s'arrêtent après quelques heures. L'apparition consécutive de lochies fétides ne laisse plus de doute sur la mort du produit. Le col étant fermé, M. Chassagny se décide à le dilater au moyen de son ballon en caoutchouc. L'introduction en est faite avec la plus grande facilité ; dix minutes après, les contractions se réveillent ; au bout de cinq heures elles chassent le ballon à travers le col considérablement élargi ; un doigt accroche le placenta décollé et l'entraîne au dehors.

Qu'on ne se flatte pas cependant d'obtenir toujours de si beaux résultats ; le plus souvent la délivrance ne se fera pas, et il faudra alors recourir au curage dont la dilatation n'aura été qu'un acte préparatoire indispensable. Mais j'ai maintes fois remarqué que, même lorsque la dilatation du col suffit à provoquer l'expulsion du délivre, les accidents de la fausse couche ne s'amendent pas nécessairement. Il suffit pour cela qu'un fragment de placenta reste dans la cavité utérine, ou quelques villosités ou des lambeaux de caduque, et il n'y a là rien que de très naturel, puisque, sauf la dilatation artificielle de l'orifice, tout se passe comme dans l'avortement spontané. Dans ces cas, avoir cru à une délivrance complète, avoir chanté un hymne de victoire et voir reparaître les accidents est un « *accident* » fort désagréable pour la malade et aussi pour le médecin. En voici un bel exemple.

(1) Résumée d'après M. Guéniot. *Bull. de Thérap.*, 1867, t. 73, page 363.

OBSERVATION XXII. — Mme A...., neurasthénique et dyspeptique, enceinte pour la première fois, a une grossesse très accidentée, vomissements, gastralgie, syncopes, etc. Vers la fin du quatrième mois elle affirme avoir eu une montée de lait, et elle vient me consulter en avril 1893 pour savoir si l'embryon est encore vivant. Je la renvoie en la priant de patienter encore un peu. Quinze jours après elle revient : l'utérus n'est pas plus volumineux qu'à la visite précédente, mais les symptômes réflexes ne se sont pas amendés, de sorte que je reste perplexe. Au commencement du mois de juin, la situation restant la même, force m'est de conclure que, si grossesse il y a, l'embryon doit avoir succombé. Dans une consultation avec les docteurs Perera, et Jacques Bey, nous décidons, malgré le mauvais état général, de ne rien faire et de soigner l'estomac. C'est peine perdue. Mme A...., convaincue que la cause de son mal réside dans cet embryon mort qu'elle porte en elle et *qui la ronge* d'après son expression, se suggestionne à tel point, qu'elle en fait une idée fixe ; elle est prise d'accès hystériques et maigrit effroyablement. Emu par cette situation et pressé par la famille, je décide d'intervenir et pour commencer j'introduis dans le col, le 25 juin, une tige de laminaria. Quelques heures après coliques violentes. On m'appelle. Avant mon arrivée la tige est expulsée, suivie quelques minutes après d'un fœtus d'environ quatre mois et demi, et tout aussitôt du délivre, presque sans aucune perte. On me montre ces pièces qui me semblent complètes, et je me réjouis avec la malade d'une si prompte délivrance. Cependant, les jours suivants, une perte insignifiante, mais continue, éveille un vague soupçon que peut-être tout n'est pas encore fini. Je redouble les précautions antiseptiques et je pratique une occlusion non interrompue de la vulve avec un tampon lâche de gaze iodoformée. Le 10 juillet la perte devient fétide. Injection intra-utérine au sublimé à 1/3000. Rien n'y fait. 24 heures après frisson et température à 39°. Séance tenante, avec l'aide du Dr Jacques Bey, je pratique un curage très soigné. Un petit fragment de placenta et nombre de détritus méconnaissables sont extraits par la curette et par l'écouvillon. Le lendemain matin 37°. Guérison immédiate. Quatre mois après nouvelle grossesse qui marche à souhait.

Je considère donc la dilatation du col, en tant que méthode définitive, comme souverainement infidèle ; avec les progrès réalisés aujourd'hui dans le traitement de la rétention placentaire, elle n'est qu'un moyen auxiliaire précieux, et pas même indispensable.

Avec M. Veper (1), j'entends par dilatation, l'élargissement du

(1) De la dilatation artificielle de l'utérus en gynécologie. Thèse de Paris, 1887, page 8.

col utérin sans solution de continuité étendue et remarquable de son tissu. Cette dilatation peut être rapide ou lente, et exige, dans les deux cas, des instruments et des procédés spéciaux.

La dilatation rapide, qu'on appelle aussi *divulsion*, est indiquée dans les cas pressants, surtout lorsque la septicémie est installée dans la place. Elle exige, pour être inoffensive, c'est-à-dire pour ne pas déchirer le col, que celui-ci soit relativement mou et dilatable, ce qui est fréquent dans la fausse couche. Les meilleurs instruments pour la pratiquer sont le dilatateur de Sims (fig. 20)

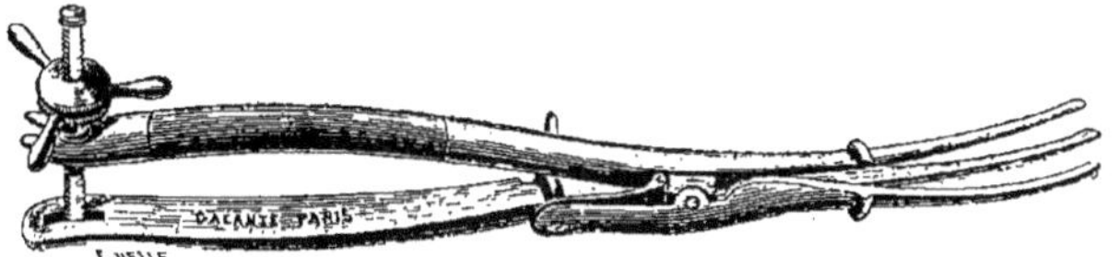

Fig. 20. — Dilatateur à 3 branches de Sims.

et celui de M. Pajot modifié par M. Doléris (fig. 21). Ce dernier est plus puissant et porte la divulsion à un degré extrême, mais je préfère celui de Sims qu'on tient mieux en main et qui agit avec plus de douceur.

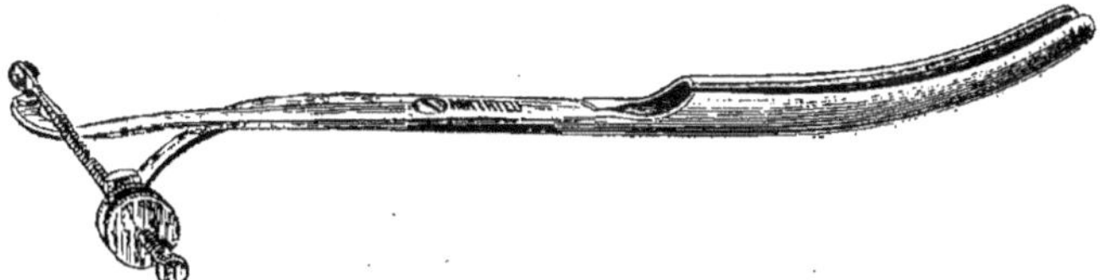

Fig. 21. — Dilatateur à 2 branches de Pajot.

A ce procédé se rattache celui de la dilatation rapide et progressive par l'introduction successive de bougies métalliques ou en caoutchouc durci de plus en plus volumineuses. Le jeu de sondes de Hégar, qui a réédité ce procédé déjà ancien, progresse à raison de 1 millimètre ; il exige une heure pour obtenir une dilatation capable de permettre l'introduction du doigt. Excessivement douloureux, ce procédé exige une anesthésie prolongée, ce qui est un grand inconvénient. Somme toute, il n'a pour lui qu'un avantage : l'antisepsie rigoureuse ; mais celle-ci est également obtenue aujourd'hui avec les moyens de dilatation lente qui sont de deux genres : 1° Les sacs en caoutchouc ; 2° les tentes dilatatrices.

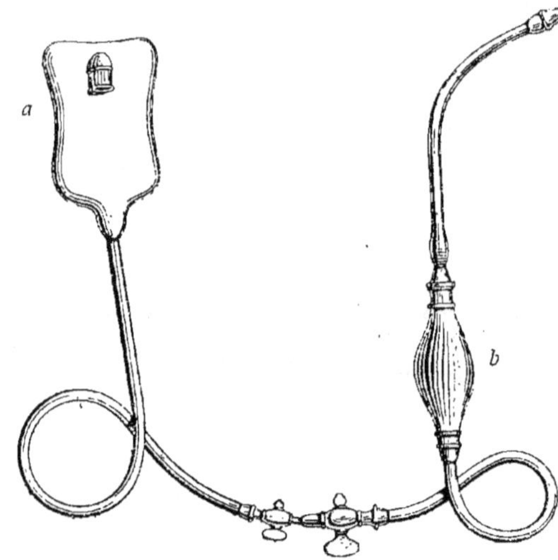

Fig. 22. — *a*, sac de Barnes ; *b*, seringue de Davidson.

Le type des sacs est celui dit *en violon* de Barnes (fig. 22). On l'introduit replié sur lui-même à l'aide d'une longue pince et on le remplit d'eau ; la partie moyenne plus rétrécie s'adapte dans la cavité du col, les deux autres se développent respectivement dans la cavité utérine et le vagin (fig. 23) ressemblant en cela à la poche des eaux dont elles doivent imiter la fonction. L'utérus se révolte contre le corps étranger qui, sous l'influence des contractions, s'en-

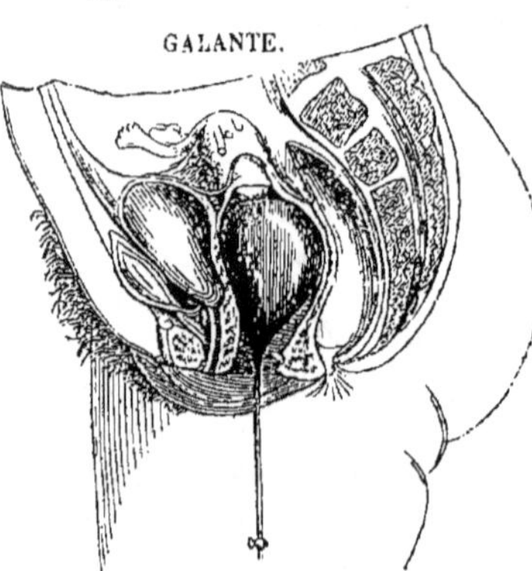

Fig. 23. — Montrant le sac de Barnes en place.

fonce peu à peu dans le col et finit par le franchir en le dilatant. Le ballon de Chassagny et celui plus moderne de Champetier de Ribes sont fondés sur le même principe, mais ils sont plus compliqués.

D'ailleurs, tous ces instruments en caoutchouc ont un inconvénient commun : la chaleur, le froid, l'humidité surtout, les abiment rapidement ; le praticien, qui n'a que de rares occasions de les employer, ne s'en aperçoit qu'au moment de s'en servir et ils viennent à lui manquer à l'heure décisive. D'autre part, par leurs dimensions, ils ne sont applicables qu'à partir du quatrième mois. Le ballon du professeur Tarnier, qui est beaucoup plus petit, échappe à ce reproche, mais ce n'est pas un dilatateur ; c'est un simple excitateur utérin. Il réveille les contractions utérines, et rien de plus, de sorte qu'il faut recourir à un autre moyen pour achever de dilater le col.

Pour éviter des échecs et des complications inutiles, il vaut mieux s'adresser d'emblée aux tentes dilatatrices : éponge préparée et tige de laminaria ; je ne parle pas du Tupelo, dont je ne me suis jamais servi. Ce qui a entravé l'adoption générale des cônes d'éponge préparée, depuis que Simpson, le premier, les préconisa en 1844, c'est la suite nombreuse d'accidents signalés lors de ses premiers essais : métro-péritonite, salpingo-ovarite, tétanos, etc. ; mais on connaît aujourd'hui la cause de ces accidents et le moyen de les prévenir. Haussmann (1) a démontré qu'après une heure et demie de l'application d'une éponge, les produits sécrétés et retenus dans la cavité utérine étaient déjà fortement septiques. Comme, d'autre part, l'éponge, en se dilatant s'insinue à travers les interstices de l'arbre de vie et les déchire quand on veut la retirer, il y a là une porte grande ouverte à l'infection. C'était une lacune à combler et elle l'a été presque en même temps par Herffe en Allemagne, et par MM. Porak et Doléris en France (2), par un procédé spécial de désinfection. Ils ont utilisé pour cela la propriété de l'éther sulfurique de pénétrer intimement les corps spongieux sans les faire augmenter de volume. L'iodoforme étant soluble en toutes proportions dans

(1) Cité par Veper, *loco citato*, page 21.

(2) Doléris, *loc. cit.*, page 290. PORAK. Cons. sur les tentes aseptiques. *Nouv. Arch. d'Obst. et de Gynéc.*, 1887, page 253.

l'éther, il était tout indiqué pour être de la sorte véhiculé dans les moindres interstices des cônes et les rendre parfaitement aseptiques. Il suffit pour cela d'une demi-heure d'immersion dans l'éther iodoformé ; en retirant les cônes du bain antiseptique, l'éther s'évapore rapidement et il abandonne dans toute l'épaisseur du tissu de fines particules d'iodoforme. On trouve aujourd'hui dans le commerce des cônes d'éponge aseptisée par ce procédé, mais j'ai l'habitude de ne pas m'y confier. D'ordinaire, je leur fais subir, quelques heures avant de m'en servir, une nouvelle désinfection et je les renferme, pour les transporter, dans un petit tube à essai, préalablement flambé et bouché avec du coton iodoformé. Au moment de s'en servir il convient d'enduire le cône d'éponge d'un peu d'axonge au sublimé ; cela retarde un peu sa dilatation, mais cela l'empêche aussi d'adhérer trop fortement à la muqueuse cervicale.

Les éponges du commerce peuvent présenter un autre inconvénient ; elles sont constituées souvent par la réunion de plusieurs fragments qui tiennent bon tant qu'elles sont sèches et comprimées, mais une fois ramollies et dilatées dans la cavité utérine, elles se désagrègent et au moment où on les retire, un ou plusieurs fragments peuvent y rester oubliés. M. Pichevin a rapporté tout récemment un fait de ce genre (1). Pour y remédier il faudrait préparer ses éponges soi-même, mais c'est une opération longue et minutieuse qui fait perdre au praticien un temps précieux. Lorsque je ne suis pas sûr de la qualité de l'éponge, je préfère me servir de tiges de laminaria. C'est d'ailleurs à celles-ci qu'il faudra presque toujours s'adresser pour commencer la dilatation. Si le col n'est pas déjà un peu élargi, l'introduction d'une éponge est impossible, tandis qu'une tige de laminaria (il y en a de plusieurs calibres), pourra toujours s'y faufiler.

La désinfection de ces tiges s'obtient par le même moyen que pour l'éponge. Dans un cas pressant, à défaut d'éther iodoformé, on peut aussi se servir d'un procédé plus simple : l'immersion de la tige pendant deux minutes environ dans un peu d'eau salée

(1) Tolérance de l'utérus pour les corps étrangers aseptiques. Dangers des tentes-éponges dilatatrices du commerce : *Nouv. Arch. d'Obs. et de Gyn.*, 1892. Pag. 200. BONNET. Note sur un mode de préparation antiseptique de laminaires et éponges. *Arch. de Toc.*, 1892, p. 380.

bouillante. La liqueur de Van Swieten serait naturellement préférable. En même temps qu'elle s'y aseptise, la tige y gagne une certaine souplesse ; on peut ainsi lui donner une légère courbure qui facilite son introduction dans la matrice.

L'introduction d'une tente dilatatrice exige le cathétérisme préalable ; on se fait ainsi une idée de la perméabilité du canal cervical et surtout de l'orifice interne qui parfois est un obstacle difficile à franchir ; on connaît, ensuite, la direction et l'orientation du trajet à parcourir (ante et rétro-version, rétro-flexion), ce qui est indispensable pour ne pas être arrêté à mi-chemin par une courbure anormale ; enfin, on mesure exactement la longueur de la cavité utérine. Ce dernier point, négligeable pour l'introduction d'une tente-éponge, est de la plus grande importance lorsqu'on se sert d'une tige de laminaria. Il importe, en effet, que celle-ci ne soit ni trop courte, ni trop longue. Trop courte, elle disparaît dans la cavité ; l'orifice externe, qui est ainsi soustrait à son action dilatatrice, la recouvre au fur et à mesure qu'elle se dilate, et lorsqu'on veut la retirer, il devient un obstacle. Lorsque pareille mésaventure arrive, il ne faut pas s'obstiner à tirer quand même ; on risque ainsi de déchirer l'orifice. On applique un spéculum ; une valve de Sims est préférable ; avec une pince à pansement désarticulée — les bonnes pinces, aujourd'hui, sont toutes démontables — on cherche avec douceur à pénétrer à droite et à gauche entre la tige et l'orifice ; les deux branches bien placées, on articule la pince et on cherche à dilater un peu le col qui cède assez facilement ; on saisit ensuite avec force la tige et en tirant doucement on finit par l'extraire. Tout ceci n'est pas un grand malheur, c'est un simple désagrément à éviter ; mais voici un inconvénient plus grave. L'excitation produite par le corps étranger réveille les contractions de la matrice ; si la laminaire est tout entière dans la cavité cervicale, son extrémité butte sur la face cavitaire de la lèvre postérieure, elle s'y enfonce et finit par la perforer. M. Bruchon (1) a rapporté récemment un fait de ce genre.

Si la tige est trop longue, elle dépasse tellement l'orifice externe qu'elle vient appuyer contre la cloison recto-vaginale ; il peut

(1) Dilat. ut. avec des laminaires. *Nouv. Arch. d'Obs. et Gyn.*, 1892, page 258.

en résulter une perforation de la cloison comme dans l'observation publiée par M. Pichevin (1) ; si, d'autre part, la tige trop longue est soutenue par un tampon et poussée contre le fond de l'utérus, c'est celui-ci qui court le danger d'être perforé.

Les voies génitales de la femme préalablement désinfectées, on place celle-ci en position obstétricale. Les spécialistes, qui ont une habitude quotidienne de cette sorte de manœuvre prétendent introduire la tente sur le seul guide du doigt. C'est un tour de force inutile et qui n'est pas à imiter. Il vaut beaucoup mieux se servir d'un spéculum ; après la valve de Sims, celui de Cusco est le meilleur. Je préfère la valve de Sims qui permet l'abaissement du col avec une pince à griffes. On n'a pas idée de ce que l'abaissement facilite l'introduction de la tente qu'on peut pousser et maintenir du bout du doigt. Le spéculum de Cusco ne permet pas d'*abaisser* le col, mais on doit quand même le *fixer*, sans quoi l'utérus fuit sous l'effort. Si on ne prend pas ces petites précautions, on emploie une demi-heure à tâtonner, on échoue et on risque d'agacer et décourager la femme, tandis qu'en deux minutes l'affaire doit être bâclée. Une fois mise en place, la tente-éponge qui est conique et volumineuse, ne bouge plus, mais la laminaire, qui est lisse et cylindrique, glisse facilement et tombe dans le vagin. Le plus souvent cela tient à ce qu'elle est trop fine ; il faut alors l'échanger contre une autre plus volumineuse, mais dans tous les cas il faut la tenir quelques minutes avec la pince ou avec un doigt jusqu'à ce qu'elle ait, pour ainsi dire, acquis droit de domicile.

Si la tige est d'une longueur convenable, son extrémité ne doit pas dépasser l'orifice externe de plus d'un demi-centimètre. Pour éviter cette pression fâcheuse sur la cloison recto-vaginale dont nous avons parlé, et pour l'empêcher de glisser, un tampon plat, un peu épais, de coton iodoformé doit recouvrir le col ; on remplit ensuite le vagin soit avec un gros tampon cylindrique, assez long pour arriver jusqu'à la vulve, soit, ce qui est préférable, avec de la gaze iodoformée. Les praticiens ont une certaine tendance — peut-être parce qu'ils sont toujours pressés — à négliger ces petits soins ; ils ont tort. Dans les accidents multiples

____

(1) Accident causé par une laminaire. *Ibid*. 1891, page 592.

signalés à la suite de l'application des tentes dilatatrices, la méthode n'y est pour rien ; ils sont dus à l'inobservance des règles ci-dessus, et partant, ils doivent être évités.

Il est en outre de toute nécessité que la femme *garde le lit* jusqu'au moment où on retire la tente dilatatrice. On peut la laisser en place de 12 à 24 heures au maximum. On a cité des cas où un cône d'éponge a été laissé jusqu'à quatre jours dans la cavité utérine, sans inconvénients. J'aime mieux ne pas courir cette aventure d'ailleurs inutile ; si au bout de 24 heures, la dilatation n'est pas suffisante, on retire la tente et on la remplace par une autre d'un plus gros calibre.

Au moment de la retirer, on peut rencontrer quelque difficulté, soit parce que l'éponge adhère aux replis de la muqueuse, soit parce que la laminaire, cédant à la pression de l'orifice interne, présente à son niveau un étranglement et le bout supérieur reste enclavé dans la cavité du corps. Avec un peu de patience on en vient toujours à bout. Il ne faut pas tirer sur le fil seul qui casse facilement. Avec deux doigts introduits dans le vagin, on redresse le col on soutient l'extrémité de la tente et avec quelques tractions modérées sur le fil, d'ordinaire on parvient à l'extraire. En cas d'échec, il faut s'aider du spéculum et de la pince. — Il est de règle absolue de faire toujours suivre l'extraction de la tente d'une irrigation antiseptique vaginale et intra-utérine. Dans les cas où la septicémie est à craindre, *à fortiori* lorsqu'elle est déclarée, je n'introduis jamais une nouvelle tente, sans un badigeonnage préalable de la cavité cervicale et du museau de tanche avec la teinture d'iode.

Toutes les femmes ne supportent pas également bien la dilatation du col. Il y en a qui ne s'en aperçoivent presque pas ; d'autres accusent des coliques épouvantables. Pour les prévenir, j'ai l'habitude de faire une piqûre de morphine, et de prescrire une potion avec teinture de viburnum et de Piscydia, trois grammes de chaque. Si malgré cela, ce qui est rare, la crise de douleurs éclate, il faut s'empresser de retirer la tente ; la laisser davantage pourrait être dangereux à plus d'un titre. On a cité des cas où des femmes à système nerveux détraqué, ont eu même des attaques de convulsions.

Si après s'être trouvé dans cette fâcheuse obligation de retirer la tente trop tôt, la dilatation obtenue est jugée insuffisante ou nulle, et si on tient à pénétrer quand même dans la cavité, mieux vaut anesthésier la femme et recourir à la dilatation rapide.

VII

Le tamponnement intra-utérin avec un linge imbibé de vinaigre avait déjà été proposé par Leroux (1776) pour combattre l'hémorrhagie de la délivrance ; mais comme toute autre manœuvre intéressant la cavité utérine, cette idée ingénieuse fut bien vite oubliée. En 1849, Slyman proposa d'introduire dans l'utérus une double vessie et de la remplir d'eau froide. Diday, en 1854, lui substitue une pelote de Gariel, et un peu plus tard Chassagny, son double ballon (1). Enfin, en 1875, M. Binet (2) en fait de nouveau la proposition formelle ; il remplit la cavité utérine de bourdonnets de charpie imbibés de perchlorure de fer, et il cite trois faits favorables. Toutes ces tentatives restèrent isolées et furent bientôt oubliées, il fallut l'intervention de l'antisepsie — cette *alma mater* de la chirurgie moderne — pour rééditer le procédé et le faire accepter.

Le mérite en revient à Dührssen (3) qui, en 1887, ayant observé les excellents effets produits par le tamponnement de l'utérus carcinomateux à l'aide de la gaze iodoformée, eut l'idée d'appliquer le même traitement dans quelques cas d'écoulement lochial fétide ; après avoir, par le curage, enlevé des débris placentaires et membraneux, il tamponna l'utérus avec une bande de gaze iodoformée, et les accidents septicémiques disparurent aussitôt. Enfin, il appliqua la même méthode au traitement des hémorrhagies graves après la délivrance, et c'est à ce point de vue plus restreint qu'il trouva d'abord des imitateurs, Fraipont en Belgique (4),

(1) Ces indications historiques sont empruntées au mémoire de M. Auvard. Tamponnement intra-utérin, in Travaux d'Obst., vol. II, page 149.

(2) Du tamponnement intra-utérin au perchlorure de fer pendant les hémorrhagies graves suites de couches. *Bull. de Thér.*, 1875, vol. 88, page 505.

(3) Consultez Dührssen. Vade-mecum d'Obstétrique, Trad. Van Aubel, page 113 et suivantes.

(4) Du tamponnement intra-utérin par la gaze iodoformée. Liége 1887.

Auvard en France (1). Dührssen indique plus clairement, un peu plus tard, le parti qu'on peut en tirer, au point de vue spécial de l'avortement (2). « Si, dit-il, il existe depuis longtemps déjà une « forte hémorrhagie et un col non perméable, on peut immédia- « tement curetter lorsque l'utérus n'est que peu augmenté de « volume ; si, au contraire, l'utérus est fortement développé, on « tamponnera la cavité utérine avec une bande de gaze iodofor- « mée. Après vingt-quatre heures l'orifice interne du col livre « passage au doigt. »

Dans la pensée de l'auteur, le tampon intra-utérin n'est ici qu'un moyen de dilatation du col. M. Fraipont est allé plus loin (3). Après avoir vidé l'utérus de son contenu et fait une dernière irrigation intra-utérine, il tamponne la cavité utérine avec la gaze iodoformée qu'il laisse en place 48 heures, pour prévenir le suintement sanguin consécutif et combattre les symptômes d'infection. Il se déclare très satisfait de cette pratique qui, en somme, n'est qu'une manœuvre auxiliaire du curettage utérin. Peu à peu on en est venu à la proposer comme une méthode à part de traitement de la rétention du placenta. Je crois que la première observation de ce genre est celle publiée par le Dr Roland (de Roanne) (4).

OBSERVATION XXIII (résumée). — Il s'agissait d'un cas de rétention placentaire complète avec adhérences, à terme ; le curage, pratiqué pendant vingt minutes, n'ayant pas enlevé toute la masse placentaire, vu l'état de faiblesse excessive de la femme, M. Roland se décide à tamponner à fond la cavité utérine avec une longue mèche de gaze iodoformée ; lavage vaginal et tampon. Le lendemain, en retirant la mèche qui remplissait l'utérus, il a la satisfaction de voir sortir derrière elle deux fragments de placenta gros comme le poing. Nouveau lavage et tampon. Le surlendemain, nouvelle expulsion de petits fragments placentaires. Guérison.

M. Roland, en publiant cette observation, déclare s'être servi

(1) *Loco cit.* et *Arch. de Toco.*, 1890, page 817. Communication faite au Congrès de Berlin.
(2) *Loco cit.*, page 76.
(3) Communication écrite citée par M. Auvard, *loc. cit.*, page 167.
(4) BARNY et ROLAND. — Rétention placentaire complète ; curage et tamponnement intra-utérin. *Echo Médical*, 1890, page 383, et *Arch. de Toco.*, 1890, page 860.

avec succès de la même méthode dans maints cas d'avortement.
« La curette et l'écouvillon, dit-il, bien qu'inoffensifs entre des mains
« tant soit peu expérimentées, sont des instruments trop peu répan-
« dus encore, que nombre de praticiens n'osent employer ; le tam-
« ponnement intra-utérin est au contraire facile, sans aucun dan-
« ger, infaillible, et à la portée de tous. » M. Fraisse, de Roubaix,
qui, cependant, est un partisan du curettage a, quelques mois
après, dans un bon travail (1), insisté sur la facilité avec laquelle
le tampon intra-utérin détache et ramène les fragments de délivre
restés dans la matrice. M. Oui (2) a publié également une bonne
observation, dans laquelle le tampon a fait cesser l'hémorrhagie,
et a décollé un délivre de quatre mois, qu'il a ensuite extrait avec
le doigt. Beaucoup de faits semblables ont été depuis publiés
dans les recueils médicaux et, moi-même, j'ai obtenu un très beau
succès dans un cas que je résume brièvement.

OBSERVATION XXIV.— Mademoiselle H..., 3pare enceinte de quatre
mois, qui avait déjà eu quelques jours auparavant un écoulement
d'eau, est prise le 17 mars 1892, d'hémorrhagie violente ; comme je
passais sous ses fenêtres, on m'aperçoit et on me fait monter. Perte
considérable ; vagin rempli de caillots ; placenta tendant à s'engager
dans le col ; état général grave. J'avais heureusement avec moi une
valve de Sims et une pince à pansement ; on m'apporta de chez un
pharmacien du voisinage, un paquet de gaze iodoformée que je dé-
coupai en lanières. Après un lavage soigneux, je pratiquai avec ces
lanières, après les avoir immergées dans de l'eau bouillante salée, un
tamponnement intra-utérin aussi serré que possible. L'hémorrhagie
s'arrêta aussitôt. J'avais ainsi couru au plus pressé, mais je comptais
revenir quelques heures plus tard et faire l'extraction du délivre par
la pince et la curette. Cela ne fut pas nécessaire ; en retirant le tampon, le délivre fut expulsé du même coup. Irrigation intra-utérine ;
un écouvillon doux est introduit chargé de glycérine créosotée. Guérison.

On voit par ces quelques exemples que voilà une méthode avec
laquelle il faut compter.

Pour bien exécuter un tamponnement intra-utérin, il faut,
après antisepsie préalable, mettre la femme en position obstétri-

(1) Du tamponnement intra-utérin dans certains accidents de puerpéra-
lité. *Archives de Tocologie*, 1891, page 161.

(2) Note sur deux cas de tamponnement intra-utérin. *Arch. de Toco.*,
1891, page 665.

cale. Dührssen et Auvard, qui se passent de spéculum, fixent les lèvres du col avec deux pinces à griffes et introduisent la gaze iodoformée sur le guide d'un ou deux doigts (fig. 24-25). J'aime

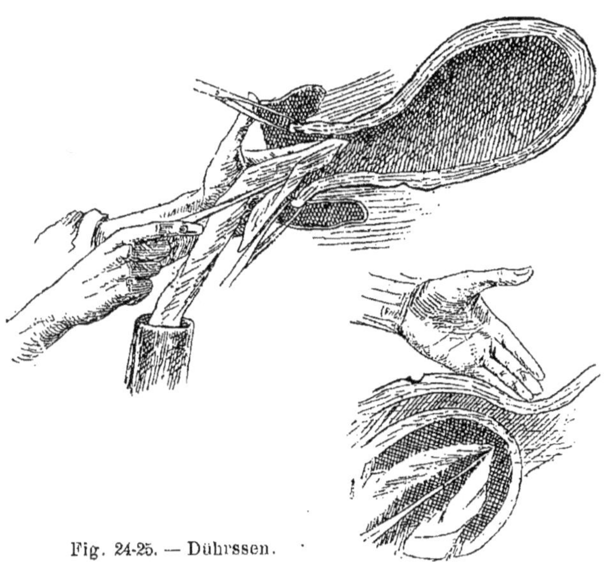

Fig. 24-25. — Dührssen.

mieux introduire une valve de Sims et opérer avec le secours de la vue. Une seule pince fixe la lèvre antérieure et abaisse le col ; elle est confiée à un aide quelconque. On saisit ensuite le bout d'une bande de gaze, humectée avec une émulsion de glycérine et d'iodoforme et posée sur une soucoupe bien propre, avec une longue pince à pansement qu'on porte jusqu'au fond de la matrice ; on retire la pince en ayant soin de ne pas entraîner avec elle la portion de bande introduite et on continue de la sorte, en tassant bien la gaze, jusqu'à ce que tout l'utérus en soit rempli ; le bout terminal de la bande est laissé pendant en dehors de la vulve. Lorsqu'on n'a pas assez la pratique de cette petite opération, et qu'on y va de main timide, on ne pousse pas assez haut la pince, et on bourre tout simplement la cavité cervicale ; un mètre de la bande a à peine pénétré, qu'on rencontre une résistance insurmontable à en introduire davantage, et on croit avoir fini, tandis que c'est à recommencer. On doit alors retirer la partie introduite et en reprendre le bout initial. Pour un utérus de trois à quatre mois, il faut une bande de cinq mètres sur cinq centimètres de largeur ; pour un utérus à terme, la même longueur, sur quinze centimètres de largeur. L'essentiel est de bien tasser, *comme on plombe une dent*, selon l'heureuse expression de Fritsch. On fait suivre le tamponnement utérin de celui du vagin qu'on peut, suivant les besoins, rendre plus ou moins serré. Le professeur Fochier (1) rejette le tampon vaginal qu'il considère comme inutile et fastidieux pour la femme, et, en effet, on peut le plus souvent s'en passer ; il ne veut pas non plus employer la gaze iodoformée, parce qu'il aurait observé plusieurs fois des symptômes d'empoisonnement. Je n'en ai jamais constaté moi-même, mais je concède qu'au surplus, la gaze iodoformée n'est pas indispensable, et si on n'en a pas sous la main, on peut s'en passer. Dans une circonstance pareille, M. Fraisse s'est servi d'un rouleau de mèche plate de lampe, stérilisée par l'immersion dans l'eau salée bouillante additionnée d'eau-de-vie. A la rigueur une simple bande de toile, ayant subi le même traitement et imprégnée de glycérine iodoformée, pourrait suffire faute d'un matériel plus convenable. Il faut dire, d'ailleurs, qu'au point de vue de l'antisepsie, les bandes de gaze du commerce laissent beaucoup à désirer. Pour ce motif, j'ai toujours soin d'immerger la bande, dans une solution bouillante de sublimé, et après l'avoir bien exprimée, je la dépose dans une soucoupe remplie de glycérine iodoformée chaude, où elle reste jusqu'au moment de s'en servir ; personne ne doit y toucher, pas même l'opérateur ; il en prend le bout avec la pince et au fur et à mesure qu'elle est introduite dans l'utérus, elle se déroule toute seule.

Le tampon est laissé en place de 12 à 24 heures. Je n'aime pas dépasser cette limite. Si je le crois nécessaire, j'aime mieux l'enlever et en replacer un autre. Pour le retirer, on n'a qu'à le dérouler en tirant sur le bout qui pend entre les lèvres et on lave ensuite vagin et utérus avec une solution antiseptique.

En tant que méthode de traitement de la rétention du placenta

(1) Audry. Du tampon. int.-utér. après la déliv. en cas de plac. prævia. *Arch. de Toco.*, 1890, p. 729.

abortif, le tampon utérin serait parfait si, comme on l'a prétendu, il était infaillible. Malheureusement il ne l'est pas, et nombre d'observations le prouvent. En outre, il est passible du même reproche que j'ai adressé à l'extraction digitale et à la dilatation du col ; si les gros morceaux sont expulsés, les petits fragments et notamment les lambeaux de caduque restent dans la matrice. Il y a là un élément d'insécurité pour l'avenir qui doit donner à réfléchir. Enfin, son exécution n'est pas aussi simple qu'on voudrait le faire croire. Sauf la curette, il demande les mêmes soins, les mêmes apprêts et les mêmes instruments que le curage. Si le col n'est pas dilaté, il exige même une dilatation préalable. Somme toute, j'estime qu'après avoir mis la femme en position obstétricale, avoir appliqué la valve de Sims, pincé et abaissé le col, c'est dommage de s'arrêter en si beau chemin et j'aime mieux procéder d'emblée au curage qui est plus expéditif et plus efficace et à qui je serai peut-être obligé de recourir quand même un ou deux jours plus tard.

Je suis prêt, cependant, à reconnaître que le tamponnement utérin est une ressource précieuse pour ceux qui, trop timides, ne veulent pas absolument de la curette. Dans tous les cas, en y recourant, ils feront œuvre plus utile qu'à se croiser les bras et attendre, impassibles, l'explosion d'accidents formidables. Au moyen du tampon utérin ils pourront arrêter l'hémorrhagie, décoller le délivre et combattre la septicémie, sans faire courir aucun danger à la malade, et quoiqu'il puisse échouer, il a assez de bons points à son actif pour qu'il mérite d'être chaleureusement recommandé !

CHAPITRE VII

Intervention méthodique par le curage de l'utérus.
Technique opératoire.

I

Nous avons déjà vu que le procédé et l'instrument de choix
avaient été inventés dès 1846 par Recamier, dont ils constituent
le plus beau titre de gloire. Après des luttes ardentes ils furent
mis de côté et complètement délaissés. C'est l'avènement de
l'antisepsie qui a tiré la curette de l'oubli. Chose curieuse ! de
même que les idées du grand Pasteur ont eu besoin, malgré les
travaux d'Alphonse Guérin, de traverser le détroit pour être
appliquées à la chirurgie et de le retraverser ainsi habillées à
neuf, pour être acceptées en France ; de même, il a fallu que
l'admirable instrument de Recamier fût redécouvert en Allemagne
et employé pendant plusieurs années pour être admis, non sans
contestation, par l'école obstétricale française. Il est donc bien
vrai que *nemo propheta in patriâ suâ !*

Préconisée et modifiée en Allemagne par Simon (1872), en Amérique par Sims et leurs élèves dans le traitement de l'endométrite, c'est Boëters qui, le premier, proposa en 1877 (1) de se
servir de la curette pour enlever les résidus de l'œuf restés dans
l'utérus. Il appuyait cette innovation de 15 faits, tous suivis d'un
plein succès. L'idée fut accueillie avec faveur. Immédiatement
après lui, Fehling (2), s'appuyant surtout sur ce que, même dans
l'avortement normal, on n'est jamais sûr qu'il ne reste rien dans
l'utérus ; que plus l'œuf est jeune, plus il est adhérent ; que les

---

(1) *Centralblatt für Gynecolog.*, 1877 et 1878.
(2) *Ark. für Gynec.*, t. XIII, 1878.

fragments de caduque et de chorion occasionnent des hémorrhagies fréquentes et de la septicémie, conclut à la nécessité du curage qu'il considère en même temps comme inoffensif. A partir de ce moment, la curette est adoptée par Prochownick, Osterlock, Pich, Moser, Konrad, Spoendly, Wotz, Fritsch, Ploonies, Rabenau, C. Braün, Martin, Léopold, etc., en Allemagne, par Nœggeraht, Munde, Allovay, Shenk, Skene, Boldt, Macan, Hartwig, Thomas, Lusk en Amérique, par A. B. Simpson, Duncan, Sullivan, Edis, Aveling en Angleterre, par Cosentino, Fasola, Tibone, Bompiani, Lessona en Italie, par Vaucher, les deux Reverdin, Jentzer, Juillard, Chenevière en Suisse, Fraipont et Walton en Belgique, Chomolgorow, Chazan, Martinow, Lazarewitch en Russie, etc. (1).

En France, le curage en tant que traitement du cancer et de l'endométrite fongueuse, commençait à peine à être accepté; mais ce n'est que huit ans après, en 1886, que la nouvelle méthode réclama la place qui lui était due dans le traitement de la fausse couche. M. Doléris qui, dans une thèse de 1885 (2), avait timidement publié deux faits de rétention prolongée traités par le curage, prenant résolument le taureau par les cornes, engagea la lutte devant la Société d'Obstétrique et de Gynécologie de Paris (3). La lutte fut ardente et eut un retentissement considérable. Dans son mémoire, d'une argumentation serrée et entraînante, M. Doléris ne citait à l'actif de la méthode que 12 faits personnels, mais dans la discussion qui s'ensuivit et devant le déchaî-

---

(1) Il me faudrait plusieurs pages pour citer les noms de tous les gynécologues et accoucheurs qui, à l'étranger, ont adopté la méthode d'intervention par le curage. Le lecteur friand de bibliographie pourra s'adresser à la note très complète publiée par M. Doléris in *Rép. Uni. d'Obst.* 1886, page 470, sous le titre : Notice bibliographique sur l'intervention active dans l'avortement. A partir de 1885 on trouvera des renseignements précieux dans la thèse de son élève Chartier (Curage utérin dans la septicémie puerpérale, 1889). On trouvera dans le recueil du *Répertoire Universel d'Obstétrique et de Gynécologie* un extrait et une appréciation critique de tous les mémoires cités.

(2) TORRES MENDIOLA. Contrib. à l'étude de la rétention du placenta. Thèse de Paris, 1885.

(3) Conduite à tenir dans l'avortement. Curage et écouvillonage de l'utérus pour l'extraction du placenta retenu dans la matrice. *Bull. et Mém. de la Soc. d'Obstét. et de Gynéc* Séance du 11 mars 1886, et *Nouv. Arch.*, 1886, page 284.

nement des adversaires, il dut s'appuyer sur de plus hautes autorités. Il présenta une note bibliographique comprenant les noms de 40 des plus illustres gynécologues et accoucheurs étrangers, parmi lesquels Schrœder dont il citait les mots suivants : « Exécuté « avec des précautions minutieuses d'antisepsie *le curage est sans* « *danger. Je l'ai fait des milliers de fois* à la suite d'endométrite « chronique. *Une seule malade* a succombé à l'infection avant « l'introduction des procédés antiseptiques (1). » Rien n'y fit. Sauf M. Charpentier, tout le monde se déclara contraire à la méthode qui fut qualifiée de brutale, violente et dangereuse, et on fut unanime à entonner un hymne de gloire à l'expectation armée (2).

M. Doléris défendait la méthode et l'instrument de Récamier ; mais, pour rassurer les plus timorés et les encourager a essayer, il proposait un nouvel instrument, certainement inoffensif, l'écouvillon, sur lequel je reviendrai plus loin. Convaincu par la lecture du mémoire de M. Doléris, entraîné par la chaleur de son argumentation, séduit surtout par l'aspect ultra-pacifique de son écouvillon, j'en essayai aussitôt, et j'avais quelques mois après l'honneur insigne de lui apporter, un des premiers, dans trois mémoires successifs (3), le concours de quelques faits confirmant de tout point tout ce qu'il avait avancé. Puis vinrent MM. Charpentier (4),

(1) *Rep. Uni.* : 1886, page 475.

(2) Je crois devoir ajouter ici que pour M. Doléris le traitement des suites de l'avortement n'était qu'un épisode d'une campagne plus vaste entreprise pour la réhabilitation du curage utérin en général. Avant 1882, c'est à peine s'il avait été appliqué par ci par là à quelques cas de cancer, du col ou d'endométrite, par MM. Terrillon, Trélat, Bouilly, Pozzi, etc.; mais c'est seulement à partir de son mémoire, sur le traitement de l'endométrite du corps, et des travaux de ses élèves, Veper, Boureau, Pichevin, Petit, Bonnet, etc., que le curage fut adopté par la grande majorité des chirurgiens et gynécologues français. Si je n'en cite aucun, c'est que je veux me borner strictement à mon sujet plus restreint du curage post-abortum.

(3) Trait. de la rétention du délivre dans l'av. par l'écouvillonnage antiseptique de l'utérus. *Nouv. Arch. d'Obstét. et de Gynéc.*, 1887, page 190. — Trait. de l'av. incomplet. Expectation et intervention. *Arch. de Toc.*, 1888, page 484. Trait. de l'hémorrhagie post-partum secondaire, etc. *Bulletin de Thérapeutique*, 1889, vol. 117. — Un dernier mot sur le trait. de l'av. incomplet. *Nouv. Arch. d'Obst. et de Gyn.*, 1889, page 497.

(4) Com. à l'Acad., 13 septembre 1888.

Auvard (1), Vulliet (2), Wisard (3), Castan (4), Borel (5), Caubet (6), Queirel (7), Fraisse (8), Nilot (9), Gache-Sarraute (10), Chartier (11), Audebert (12), Gaston (13), Loviot (14), Charrier (15), Rivière (16), et beaucoup d'autres qu'il serait trop long de nommer (17). La multiplication des faits heureux amena bientôt les adversaires intransigeants à capituler ; l'utilité de la curette fut admise en principe ; MM. Tarnier et Budin eux-mêmes (18) et leurs meilleurs élèves concédèrent qu'on peut quelquefois y recourir avec avantage ; on ne discuta plus la méthode, on se borna à disserter sur ses indications. Il ne lui reste plus aujourd'hui, comme je l'ai dit dès la première page de ce travail, qu'à être vulgarisée davantage.

(1) Avortement ; sa thérapeutique. *Gaz. Hebdomadaire*, 1886. — Cas d'av. où le curage de l'utérus seul était capable de sauver la femme. *Arch. de Toc.*, 1890. — Voir aussi son traité d'accouchem. et sa thér. obstétricale, 1893.

(2) *Journal de méd. de Paris*, 1887.

(3) Inter. chirur. dans les rétentions placentaires après l'avort. Thèse de Paris, 1888.

(4) Curettage de l'utérus dans les rét. plac. Th. de Paris, 1889.

(5) Du curettage utérin dans les accidents consécutifs à l'accouch. et à la fausse couche. *Lyon médical*, 10 novembre 1889.

(6) Curet. de l'ut. septic. due à rét. des débris après av. *Arch. de Toc.*, 1890.

(7) Du curettage de l'utérus. *Arch. de Toc.*, 1890.

(8) *Arch. de Toc.*, 1891.

(9) Sur le curage de l'utérus après l'av. *Journal de médecine de Paris*, 1888, page 393.

(10) Curettage dans la septicémie puerpérale, *Nouv. Arch. d'Obs. et de Gyn.*, 1889, page 291.

(11) Curage utérin dans la septicémie puerpérale. *Eod. loco*, page 296.

(12) De l'intervention dans l'infection puerpérale post-abortive.

(13) Curettage de l'utérus puerpéral.

(14) Quelques observations de curettage appliqué à l'obstétrique. *Journal de médecine de Paris*, 3 janvier 1892.

(15) Du curettage précoce dans l'infection puerpérale. *Arch. Gén. de med.*, août 1891.

(16) Sur le curage dans les suites de couches. Soc. Obst. de France, 1893.

(17) J'en oublie certainement beaucoup qui mériteraient d'être cités, mais réduit aux modestes ressources de ma seule bibliothèque, je me suis astreint, d'une façon absolue, à ne parler que des travaux que j'ai lus en entier ou dont j'ai, tout au moins, trouvé des extraits dans les quelques journaux que je reçois.

(18) *Journal des sages-femmes*, 1ᵉʳ mai 1892, et Discussion sur le curage dans les suites de couches à la 2ᵉ session de la Soc. Obst. de France, 1893.

II

Qu'on en ait ou non le loisir, c'est par les pratiques antiseptiques d'usage, qu'on devra toujours commencer. Dans les cas
très urgents, on sera forcément un peu plus sommaire, c'est-à-
dire qu'on s'efforcera de ne pas perdre un temps précieux dont
peut dépendre la vie de la malade, mais on n'oubliera jamais que
sans une *antisepsie soignée* on risque de tout compromettre.

Entendons-nous bien, cependant, sur la valeur de ces mots.
En 1887, j'écrivais : « Il faut une antisepsie *rigoureuse, absolue* ;
c'est là le seul truc du succès ! » Depuis lors j'ai beaucoup lu et
voyagé, j'ai vu et j'ai comparé, et aujourd'hui encore, après
sept ans passés, je rougis de ma naïveté. Ce que j'appelais une
antisepsie rigoureuse, ferait sourire de pitié le moindre chef
de service chirurgical tant soit peu bien installé, et cependant,
malgré son insuffisance, elle ne m'a pas empêché d'obtenir un
succès constant, dans tous mes curettages pour avortement
compliqué.

Qu'on ne prenne pas prétexte, après cela, pour m'accuser de
manquer de respect à dame antisepsie. Nul n'est plus convaincu
que moi, que son rôle est indispensable dans la moindre intervention chirurgicale, mais je pense en même temps que, quant
aux moyens de l'obtenir, il faut savoir se plier aux circonstances
dans lesquelles on opère, se passer du luxe, se borner au strict
nécessaire et faire de son mieux.

N'était cette nuance, je n'aurais pas besoin de dédier quelques
pages aux mesures antiseptiques à prendre pour pratiquer un
curettage ; il me suffirait de renvoyer mes lecteurs aux trois traités d'asepsie chirurgicale qui ont été publiés dans la seule année
1893. Je préfère rappeler à leur mémoire, s'ils l'ont oublié,
l'article éminemment sensé et pratique que le Prof. Emile Forgue
a fait paraître (1), sur l'*asepsie en chirurgie courante, en chirurgie
d'urgence et à la campagne.*

« S'il fallait, dit-il, pour l'exercice de la chirurgie aseptique, le
« luxe d'organisation et l'outillage que nous offrent actuellement

(1) *Semaine médicale*, 1ᵉʳ novembre 1893, n° 63.

« les grandes cliniques, le praticien de campagne ou de petite
« ville devrait renoncer à toute intervention opératoire. Or, si
« l'on a raison de contester au médecin mal outillé, peu entraîné,
« insuffisamment aidé, le droit d'aborder la chirurgie de haute
« école, les difficiles interventions abdominales, les audaces
« nouvelles de la thérapeutique cérébrale et viscérale, toutes
« entreprises qui, pour rester sûres ou simplement honnêtes,
« doivent être impeccables comme technique, il est en revanche
« une chirurgie d'urgence qui peut s'imposer à tout praticien,
« qui ne souffre aucun retard, aucune évacuation lointaine du
« malade et où la précocité du secours opératoire est capable
« de compenser certaines défectuosités de l'exécution.... ; per-
« dre du temps, c'est alors la pire faute thérapeutique. »

Je concéderai qu'un simple praticien, qui n'en a pas les
moyens, renonce à curetter un utérus malade et qu'il s'adresse
à plus savant que lui ; mais lorsqu'une femme se meurt d'hémorrhagie, son devoir est avant tout de ne pas la laisser mourir, et
s'il n'a pas d'étuve ou d'autoclave, s'il n'a pas de table à opérations gynécologiques, s'il n'a pas d'aides instruits ou intelligents,
il doit savoir s'en passer, tout en se tirant d'affaire aussi bien
que le gynécologue le mieux outillé d'Europe et d'Amérique.

La première chose dont on doit se préoccuper, c'est l'asepsie
des mains de l'opérateur ; le milieu le plus malpropre, le lit
même de la malade souillé de sang et de liquides organiques,
n'ont pas autant de puissance infective que les mains apparemment propres d'un praticien qui a vu et touché dans la même
matinée, un cas de rougeole, un abcès du sein, un érysipélateux,
voir même une fièvre puerpérale. A un médecin très soigneux de
sa personne, et qui demandait à se laver les mains après avoir
taté le pouls d'une grande dame, celle-ci répliqua : Docteur, vous
auriez mieux fait de vous laver.... avant !

Mais se laver ne suffit pas ; il faut se brosser avec une brosse
à ongles, que le praticien devrait toujours avoir dans sa trousse,
car rien ne peut la remplacer et on n'en trouve pas facilement
dans certains milieux. J'ai adopté depuis quelque temps une
espèce de brosse-coussinet, hérissée de crins (fig. 26) qui me
semble répondre à toutes les exigences. On commence par se
laver et se brosser énergiquement les mains et le bout des doigts

avec de l'eau très chaude et du savon ; on procède ensuite à un dégraissage méticuleux avec de l'éther ou avec de l'alcool qu'on trouve partout et enfin on plonge les mains, pendant deux minutes au moins, dans une solution chaude de sublimé à 1/2000 ou bien dans une solution phéniquée à 5/100. Il faut procéder à ce « *décapage* » de la peau, d'après l'heureuse expression de M. Forgue, avec patience et conscience et y consacrer, montre en main, une dizaine de minutes. La généralité des praticiens

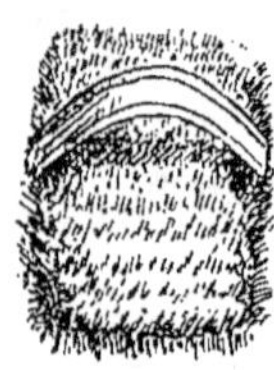
Fig. 26.— Brosse-coussinet.

s'imagine être suffisamment aseptique après avoir procédé à un lavage sommaire et avoir touché du bout des doigts une solution antiseptique quelconque ; c'est une erreur qui peut entraîner de très fâcheuses conséquences. Dans le but d'obliger les praticiens à y mettre le temps et l'attention nécessaires, M. Auvard (1) conseille de frotter les mains, après lavage, avec de la teinture d'iode, et de continuer à se laver jusqu'à disparition de la couleur iodique. Pour une fois de temps en temps, la chose est faisable, mais qui a souvent l'occasion de s'aseptiser les mains, risque de s'arracher l'épiderme, ce qui serait d'une asepsie un peu outrée.

Un autre procédé excellent, plus expéditif, et que je préfère, est le suivant : On plonge les mains dans une solution de permanganate de potasse à 1/1000 ; elles en sortent colorées, en brun, sauf dans les points qui ne sont pas suffisamment dégraissés. On recommence la même opération tant que les mains et une partie des avant-bras ne présentent pas une coloration brune uniforme, et on se lave ensuite avec une solution à 10 % de bisulfite de soude, qui est un bon antiseptique et sert en même temps à décolorer l'épiderme.

Ces ingrédients peuvent manquer et le temps d'aller les chercher également. On redoublera de soin pour que le simple brossage à l'eau très-chaude soit encore plus complet ; on se frictionnera énergiquement avec l'alcool et on emploiera, comme antiseptique, de l'eau de lessive chaude ou une solution de sel de cuisine, qu'on peut se procurer partout. Ce qui manque dans les

(1) Thérap. Obstétricale, page 35

cas pressants, c'est l'eau chaude elle-même ; aussi, lorsqu'on m'appelle pour un avortement, dès mon arrivée, je prescris, avant toute autre chose, d'armer la bouilloire.

Les mains aseptisées, le chirurgien ne devrait plus toucher à rien ; mais lorsqu'il n'a pas d'aides convenables, il n'en a pas le loisir ; il lui faut préparer des instruments, arranger le lit ou la table sur laquelle se fera l'opération, aseptiser le champ opératoire et s'occuper de l'état général de la malade qui peut demander des soins particuliers ; il lui faudra donc, lorsque tout sera prêt, se laver de nouveau avec la solution antiseptique, avant de toucher aux instruments ou aux organes génitaux de la femme. Dans le même but, une cuvette remplie de la solution antiseptique, sera toujours à sa portée pendant toute la durée de l'opération, pour y plonger ses mains chaque fois qu'il les aura salies par un contact suspect.

Les vêtements du chirurgien ne sont pas moins dangereux que ses mains ; il devra donc retirer son habit, retrousser les manches de sa chemise jusqu'au-dessus du coude, et se couvrir jusqu'aux pieds avec un long tablier en caoutchouc, qui le protège en même temps de toute souillure. Les meilleurs tabliers que je connaisse sont ceux qu'on confectionne à Vienne (Autriche) avec un tissu imperméable dit *toile de Billroth* ; c'est souple et léger et ne prend guère de place ; pour le désinfecter, on le lave sans l'endommager avec la solution phéniquée forte.

Vient ensuite le tour de la préparation de la femme et du champ opératoire. Si elle est encore habillée, on la dépouille complètement de ses effets et on lui passe une chemise propre. Le ventre, les cuisses et la région périnéale sont soigneusement lavés et savonnés ; les poils du pubis et du mont de Vénus sont ensuite rasés, ceux des grandes lèvres coupés court avec des ciseaux courbes sur le plat, après quoi on procède à un nouveau savonnage. Avec plusieurs tampons de coton imbibés d'éther ou d'alcool, on frotte énergiquement toutes les parties lavées, en insistant surtout sur les régions garnies de poils et sur le pourtour de l'anus. On peut voir alors l'importance de ce dégraissage chimique et mécanique de la peau. Après un savonnage soigneux, on est tenté de croire qu'elle est absolument propre ; il n'en est rien ; les cotons imbibés d'alcool reviennent noircis par les détritus de toute sorte qu'ils détachent et dissolvent en même temps, et il faut revenir à la charge plusieurs fois avant d'obtenir une propreté absolue. A la campagne et même en ville chez les gens peu soigneux de leur personne, cette partie de la désinfection est longue et pénible ; Von Nussbaum conseille même, pour aller plus vite, de substituer à l'éther ou à l'alcool, l'essence de térébenthine qui, quoique irritante, est bien tolérée par certains épidermes encrassés endurcis ; si on y a recours, il faut éviter de l'appliquer sur la région périnéale et sur les lèvres dont l'épiderme trop sensible, ne saurait la supporter.

On passe ensuite à l'irrigation du vagin et du col de l'utérus, que l'on fait avec le dispositif ordinaire. En fait de substance antiseptique, on doit donner la préférence au sublimé, dont il est toujours aisé d'avoir sur soi quelques paquets d'après la formule de l'Académie de médecine (1). Il ne faut pas oublier cependant que l'emploi du sublimé exige un réservoir en verre, fer émaillé, porcelaine ou caoutchouc, les réservoirs métalliques étant attaqués par la solution mercurielle qui s'altère. Dans ce dernier cas on s'adressera à l'acide phénique à 2/100, au sulfate de cuivre à 1/100, à la créoline à 1/500, au permanganate de potasse 1/1000, au phénosalyl 1/500, à l'acide borique 4/100, etc., etc., et à défaut de tout cela au sel de cuisine, une forte cuillerée à soupe pour un litre d'eau *filtrée, bouillie et laissée refroidir* jusqu'au degré de 40° et 50° centigrades. Maintenant, si on peut se donner le luxe et si on a le loisir de faire quérir chez un bon pharmacien des litres, bien bouchés et soigneusement étiquetés, d'eau stérilisée, cela sera sans doute préférable. Comme pour les parties génitales externes, il ne suffit pas d'irriguer, c'est-à-dire de laver le vagin ; il faut encore le *frotter* (2) pour détacher et ramener au dehors les impuretés qui tapissent ses parois.

Cet office est dévolu au doigt indicateur qui, introduit dans le vagin en même temps que la canule, explore et gratte doucement les parois une à une, les culs-de-sac et enfin le canal cervical, pen-

----

(1) Sublimé 25 centigr. Acide tartrique 1 gr. Solution alcoolique de carmin d'indigo une goutte, pour un paquet et pour un litre d'eau. (Solution à 1/4000.)

(2) Auvard. Un chapitre d'antisepsie obstétricale. *Archiv. de Toc.*, 1888, page 582.

dant que l'eau coule à grands flots. Trois ou quatre litres de liquide antiseptique suffisent à peine pour bien nettoyer le vagin; en retirant la canule, on asperge encore une fois à grande eau grandes et petites lèvres, vestibule, mont de Vénus, anus et plis génito-cruraux, après quoi, si l'on n'est pas encore prêt, on recouvre ces parties sans les essuyer, avec une large compresse ou serviette imbibée de solution antiseptique.

Lorsqu'on n'est pas pressé d'intervenir et que l'on peut choisir son heure, c'est la veille du jour fixé pour l'opération qu'on prépare les parties génitales; dans ce cas il est bon de laisser dans le vagin un lâche tampon de gaze iodoformée à 10/100, de saupoudrer la vulve et le mont de Vénus avec de l'iodoforme porphyrisé et de recouvrir le tout avec du coton boriqué ou salolé.

La malade et le chirurgien sont prêts; entre temps, celui-ci aura eu soin de s'occuper aussi de ses instruments. En principe, tout instrument chirurgical devrait être soigneusement frotté, nettoyé et désinfecté immédiatement après avoir servi, puis enveloppé dans du papier, stérilisé également, pour être prêt à servir à la première occasion. Il vaut mieux ne pas s'y fier. Tous les instruments doivent, avant de servir, être bouillis pendant une demi-heure dans une marmite quelconque flambée d'avance et remplie d'eau tenant en solution du carbonate de soude à 10 %. A défaut de sel de soude, la lessive ordinaire, les cendres de bois, qu'on trouve partout, remplissent exactement les mêmes fonctions. A la clinique de Bergmann, on n'emploie pas d'autre méthode de désinfection, et on ne saurait en trouver de plus simple, ni de plus pratique. D'après Schimmelbusch, une ébullition de quelques secondes suffit à tuer les bactéries de la suppuration, et cinq minutes répondent à toutes les exigences de la pratique; comme il vaut mieux abonder dans le sens de la prudence et que d'ailleurs il vous faut bien une demi-heure pour faire vos préparatifs, vous laisserez, pendant ce temps-là, vos instruments dans la marmite. Pour les en retirer on laisse refroidir l'eau et on fait glisser les instruments, sans y toucher, dans un plat oblong qu'on aura flambé d'avance et qu'on remplit de solution de soude ; on recouvre le tout d'une serviette bouillie, elle aussi, dans la solution sodique. Il sera prudent de tenir prêtes plusieurs serviettes bouillies de la sorte, pour en placer une ou deux sous le siège de la malade, et recouvrir avec les autres les cuisses et le bas-ventre. Dans les maisons proprement tenues, cette dernière préparation n'est pas même indispensable ; des pièces de linge fraîchement sorties de la lessive suffisent amplement et peuvent être employées telles quelles.

Il faut songer également à préparer des tampons de coton pour étancher le sang. Si on n'a pas de coton hydrophile, on peut faire acquérir cette propriété à l'ouate ordinaire en la faisant bouillir dans une solution de soude. Si on veut être encore plus méticuleux, on n'a qu'à lui faire subir une seconde ébullition dans la solution de sublimé. Cette dernière précaution sera bonne à prendre, dans tous les cas, même avec le coton préparé du commerce dont l'asepsie est douteuse. Si on dispose d'un peu d'éther iodoformé, la chose est encore plus simple ; les tampons liés à un fil sont plongés dans l'éther, puis retirés et agités vivement à l'air ; l'éther s'évapore et on a ainsi de l'excellent coton iodoformé, qui à défaut de gaze peut être employé au tamponnement final du vagin. Les tampons prêts sont disposés dans une cuvette ou un plat quelconque qu'on tient à portée de la main pendant l'opération.

Cuvettes, plats et tous les récipients en général, seront d'abord échaudés à l'eau salée ou sodique, essuyés et ensuite flambés ; on y verse une mince couche d'alcool et on allume : il n'y a pas de microbe qui résiste à cet *auto-da-fé*. A défaut d'aides instruits et rompus aux exigences de l'antisepsie, on s'occupera aussi de la désinfection des mains et des avant-bras des personnes de l'entourage qu'on aura choisies pour les remplacer ; c'est ici que la solution de permanganate est d'une utilité incontestable. Cependant il vaut mieux ne confier à ces aides improvisés que des emplois très secondaires, et ne les laisser toucher à rien d'essentiel. Les cuvettes à instruments, à tampons, à pièces de pansement, seront donc posées sur une table ou sur des chaises à la portée du chirurgien, de façon qu'il puisse les prendre lui-même au moment où il en a besoin. Pour le même motif, l'appareil irrigateur sera suspendu à un clou à la hauteur voulue ; une personne quelconque montée sur une chaise, sera chargée de le remplir, au fur et à mesure qu'il se vide, avec la solution antiseptique dont elle aura plusieurs litres à portée de sa main. Si on dispose d'un siphon c'est encore plus simple ; on n'a qu'à poser un récipient capable de contenir une dizaine de litres de solution antiseptique, sur un meuble quelconque (armoire, tablette, étagère, etc.), et une fois le siphon amorcé, on n'a plus à s'en inquiéter.

Si les conditions de la femme le permettent, ou bien si la situation du lit n'est pas favorable à un bon éclairage, il vaut beaucoup mieux opérer sur une table qu'il faut savoir improviser. Une forte table de cuisine est tout ce qu'il y a de plus convenable ; on remédie à sa propreté douteuse en la recouvrant d'un drap de lit double et, si on en a une, d'une toile cirée qu'on laisse pendre jusqu'au récipient (un seau) qui doit recevoir l'eau sale. Si la toile est trop courte, on élève le seau en le plaçant sur un escabeau. A défaut de table, trois planches ou une porte enlevée de ses gonds, disposée sur deux tréteaux ou sur deux caisses, feront également votre affaire. On s'étonnera peut-être de ces minuties, mais il faut avoir opéré dans certains milieux, pour avoir une idée des difficultés qu'on a à se procurer les moindres objets, et il faut s'habituer à se passer de tout. Au pis aller, on opère sur le lit même où est couchée la femme, nécessité imposée parfois par les conditions générales de la femme (hémorrhagie profuse) qui rendent dangereux le moindre mouvement ; dans ces cas c'est déjà bien assez de la mettre en travers du lit, ce qu'il faut faire avec les plus grands ménagements. Hormis ce cas particulier, la table est préférable, parce qu'elle est plus commode, qu'on peut mieux circuler, qu'on s'éclaire à sa convenance, et enfin, — détail très important surtout en cas de septicémie — parce que, pendant qu'on opère, on peut changer les draps de lits, couvertures et même le matelas qui sont souillés et imbibés de sang et de liquides organiques en décomposition. La malade y gagne, lorsqu'on l'y transporte après l'opération, un lit propre et frais où elle repose plus à son aise son corps meurtri.

III

Les instruments *indispensables* pour faire le curettage de l'utérus sont, en réalité, très peu nombreux. Ils consistent en :

1° Un appareil irrigateur quelconque. Une simple remarque

quant au robinet. Si on opère seul, on n'a presque jamais les deux mains libres en même temps ; or, un robinet ordinaire fixé à un tube mou en caoutchouc ne peut être ouvert et fermé qu'avec le concours des deux mains, ce qui est très malaisé à faire quand on veut, soi-même, irriguer, de temps en temps, le champ opératoire. Il est donc préférable de se munir d'un robinet spécial ou bien de la pince presse-tube que Galante a adaptée à ses sacs en caoutchouc (fig. 10).

Pour éviter cet ennui, on a inventé une foule d'appareils à irrigation continue, très avantageux, mais également compliqués. Le meilleur que je connaisse, c'est la pince irrigatrice de Petit et Bonnet qui abaisse le col et laisse couler en même temps un filet d'eau continu dans le vagin, sans que l'opérateur ait à s'en occuper autrement. C'est commode, mais on peut s'en passer. L'irrigateur suspendu à un clou, le tube et la canule sont toujours à portée de la main de l'opérateur, qui s'en sert d'une façon intermittente.

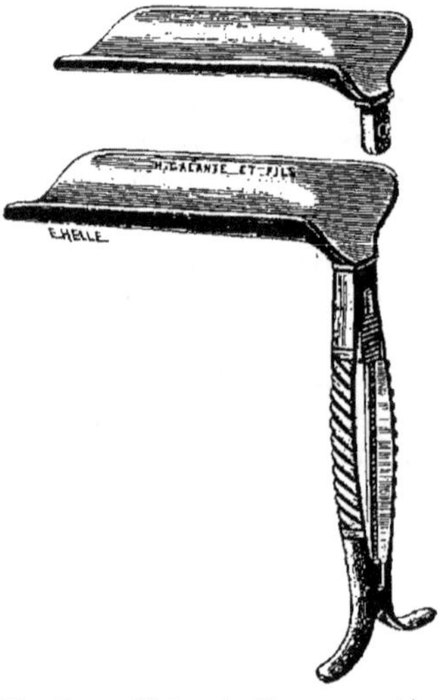

2° Une valve de Sims ou de Simon (fig. 27). C'est l'instrument de choix, et tout praticien devrait l'avoir dans son petit arsenal. La valve de Sims déprime le périnée, permet de voir et de pincer le col, n'occupe presque pas de place, et élargit le champ opératoire de telle sorte qu'elle ne gêne nullement l'opérateur et facilite le jeu des

Fig. 27. — Valve de Simon montée.

instruments ; son introduction et sa mise en place sont faciles, dans le vagin le plus étroit ; son application prolongée, à l'encontre des spéculums bivalves qui distendent et fatiguent les parois vaginales, — je ne parle pas des spéculums cylindriques, genre Fergusson, qui dans la circonstance ne valent rien — n'est pas douloureuse. Enfin, elle a pour elle un avantage essentiel que ne peut avoir aucun autre spéculum ; elle permet, surtout si elle n'est pas trop longue, non seulement de fixer le col, mais de l'abaisser et de le porter jusqu'à la vulve. Vis-à-vis de tant de mérites, elle n'a qu'un seul défaut : elle exige un aide pour la maintenir en place et déprimer le périnée, fonction qui demande une certaine habitude, des muscles robustes, — au bout de quelques minutes on se fatigue horriblement — et enfin une puissance d'attention soutenue, les personnes étrangères à l'art à qui on confie cet office délicat, ayant une tendance naturelle à oublier la valve pour regarder ce que l'opérateur manipule dans le vagin. Pour obvier à cet inconvénient, on a inventé des valves à manche très lourd qui tiennent en place toutes seules (Auvard, Nitot) ; je ne les connais que par ouï-dire et je ne sais pas si en pratique elles réalisent l'idée théorique qui les a conçues. En réalité, lorsqu'on a un peu l'habitude d'opérer sans toutes ses aises, l'inconvénient est bien mince, et avec un aide quelconque que vous dirigez par des ordres répétés, brefs et précis, cela marche tout de même sans trop d'accrocs. On a fait subir à la valve de Sims une foule de modifications, plus ou moins inutiles. La seule chose qu'on doive exiger aujourd'hui, c'est que le manche soit métallique, les manches en bois qui ne sont pas stérilisables ayant fait leur temps. Un modèle excellent est celui de M. Pozzi (fig. 28). Il a l'avantage d'être très court, ce qui est important pour abaisser le col, et les deux ailerons dont il est muni protègent les parties génitales externes du contact irritant de l'eau très chaude et des topiques caustiques (créosote, etc.) ; mais une valve quelconque, pourvu qu'elle soit large, un peu courte et munie d'un manche solide qu'on tient bien en main sera toujours suffisante.

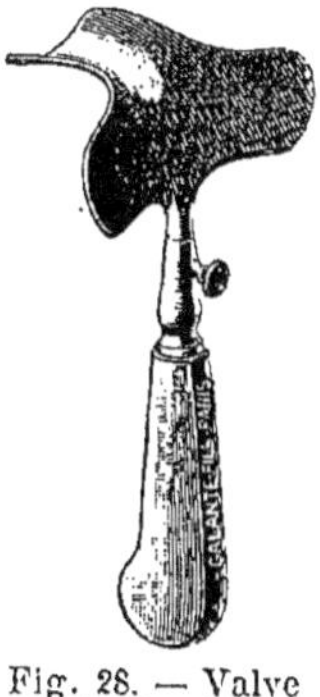

Fig. 28. — Valve de Pozzi.

Si le praticien n'en a pas à sa disposition, il se tirera quand même d'affaire avec un spéculum à bec de canard (Cusco), sauf à renoncer à l'abaissement du col qui sera simplement fixé au moyen d'une pince à griffes. Le meilleur modèle que je connaisse est celui de Collin, qui est démontable ; qui n'a pas de manche encombrant et qui, avec ses

10

branches à écartement parallèle, élargit considérablement le
champ opératoire. On pourra se faire une idée de l'importance de
cette disposition en donnant un coup d'œil à la fig. 29 qui montre

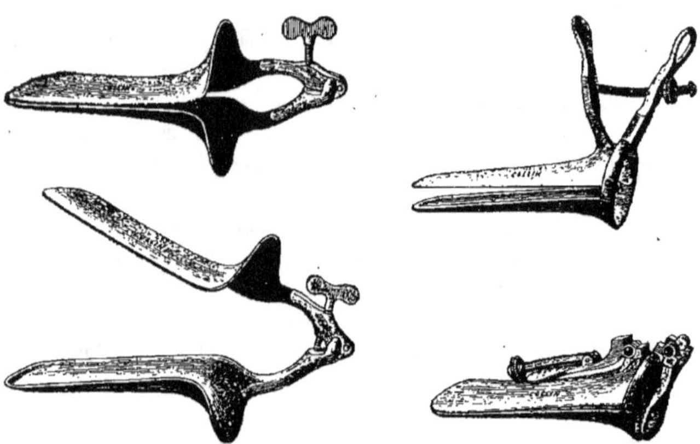

Fig. 29.

Spéculum de Collin à deux mouve-   Spéculum de Cusco modèle or-
ments combinés.   dinaire.

le modèle ordinaire et le modèle Collin fermé et ouvert ; avec ce
dernier, le jeu des instruments est incomparablement plus aisé
et ses valves n'étant pas vissées l'une à l'autre à leur partie antérieure, c'est comme si on disposait de deux valves complètement
indépendantes, qui tiennent en place toutes seules. Lorsqu'on
n'a pas d'aides convenables, ce dernier avantage est précieux,
et je conseille au praticien qui opère dans ces conditions de s'en
servir de préférence à la valve de Sims.

3° Une pince à griffes. Il y en a une vingtaine de modèles, le
seul que je refuse, c'est celui à crochets doubles qui est encombrant et n'en serre pas mieux. La seule qualité requise est que
les griffes soient minces et courtes pour diminuer d'autant le
traumatisme et qu'elles emboîtent bien l'une dans l'autre, sans
écartement. La vulgaire *pince tire-balle américaine* que tout praticien a dans son arsenal, remplit parfaitement ces conditions
(fig. 30).

4° Une sonde irrigatrice intra-utérine. J'ai déjà dit que les meilleures sont celles de Budin, de Bozeman et de Doléris. Cette dernière, entre autres avantages, a aussi celui de servir à dilater

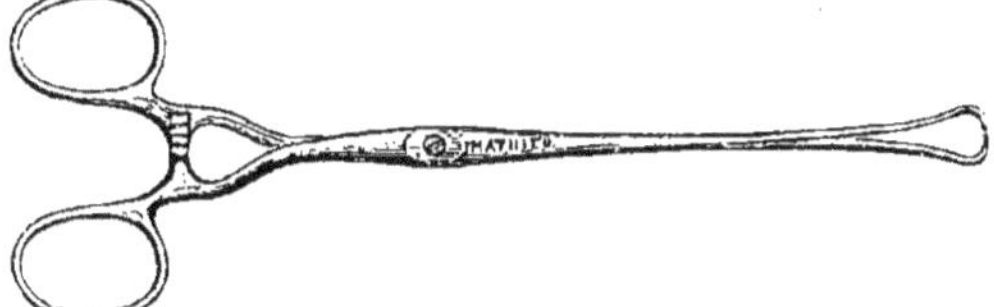

Fig. 30. — Pince à griffe.

les orifices du col, de sorte qu'à la rigueur on peut, avec elle, se passer d'avoir :

5° Un dilatateur du col. Celui de Sims est le meilleur.

6° Une ou deux pinces à pansement utérines.

7° Une curette. Il y en a de plusieurs modèles, mais on peut les réduire à trois types principaux : la curette à gouttière de Recamier (fig. 31 a), à cuiller de Simon (fig. 31 b), à boucle plus ou moins allongée de Sims (fig. 31 c). En général, je crois que tous les modèles sont bons et que la meilleure curette est celle dont

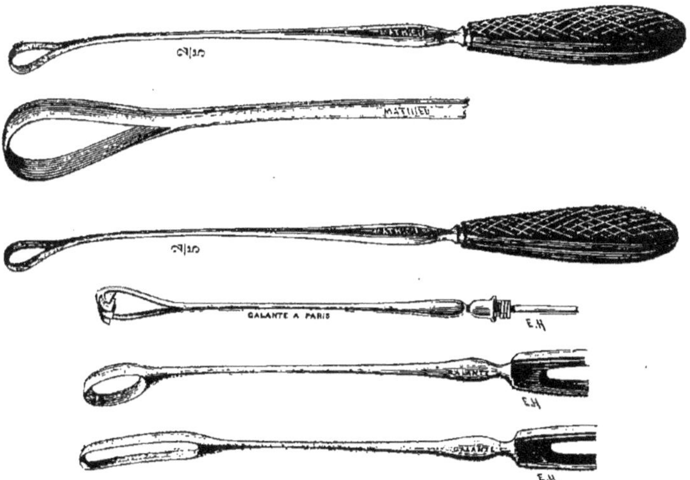

Fig. 31. — Modèles divers de curettes.

on se sert d'habitude, mais on peut avantageusement recourir à
l'une ou à l'autre selon la cause qui indique le curettage. Pour le
curettage obstétrical les curettes en gouttière, longues et larges,
sont celles qui conviennent généralement le mieux, mais en cas

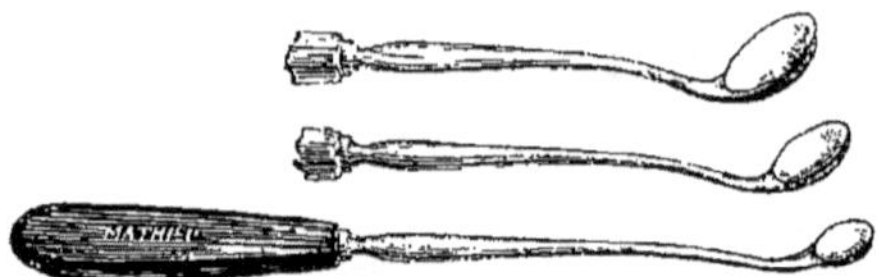

Fig. 31. — Modèles divers de curettes.

de septicémie grave, pour être sûr de bien nettoyer les cornes de
l'utérus, il est bon de revenir à leur niveau une seconde fois,
d'après l'excellent conseil de Lessona, avec une curette à boucle
étroite dont le tranchant est presque perpendiculaire (fig. 31).

Dans le même but et pour mieux détacher les gros morceaux
de délivre qui sont encore adhérents, je me sers volontiers d'un
râcleur imaginé par mon ami le Dr Rifat. C'est une espèce de spa-
tule (fig. 32) montée sur un long manche métallique, longue de

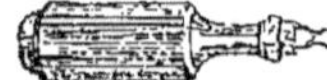

Fig. 32. — Râcleur de Rifat.

5 centimètres et large de 1 cent. et demi, dentelée sur une de ses
faces de façon que les dents complètement mousses sont toutes
tournées vers le manche de l'instrument, et qui, par ses aspérités
multiples et la largeur de sa surface, parvient très aisément,
sans aucun danger de blesser la paroi utérine, à détacher tout
ce qui peut y être adhérent. Sauf pour ce râcleur, qui a des indications spéciales, à un moment donné de l'opération, je suis de
l'avis de ceux qui préfèrent aux curettes mousses, les curettes
tranchantes ; les dangers de perforation de la paroi ont été singulièrement exagérés ; mais dans tous les cas ce n'est pas avec
le tranchant de l'instrument qu'on cause ce malheur ; c'est plutôt en l'introduisant et en pressant trop sur le manche, ce qui
fait que l'extrémité opposée traverse la paroi ; avec un instrument tranchant, on est toujours plus attentif à ne pas trop

appuyer, et on détache beaucoup mieux les débris du délivre et la caduque elle-même.

Pour rendre plus sûre l'asepsie du curage, Freund, Jentzer, Auvard et beaucoup d'autres ont imaginé des curettes creuses qui, mises en communication avec un réservoir de solution antiseptique, font une espèce d'irrigation continue. Je ne m'en suis jamais servi, et je ne peux pas en dire autre chose. On verra d'ailleurs plus loin qu'avec l'écouvillon, l'asepsie est parfaitement assurée. Un autre avantage de ces curettes irrigatrices serait le suivant : Si on a le malheur de perforer la paroi utérine, on en est immédiatement averti par la cessation de l'écoulement de retour du liquide qui s'écoule alors dans la cavité péritonéale. A ce point de vue, il me semble que ce genre de curette a les défauts de ses qualités, car si le liquide employé est toxique, sa pénétration dans le péritoine ne me semble pas sans inconvénient. Pour conclure, il serait bon d'avoir un jeu de curettes de types et de dimensions différentes, mais si le praticien ne veut ou ne peut pas surcharger son bagage obstétrical, une seule lui suffira parfaitement, celle de Récamier ou celle de Sims.

8° Quelques *écouvillons* (fig. 33), de volume et souplesse variés,

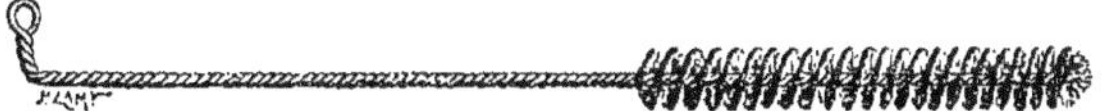

Fig. 33. — Ecouvillon utérin du Dr Doléris.

il faut en général en avoir plusieurs, ce qui n'est pas difficile, puisqu'ils ne sont point encombrants et coûtent très bon marché. « L'écouvillon est une tige métallique souple terminée par « un bout garni, sur une longueur de 8 à 12 centimètres, de « crins solides qui forment une sorte de cylindre hérissé de mille « pointes ou dents capables d'entamer un tissu peu résistant ou « de râcler complètement la paroi utérine. Je ne saurais mieux « comparer cet instrument qu'à ceux qui servent à débourrer les « pipes, ou ceux dont les sommeliers usent aussi pour nettoyer « les bouteilles encrassées.... Ces écouvillons sont de volume, de « force et de longueur variés ; la souplesse et la résistance des « crins varient également (Doléris). » Il en faut une demi-douzaine assortis. Les mêmes écouvillons peuvent servir à un grand nombre d'opérations ; il suffit, pour les nettoyer convenablement, d'un lavage soigneux à la solution chaude de carbonate de soude, suivi d'un bain de sublimé. Cette manipulation ne doit pas être faite au moment même de s'en servir, car les crins deviennent trop souples et ne grattent plus convenablement la muqueuse utérine. On fait exception à cette règle pour un seul écouvillon qui doit servir au pansement final de la cavité et qui doit être souple et doux comme du velours ; si on n'en a pas un qui le soit naturellement, l'écouvillon le plus dur peut le devenir après un quart d'heure d'immersion dans l'eau bouillante.

Avant d'être introduit, l'écouvillon doit être imprégné d'un mélange de glycérine et de créosote qui peut être versé dans une assiette ou dans un verre. J'ai dans ma trousse, à cet effet, une sorte de tube à essai assez large et long de 25 centimètres. En agitant le liquide avec l'écouvillon, il s'en charge et il opère le mélange en même temps.

Il peut être bon d'avoir aussi une série de sacs de Barnes, une pince à larges mors fenêtrés (fig. 34) et à crémaillère pour

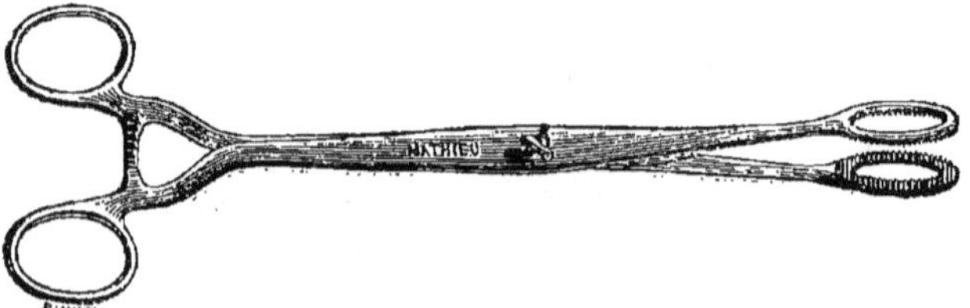

Fig. 34. — Pince-forceps de Doléris pour extraire de gros fragments de placenta.

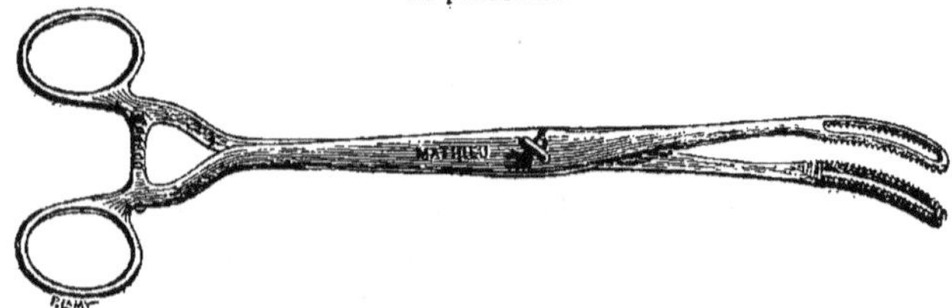

Fig. 34. — Le même modèle plus convenable pour les petits fragments.

extraire les gros fragments de délivre et enfin un insufflateur de poudres,

Il y a plusieurs modèles de ce dernier, tous plus ou moins mauvais ; le plus simple, c'est de déposer la poudre à insuffler sur une petite soucoupe stérilisée ou sur un carton quelconque, une carte de visite ou une carte à jouer et avec une petite poire à lavements on le projette (fig. 35) assez loin et sur une surface suffisamment large.

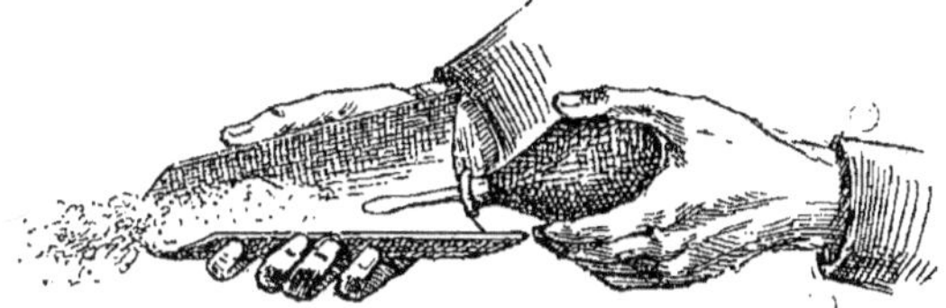

Fig. 35. — Procédé pour pulvériser l'iodoforme.

On tâchera enfin d'avoir :

1° Du coton hydrophile (250 gr.); 2° une bande de gaze iodoformée à 10 %, large de 5 centimètres et longue de 5 mètres et un paquet de la même gaze ; 3° un petit pot de vaseline phéniquée à 2 % ; 4° 10 gr. d'une poudre composée d'iodoforme, sucre et acide borique parties égales ; 5° un flacon de bonne glycérine ; 6° 10 grammes de créosote pure de hêtre ; 7° un flacon d'ergotinine Tanret ; 8° une seringue de Pravaz ; 9° un flacon d'éther et 10° enfin, quelques paquets de caféine et de benzoate ou de salicylate de soude.

Tout cela n'est pas indispensable, et nous avons déjà vu plus haut comment on peut suppléer au manque d'antiseptiques choisis, de gaze iodoformée, d'iodoforme en poudre, etc. L'éther sulfurique est destiné à dégraisser la peau et à combattre l'adynamie et une syncope possible ; il peut être remplacé par de la bonne eau-de-vie et même par le plus vulgaire alcool. Ce que rien ne remplace, c'est la caféine dont je ne néglige jamais d'avoir quelques paquets dans ma trousse de poche. Les femmes qu'on se dispose à opérer sont, en général, en de piètres conditions morales et physiques, surtout si, comme c'est la règle dans l'intervention tardive, elles sont exténuées par les pertes ou minées par la fièvre septique. Ajoutez à cela l'appréhension naturelle, parfois la crainte exagérée réveillée par tant de préparatifs qu'elle devine être faits à son intention et dans un but chirurgical, et il n'en faut pas davantage pour provoquer une lipothymie ou une syncope qu'il faut éviter à tout prix. Dans ces conditions, je ne connais rien de plus énergique qu'une piqûre de caféine (1).

Dans ces derniers temps j'ai essayé aussi, dans le même but, et avec succès, les injections de sérum artificiel conseillées par M. Segond pour prévenir et combattre le *shock* opératoire (2) ; c'est un moyen excellent pour relever la tension artérielle défaillante, et, en cas de nécessité, on peut y recourir concurremment à la caféine.

Pour que rien ne vienne me faire défaut au moment voulu, je me suis composé depuis longtemps une trousse spéciale pour les avortements où instruments, appareil irrigateur, pièces à pansements antiseptiques et médicaments ont leur place marquée. On ne peut exiger cela de tous les praticiens, surtout de ceux qui n'ont pas de fréquentes occasions de s'en servir ; mais j'estime que tout médecin de campagne devrait posséder une boîte de secours où renfermer pêle-mêle les choses indispensables au traitement d'urgence d'un cas donné. La « *boîte à asperges* », recommandée dans ce but par M. Forgues, et qu'on peut se procurer partout pour quelques francs, rend un triple service : elle sert à bouillir à l'eau sodique les instruments et à aseptiser à la vapeur les tampons préparés d'avance ; fermée et enveloppée dans un morceau de toile à voile, elle fait office de trousse transportable, et une fois chez la malade, boîte et couvercle vous fournissent sur-le-champ deux plateaux très convenables pour les instruments et les pièces à pansement.

On aura certainement remarqué que parmi les objets nécessaires je n'ai point fait mention du chloroforme ; c'est que le curettage obstétrical n'exige pas, en général, l'anesthésie. C'est une opération très peu douloureuse, qui est bien vite terminée lorsqu'on en a un peu l'habitude, et dont les préparatifs seuls et les soins accessoires et consécutifs demandent quelque temps.

(1) Voy. Misrachi : Traitement de l'hémorrhagie post-partum par les injections hypodermiques de caféine. *Nouv. Arch. d'Obst. et Gynécologie*, 1889, page 489.

(2) Voy. Chénon. Loc. cit., page 324.

Excepté chez quelques femmes trop craintives ou exaltées, l'anesthésie est donc inutile et superflue. Le Dr Geyl (1), tout en admettant, comme tout le monde, que la plupart du temps l'anesthésie est inutile, a recours parfois à la cocaïne dont il promène, avec un tampon, une solution à 10 et 20 % sur tout l'endométrium. Je n'en ai jamais essayé, pas plus que du chloroforme à qui, pour mon compte, je n'ai jamais recouru jusqu'à présent, quoique le nombre de mes curettages soit très respectable. Au surplus, je me considère comme très heureux de ne pas avoir besoin de chloroformiser mes patientes, puisque cela me dispense d'un aide qu'il est parfois difficile de se procurer sur-le-champ.

Et puisque je suis sur ce chapitre des aides, je dirai tout de suite qu'il n'y en a qu'un seul qui soit indispensable, pour déprimer le périnée avec la valve de Sims, et il n'y a pas nécessité absolue que cet aide soit un médecin. La sage-femme qui, dans ces circonstances, est en général appelée avant vous et que vous trouvez installée au chevet de la malade, y suffit amplement et, à son défaut, une personne quelconque de l'entourage qui ait les mains propres et les nerfs solides. En désespoir de cause on a toujours la ressource d'opérer avec le Cusco ; c'est moins commode, mais on s'en tire tout de même. Dans presque tous mes cas j'ai opéré tout seul, aidé par une espèce d'infirmier que j'ai depuis longtemps dressé à cette besogne. Si parfois j'ai appelé des confrères, c'est ou dans des familles aisées qui en ont réclamé la présence ou bien pour me donner des témoins qui dans quelques cas de controverse scientifique peuvent avoir leur utilité.

Pour montrer au lecteur comment on peut, avec un peu de sang-froid et de « *patience audacieuse* » — si on peut accoupler ces deux mots — se tirer d'affaire dans les circonstances difficiles, je lui mets sous les yeux le cas suivant:

OBSERVATION XXV. — Un samedi du mois de janvier 1892, lorsque je relevais à peine d'une attaque grave d'influenza, je reçois, vers l'aube, un billet de mon ami le Dr Jacques Bey qui, malade lui-même, me prie d'aller voir tout de suite une de ses clientes en train d'avorter. Il neigeait avec un froid glacial et il s'agissait d'aller à la campagne ; j'hésitai un moment, mais devant la mine désespérée du mari,

(1) L'anesthésie dans le curettement de l'utérus. *Nouv. Arch. d'Obs.*, 1890, page 635.

je me décide. Chemin faisant, il me raconte que sa femme, enceinte de trois mois, après avoir eu trois autres fausses couches, a commencé la veille par avoir quelques taches et que, dans la nuit, l'hémorrhagie est devenue si abondante, qu'il n'aurait pas hésité à aller quérir son médecin, s'il avait trouvé une voiture. — Dès mon arrivée, le premier coup d'œil jeté sur la malade me dénote un cas très grave ; pâleur de la face, refroidissement, état syncopal, lit défait, imbibé de sang, etc., et avec cela pas de feu dans la chambre. Je demande de l'eau chaude ; il n'y en a pas. J'ai dit que c'était un samedi et j'avais la mauvaise chance de tomber sur une famille d'israélites qui, ce jour-là, ne touchent pas au feu et ne peuvent pas s'en servir. — Bien malgré moi, je me résigne à renoncer à mon infirmier que j'installe à la cuisine où, tout en disposant mes instruments dans une marmite d'une contenance de trois litres à peine, il s'occupe de faire du feu avec l'ordre de m'envoyer eau et instruments après 5 minutes d'ébullition.— En attendant, je cours au plus pressé. Séance tenante, je fais à la malade trois piqûres d'éther et deux de caféine (0,25 chaque) et je lui fais avaler deux cuillerées de bonne eau-de-vie, après quoi, sans antisepsie préalable, impossible à faire en ce moment-là, je fais un examen sommaire et je constate que le délivre est en partie engagé dans le col qui est mou et dilatable. Application immédiate d'une pelote-tampon de Gariel pour arrêter momentanément la perte. Je m'occupe ensuite de faire réchauffer et frictionner la femme et, entre temps, avec de l'alcool, je commence à faire la toilette de mes mains. Une première expédition d'eau chaude m'arrive avec les instruments. Une toile cirée est glissée sous la malade que je mets, avec tous les ménagements possibles, en travers de son lit, la tête et les épaules plus basses que le siège; position obstétricale, pieds appuyés sur le bord du lit; deux femmes tiennent les cuisses écartées. Dans la marmite contenant eau chaude et instruments, je verse une grande cuillerée de créoline, et avec la même eau je procède à la toilette externe de la femme.

On m'apporte de la cuisine mon sac irrigateur rempli de solution chaude de sublimé ; j'enlève la pelote et je fais une irrigation vaginale et intra-utérine ; des caillots énormes sont expulsés. Une des femmes qui maintiennent les cuisses, s'évanouit ; il faut songer à la remplacer.

La malade, très effrayée de cet incident, recommence à avoir des défaillances ; nouvelle piqûre de caféine. Introduction du spéculum Colin ; pincement facile du col, dont je complète la dilatation par le dilatateur de Sims. Je *vois* le délivre engagé dans le col ; avec une large pince-forceps introduite profondément et bien serrée, je parviens à en extraire la plus grande partie. La curette entraîne le reste ; deux écouvillons pour finir.

Tamponnement intra-utérin et vaginal à la gaze iodoformée, —

Toilette très sommaire de la malade. Un lit propre a été préparé. On l'y transporte après lui avoir fait deux nouvelles piqûres d'éther camphré. Bouillon et eau-de-vie. Potion avec 10 centigr. d'extrait d'opium. -- La réaction se fait vite et je pars absolument tranquille sur les résultats ultérieurs de mon intervention. Le lendemain état général satisfaisant. Le tampon est retiré imbibé de sérosité roussâtre. Tampon vaginal à la glycérine iodoformée. Guérison et rétablissement rapide. »

Qui pourra me reprocher, dans ce fait, une antisepsie sommaire et plus qu'imparfaite ?... à la guerre comme à la guerre ! dans ces conditions critiques on fait ce que l'on peut...... et on réussit quand même !

IV

Une chose dont il faut se préoccuper, c'est d'avoir un bon éclairage. Qu'on opère sur le lit ou sur une table, il faut que la malade soit couchée face à la croisée ; l'opérateur, assis devant elle sur une chaise un peu basse, fait en sorte de ne pas empêcher la lumière de tomber en plein sur le champ opératoire. Voilà pour le jour. -- Quand on opère la nuit, c'est plus compliqué. C'est même si compliqué que j'évite autant que possible d'opérer à la lumière artificielle. Dans tous les cas je ne conseillerais pas à un praticien, qui en est à son premier essai, d'intervenir dans ces conditions. Pour bien opérer, il faut y bien voir. Laissez dire ceux qui prétendent pincer le col, l'abaisser, introduire la curette etc., sur le simple guide du doigt ; tout cela est certainement faisable, mais cela exige une habitude et une adresse que tout le monde ne possède pas. S'il s'y ajoute l'émotion inséparable d'un acte opératoire qu'on va tenter pour la première fois, on échoue misérablement là où tout promettait le plus brillant succès.

Si l'on est sûr de soi-même, ou que le cas soit si pressant qu'il faille opérer sur l'heure, on songera à s'éclairer le moins mal possible. Un réflecteur à verre convexe (celui de Galante par exemple) serait très utile, mais d'ordinaire on n'en a pas. Les lampes à pétrole sont dangereuses et difficiles à manœuvrer. Restent les bougies. On en prend deux pas trop longues, et on les lie avec une ficelle au manche d'une cuillère en argent, la cuillère elle-même étant placée à la hauteur de la flamme ; cela fait un excellent réflecteur. Confiez ces deux bougies à deux aides, dont l'un au moins doit assez bien connaître ce que vous allez faire pour diriger convenablement la lumière sur les points nécessaires. A son défaut il vous faudra de temps en temps avoir une main libre pour vous éclairer vous-même à votre convenance et selon les exigences du moment.

Comme dans toute autre opération, la position à donner à la malade a une importance capitale. Celle-ci a déjà été placée en position obstétricale pour la toilette vulvo-vaginale, mais, pour avoir toutes ses aises, elle ne suffit pas toujours, et il vaut mieux, autant que possible, recourir au décubitus *glutéo-dorsal* de Simon dans lequel la vulve et l'extrémité inférieure du sacrum

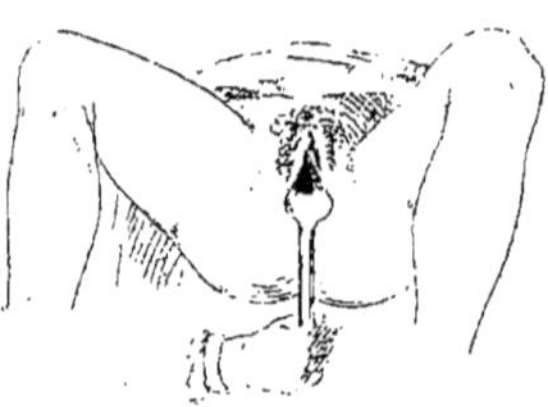

Fig. 36. Mundé. — Mode d'emploi du spéculum de Simon.

se trouvent soulevés et débordent du lit ou de la table. De la sorte, le vagin est presque perpendiculaire, on déprime mieux le périnée et le col est plus facilement accessible. De plus, grâce à la flexion forcée des cuisses sur l'abdomen, les parois abdominales étant mieux relâchées, l'exploration du fond de la matrice par la main de l'opérateur et l'abaissement de la matrice elle-même en sont d'autant plus aisés. Cette position, qui est presque indispensable chez les femmes obèses à vagin long et relâché, est la meilleure dans tous les cas. Malheureusement, elle exige deux aides adroits et robustes. Pour y suppléer, Freund a imaginé deux supports en forme de

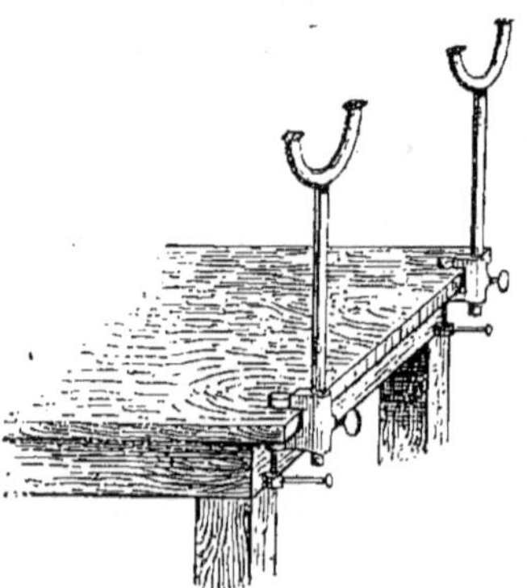

Fig. 37. — Deux étaux avec croissants pouvant se fixer à toutes les tables pour opérations gynécologiques.

béquilles ou *croissants* dont toute table gynécologique est munie aujourd'hui. On en a construit des modèles très commodes qui peuvent s'adapter à une table quelconque et dont la fig. 37 nous montre un spécimen, mais ils sont un peu chers, lourds et difficiles à transporter, lorsqu'on a déjà tant d'objets plus utiles à prendre avec soi.

M. le Dr Chalcix (de Bordeaux) a cherché à tourner la difficulté

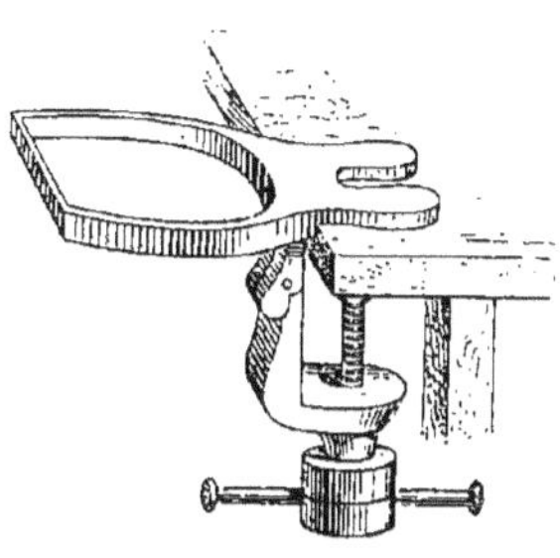

Fig. 38.

en adoptant deux étriers en métal nickelé, solides et légers et qui, grâce à un petit étau, peuvent s'appliquer sur le rebord d'une table quelconque (fig. 38). Ces étriers sont certainement plus portatifs que les croissants, mais avec eux on ne peut pas tenir la femme en position glutéo-dorsale, le point d'appui pour les pieds étant trop bas placé.

Il faut s'arranger comme on peut, et choisir ses aides avec discernement, en leur recommandant fort de s'occuper seulement de tenir les cuisses de la malade bien écartées et à la hauteur voulue, sans songer à autre chose.

Le décubitus latéral gauche (position anglaise, position de Sims) vaut à certains égards le glutéo-dorsal lorsqu'on en a l'habitude, et en outre il permet de se passer d'aides pour maintenir les membres inférieurs. Un seul aide est nécessaire pour déprimer le périnée (fig. 39), fonction qui devient, de la sorte, facile et pas aussi fatigante que dans la position de Simon. Il serait parfait s'il n'exposait la femme à être inondée par l'eau des irrigations. Dans une salle d'opérations où tout est réglé, cela n'a pas d'inconvénients, mais dans un appartement, surtout si on opère sur un lit, c'est détestable. Le décubitus latéral gauche a un autre inconvénient. Avec lui, il est impossible de surveiller l'action de la curette avec la main gauche appliquée sur le fond de l'utérus à travers la paroi abdominale, précaution essentielle.

Si on veut se passer d'aides quand même, la position obstétricale ordinaire reste la seule ressource, surtout si on emploie le spéculum de Cusco, mais si on tient à se servir de la valve de Sims ou de Simon, ce qui est toujours préférable, il faut recourir à un petit artifice. Si la femme appuie, avec les pieds, sur le bord du lit, la vulve en sera éloignée d'au moins 10 centimètres. Résul-

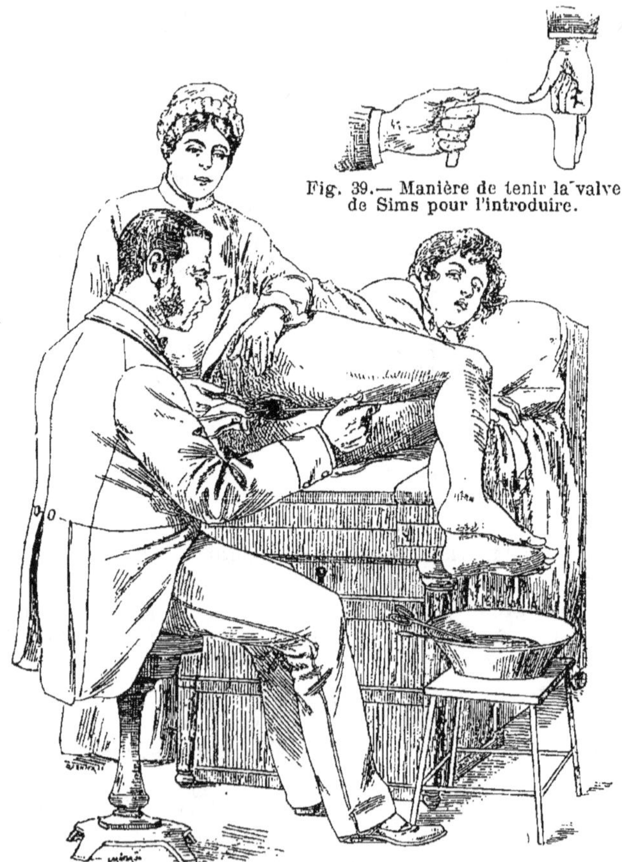

Fig. 39. — Manière de tenir la valve de Sims pour l'introduire.

Fig. 39. Mundé. — Position de la malade, du médecin et de la garde pour l'exploration à l'aide du spéculum de Sims.

tat forcé : vous ne pourrez pas déprimer le périnée, car le manche de la valve vient butter contre le lit. Il faut alors préparer le lit à peu près comme on le faisait jadis pour le lit de misère. Un coussin ou deux, superposés, sont placés à 15 centimètres du bord

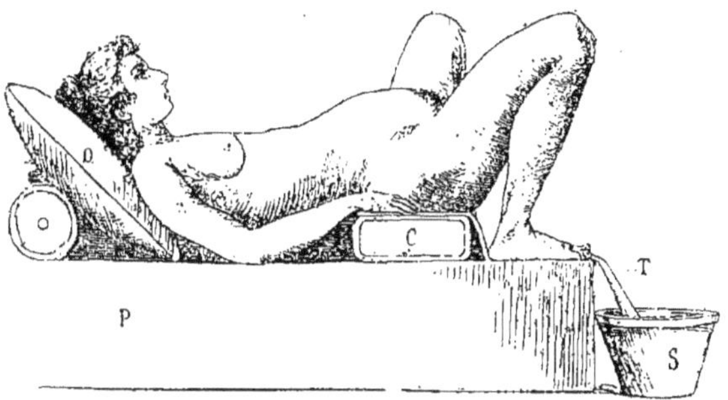

Fig. 40. — Femme en position dorsale avec le siège soulevé par un coussin dur. — P, plan du lit ou de la table ; S, seau ; T, toile cirée ; C, coussin ; O, oreiller.

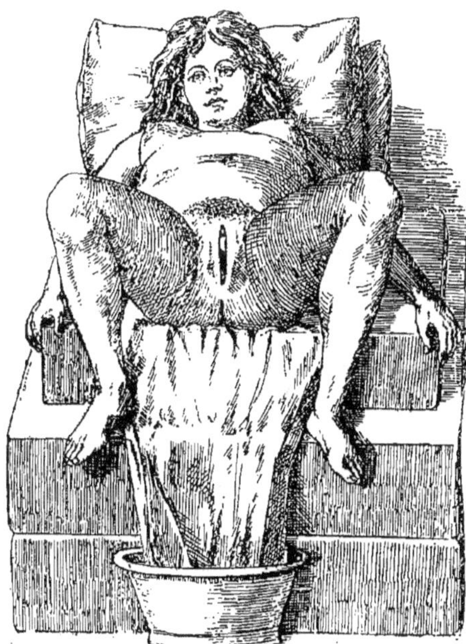

Fig. 41.

du lit ou de la table et recouverts avec une pièce de toile cirée qui tombe dans un seau (fig. 40 et 41) ; la femme, les jupes et la chemise complètement relevées, est couchée, le siège tout à fait sur le bord des coussins, et les pieds appuyés sur le plan même du lit, en dehors de la toile cirée. Avec ce dispositif, on a l'espace nécessaire pour manœuvrer la valve périnéale, l'écoulement des liquides est assuré sans souiller le lit, ni la femme, qui est assez à son aise, ainsi que l'opérateur.

Le seul qui ait le droit de se plaindre, c'est l'aide qui doit tenir la valve et qui y gagne une courbature.... mais on ne peut pas tout avoir à la fois et contenter Dieu et le diable.

L'opérateur sera debout ou assis selon la position adoptée et selon la hauteur du lit (1) ou de la table; ceci est à peu près indifférent. Ce qu'il faut éviter, c'est que le lit ne soit trop bas ; l'opérateur est obligé, dans ce cas, à se courber en deux pour y bien voir et au bout de quelques minutes il est horriblement fatigue. Dans les cas très urgents on sera parfois obligé de passer un peu sur ces détails; mais, en général, il vaut mieux prendre ses dispositions, posément, avec sang-froid, sans se presser et sans rien oublier. Avec un peu d'habitude il n'est pas difficile d'y parvenir.

V

La dilatation du col est un des actes préparatoires du curettage utérin. Si l'intervention est précoce, le col est en général très mou, entr'ouvert et facilement dilatable à l'instant même avec un dilatateur métallique ou avec un sac de Barnes ; souvent même il est assez dilaté pour permettre *ipso facto* l'introduction d'un doigt et après lui de la curette et des écouvillons. Si l'intervention est tardive on peut, dans les cas très urgents, recourir à la dilatation extemporanée par un des procédés déjà décrits, mais si l'on a les coudées franches, il vaut beaucoup mieux dilater 24 ou 48 heures d'avance avec une tige de laminaire d'abord et ensuite avec un cône d'éponge.

Quelques auteurs conseillent de ne pas dilater préalablement le col et pensent qu'une petite curette trouve toujours le moyen de pénétrer dans la cavité utérine. A la rigueur la chose est possible, mais je n'hésite pas à considérer ce procédé comme absolument détestable. Il ne s'agit pas seulement de pénétrer dans la cavité, il faut y pénétrer à son aise pour ne pas faire de fausses routes;

(1) Cela paraîtra incompréhensible en France. Chez nous les lits sont parfois si haut perchés qu'il faut opérer debout.

il faut aussi pouvoir manœuvrer l'instrument, et un col resserré
ne donne pas pour cela assez de latitude; enfin je tiens à associer
l'écouvillon à la curette et là où une petite curette peut se glisser, l'écouvillon le plus mince ne passe pas.

D'autre part, la dilatation du col n'a pas pour but exclusif de livrer
passage aux instruments. Si des gros fragments de délivre sont
adhérents, l'introduction d'un cône d'éponge constitue une sorte
de tamponnement intra-utérin, qui excite les contractions de la
matrice et provoque le décollement des fragments placentaires, et
la tâche de l'opérateur en est d'autant allégée. S'il y a endométrite septique, l'éponge assouplit et dégorge les tissus et porte
avec elle un topique puissant, l'iodoforme, dont elle est imprégnée, qui arrête ou entrave la marche du processus morbide.

Je conseille donc formellement la dilatation préalable dans
presque tous les cas, mais il ne faut pas non plus exagérer dans
le sens opposé et prétendre à un orifice aussi large que l'arc de
l'Etoile. Il ne faut pas oublier qu'il ne s'agit pas d'introduire la
main et pas même deux doigts. Là où *un doigt* passe, la curette
et l'écouvillon passeront également et si, à un moment donné de
l'opération, le col semble un peu trop serré sur les instruments,
il est toujours facile d'obtenir un supplément de dilatation soit
avec un dilatateur, soit avec une simple pince à pansement, soit
enfin avec la sonde de Doléris.

Si on a eu recours aux tentes dilatatrices, c'est au moment de
faire l'antisepsie vaginale, qu'il faut les retirer. Leur retrait est
suivi d'écoulement de liquides souvent septiques qui sont ainsi
immédiatement évacués par le courant irrigateur; on introduit
tout aussitôt le doigt qui est dans le vagin, dans le canal cervical et on frotte doucement pour détacher les détritus qui pourraient y adhérer encore.

VI

Ce détail réglé, on donnera un coup d'œil général pour voir si
tout est prêt et disposé selon les préceptes donnés. On veillera
surtout à avoir, instruments, pièces à pansement, solution antiseptique, etc., à portée de sa main : personne ne doit y toucher ;

c'est plus commode et plus sûr au point de vue de l'asepsie. Si vous êtes satisfait du résultat de votre inspection, n'oubliez pas, avant de commencer, de vous laver de nouveau les mains, de les replonger dans la solution de sublimé, et de faire un dernier lavage vaginal.

Lorsqu'on est rompu aux petites opérations gynécologiques, on peut profiter de cet instant pour saisir et abaisser le col. La main droite tient et dirige la canule ; deux doigts de la main gauche sont introduits dans le vagin jusqu'au col ; aussitôt le liquide, empêché de sortir par les doigts qui obstruent l'orifice vulvaire, dilate le vagin, et le col, soulevé par le même mécanisme, se redresse dans l'axe du canal vaginal. Saisissant alors de la main droite la pince à griffes, on la glisse entre les deux doigts qui n'ont pas perdu leur contact avec le col et on saisit la lèvre antérieure.

Je n'aime pas du tout cette façon de faire, malgré son apparente simplicité. Il est très difficile de saisir ainsi le col et surtout de le bien saisir ; on tâtonne, on perd du temps ; quand on croit avoir saisi le col, il se trouve qu'on a tout bonnement pincé la muqueuse vaginale, ce qui, dans le cul-de-sac et dans la paroi antérieure, peut avoir des inconvénients à cause du voisinage de la vessie et ce qui, dans tous les cas, provoque une douleur inutile. Plus souvent on se blesse les doigts, ce qui n'est pas agréable ; cela vous donne une mine dépitée que les assistants prennent pour un signe de mauvais augure, surtout si l'opération ne vous a été consentie qu'à regret et sur votre insistance ; enfin, la malade agacée perd patience et confiance.

Tant de petits malheurs peuvent être facilement évités si on opère toujours sous le contrôle *de la vue*. On prétend, il est vrai, qu'un bon chirurgien doit avoir un œil au bout de ses doigts ; mais je ne suis pas un bon chirurgien et j'aime toujours à supposer que mes lecteurs ne le sont pas plus que moi.

Si l'on veut procéder avec rapidité et à coup sûr, deux doigts lubréfiés avec de la vaseline phéniquée, sont introduits dans le vagin et poussés doucement jusqu'au col, ou mieux derrière le col jusque dans le cul-de-sac postérieur ; sur le guide des doigts, on introduit ensuite la valve périnéale qu'on enfonce également jusqu'au cul-de-sac et, les doigts retirés, on déprime le périnée en tirant sur le manche ; si la valve n'est pas trop courte ou si le vagin à parois relâchées n'est pas trop long, cela suffit pour rendre le col accessible à la vue et permettre de le pincer immédiatement. D'ordinaire on doit se donner pour cela un peu plus de peine. Si l'utérus est volumineux et dépasse le pubis, on peut le redresser et abaisser le col en pressant sur le fond ; si on réussit à le rendre accessible, on confie la valve à un aide qui passe la main au-dessous de la cuisse de la malade, on lui recommande de déprimer le périnée avec une certaine force ; et, sans lâcher le fond de la matrice, avec la main devenue libre on prend la pince à griffe et on pince le col avec une facilité relative. Si le fond ne dépasse pas le pubis, c'est déjà un peu plus compliqué ; il faut alors, pour redresser et découvrir le col, relever la paroi antérieure du vagin soit avec une valve plate et étroite qui accompagne le jeu de valves de Simon, soit avec un instrument spécial, le releveur de la paroi vaginale (fig. 42), qui ressemble, à s'y mé-

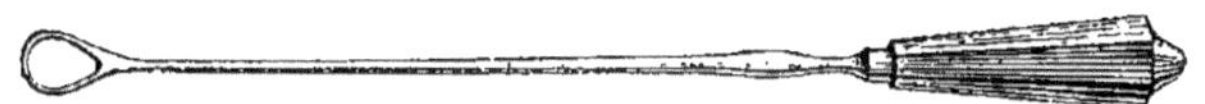

Fig 42. — Releveur de la paroi vaginale de Thomas.

prendre, à une large curette mousse. On peut se passer de l'une et de l'autre. Une pince à pansement munie d'un petit tampon mouillé et exprimé, soulève facilement le cul-de-sac antérieur et fait faire au col un mouvement de bascule dont on profite pour le pincer. J'obtiens d'ordinaire le même résultat par une simple manœuvre digitale ; si je suis déjà assis, je me lève et je me rapproche de la femme ; puis, pendant que je déprime fortement le périnée de la main droite, j'applique à plat les quatre doigts de la main gauche sur le mont de Vénus et j'introduis le pouce aussi loin que possible dans le vagin. En pressant en même temps de haut en bas sur la paroi abdominale et de bas en haut sur la cloison vésicale, j'obtiens ainsi une sorte de pince vivante qui soulève en masse les tissus interposés et fait basculer le col ; je confie alors la valve périnéale à un aide et, de la main droite devenue libre, je pince le col en me courbant assez pour y bien voir et contrôler de mes yeux la bonne application de la pince à griffes.

Maintenant, si on vous dit, qu'avec un de ces procédés on parvient *toujours* facilement à saisir le col, tenez pour sûr qu'on exagère. Dans quelques cas, surtout chez les femmes obèses, on échoue et il faut s'y prendre d'autre façon. Il y a d'abord la ressource de mettre la femme en position latérale gauche de Sims, qui est invariablement suivie de succès : lorsque je prévois que je vais rencontrer des difficultés, c'est même par là que je commence pour m'éviter des tâtonnements désagréables et une perte de temps inutile. Cependant, le tracas inséparable d'un changement de décubitus est agaçant pour la femme et ne manque pas d'inconvénients. Il est préférable de renoncer à la valve de Sims et de lui substituer le large spéculum de Collin à double mouvement combiné ; le col découvert est saisi, on peut opérer avec le spéculum, mais il est préférable, une fois le but atteint, de remettre en place la valve qui est plus convenable pour la suite de l'opération.

Si on ne dispose pas d'un spéculum Collin, celui plus vulgaire de Cusco, qui se trouve entre toutes les mains, peut suffire, pourvu qu'il soit assez long ; seulement, pour introduire la pince à griffe, il faut, dans ce cas, prendre une petite précaution. Si l'on introduit la pince par l'ouverture antérieure du spéculum, on ne pourra plus retirer celui-ci pour le remplacer, une fois le col saisi, par une valve de Sims, et quand on se résignerait à continuer ainsi l'opération, la pince ne pouvant pas être relevée, vers le pubis, masque le champ opératoire et gêne le jeu des instruments. Pour éviter cet inconvénient, il faut glisser la pince entre le spéculum et les lèvres, et une fois dans le vagin, la faire pénétrer dans le spéculum par la fente due à l'écartement des deux valves (comparez les fig. 43 et 44) ; de la sorte la pince, placée latéralement, ne gêne nullement les manœuvres successives et si on veut retirer le Cusco, elle ne s'y oppose pas.

En procédant ainsi avec le secours de la vue, on peut être sûr de bien saisir le col. C'est la lèvre antérieure qui doit être pincée et toujours *sur sa surface vaginale*. Dans d'autres opérations, par exemple dans l'amputation du col par le procédé de Schrœder, ou dans la trachélorraphie, il est avantageux de faire pénétrer une des branches de la pince dans la cavité cervicale et de pincer la lèvre dans toute son épaisseur ; ce procédé pourrait, dans le curage, gêner l'introduction de la curette et de l'écouvillon.

Les crochets doivent être tenus en direction horizontale de façon
à pincer la lèvre *transversalement* à l'axe du col et assez loin de
son bord libre. On doit y aller avec hardiesse, et comprendre entre les crochets une certaine épaisseur de tissu pour avoir une
prise solide. Ce dernier détail est très important. Il n'y a rien de
plus désagréable que de voir la pince lâcher prise au beau milieu de l'opération, et cela arrive infailliblement si on se borne à
pincer la muqueuse ; c'est à même le tissu musculaire qu'il faut

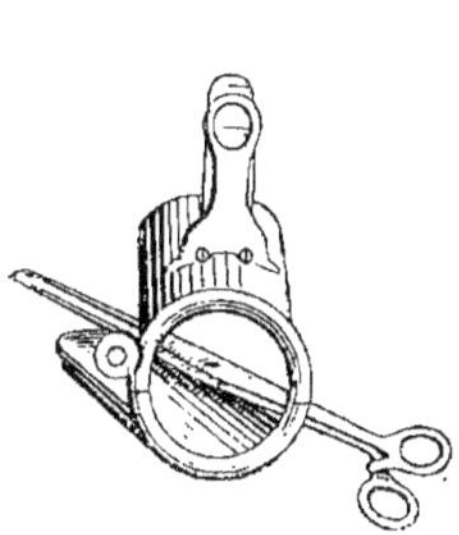
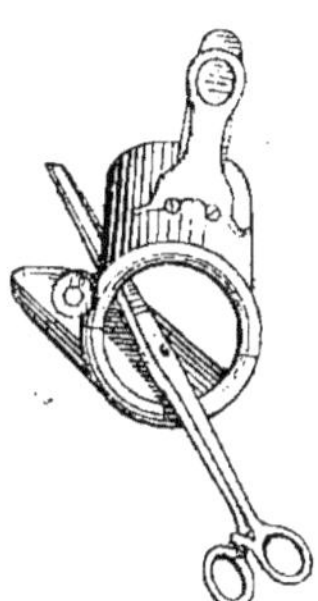

Fig. 43.   Fig. 44.

Bon et mauvais procédé pour introduire la pince dans le spéculum de
Cusco.

mordre sans ménagement. Si on s'aperçoit après coup que la sai-
sie n'est pas assez éloignée du bord libre ni assez *étoffée* pour
assurer une prise solide, il vaut mieux en placer une seconde un
peu plus loin, sauf à retirer la première, si elle est jugée inutile. Chez certaines femmes il n'y a pour ainsi dire pas de museau
de tanche ; on s'arrange alors comme on peut ; généralement on
est obligé, dans ce cas, de placer deux pinces, l'une à droite, l'autre à gauche.

Le pincement du col est en général un peu douloureux, mais la
douleur est passagère. Elle provoque cependant une contraction
réflexe qui peut s'opposer à l'abaissement immédiat. Il vaut mieux
s'arrêter une minute ou deux et faire un peu d'irrigation qui calme la douleur et résout le spasme. On tire ensuite lentement en
avant et en haut la pince à traction pendant qu'on presse ou
qu'on fait presser par un aide sur le fond de l'utérus à travers

les parois du ventre. Je préfère laisser toujours ce soin à un aide pour tenir moi-même de la main restée libre la valve de Sims et la *retirer lentement au fur et à mesure que le col se rapproche de la vulve.* Sans cela, l'extrémité de la valve butte contre le cul-de-sac postérieur et l'abaissement est impossible. C'est pour ce motif que, le col bien saisi, je remplace la valve ordinaire par une autre également large, mais beaucoup plus courte. C'est aussi pour le même motif que la valve de Sims est toujours préférable aux spéculums ordinaires. Avec ceux-ci on ne peut que *fixer* le col, ce qui vaut mieux que rien, mais on ne peut pas *l'abaisser,* ou du moins on ne l'abaisse que très peu.

Les tractions doivent être faites doucement, avec une sage lenteur. D'ordinaire la femme n'en a pas même conscience ; si elle manifeste de la douleur, il faut s'arrêter, lui parler, l'encourager, la distraire, l'inviter à pousser ou, mieux encore, à respirer largement, la bouche ouverte. Tout cela amène le relâchement de la paroi abdominale ; on recommence alors la traction, sans prévenir la femme, avec beaucoup de douceur, et le col apparaît à la vulve.

Parfois il est impossible de l'attirer aussi bas ; cela tient à des conditions pathologiques variées, mais cela n'a pas beaucoup d'importance ; on en est quitte pour opérer moins à son aise. Dans tous les cas l'essentiel c'est que l'utérus soit *fixé* pour qu'il ne se dérobe pas sous la pression des instruments qu'on introduit dans la cavité, et ceci on peut l'obtenir toujours et à peu de frais.

Le col étant amené à la vulve, on confie la pince à un aide en lui recommandant de ne pas tirer trop fortement ; d'ailleurs, après les premières minutes, tout effort est superflu ; l'utérus n'offrant plus aucune résistance et n'ayant pas de tendance à remonter, il suffit de maintenir simplement la pince relevée et appuyée contre le pubis.

VII

Le col étant abaissé, on commence par s'assurer s'il est suffisamment dilaté ; si un doigt pénètre dans le col et dépasse l'orifice interne sans difficulté, cela suffit ; autrement on introduit le dilatateur de Sims, et, le tenant bien appliqué de la main gauche, avec la droite *on fait tourner l'écrou avec lenteur et en s'arrêtant de temps à autre.* C'est le seul temps de l'opération qui soit réellement douloureux ; il faut donc y aller avec une douceur extrême. Lorsqu'on juge que l'écartement des branches est suffisant, on déclanche l'écrou, on détend le ressort, sans saccades, d'un mouvement lent et continu et on ne retire l'instrument que lorsqu'il est fermé. On doit veiller à tenir l'instrument bien appliqué ; sans cela l'utérus le repousse et s'il en est chassé tout à coup, les branches ouvertes, le col pourrait être blessé. Je n'ai jamais vu se produire des déchirures sérieuses ; mais, dans tous les cas, la dilatation ainsi faite est accompagnée d'un peu d'hémorrhagie, ce qui dénonce un traumatisme réel (1). Celui-ci n'a pas d'inconvénients, ou, du moins je n'en ai jamais constaté ; mais si on tient à l'éviter quand même, on donnera la préférence à un sac de Barnes. Cet appareil peut également être préférable lorsqu'on veut avoir une large ouverture, dans les avortements à six mois, par exemple, ou dans les avortements gémellaires, et qu'on s'attend à rencontrer un délivre volumineux. En général, *on ne doit pas s'acharner à obtenir une dilatation excessive* ; c'est du temps perdu sans aucun profit ; il suffit, comme nous l'avons dit, qu'un doigt pénètre sans effort, et comme le col est, le plus souvent, de par l'état de grossesse, mou et dilatable, on y parvient vite et facilement.

La dilatation est d'ailleurs complétée par l'introduction de la sonde de Doléris, une courte irrigation intra-utérine étant nécessaire pour entraîner, avant de commencer le curage, les liquides

(1) Je ne crois pas inutile d'ajouter à ce propos que dans un travail très récent (Curage et perforation utérine, *in Arch. de Toc.*, août 1894), M. Auvard affirme que ce n'est pas avec la curette, mais avec les dilatateurs métalliques qu'on perfore l'utérus. Le dilatateur à 3 branches serait à ce point de vue le plus dangereux, mais celui à 2 branches n'en serait pas moins capable de causer un méfait. M. Auvard en conclut qu'il vaut mieux s'adresser exclusivement à la dilatation lente par l'éponge ou la laminaria et si, au moment d'opérer, elle est jugée insuffisante, recourir au procédé de Hegar. J'ai déjà dit plus haut pour quels motifs je préfère toujours la dilatation par les tentes, et ce nouvel argument en leur faveur produit par M. Auvard n'était pas à laisser passer inaperçu ; mais je crois en même temps que les accidents signalés, s'ils sont dus réellement aux dilatateurs métalliques, peuvent être évités si l'on opère avec circonspection et si l'on s'en tient aux règles ci-dessus.

septiques qui peuvent être retenus dans la matrice. Il arrive parfois que le délivre entier ou un fragment se présentent d'eux-mêmes à l'orifice externe sans le franchir ; rien de plus aisé que de les serrer avec une pince et les extraire. D'ordinaire les choses ne se passent pas simplement et on doit presque toujours commencer par pratiquer le *toucher intra-utérin*.

On parcourt avec le doigt toute la surface de la muqueuse utérine, et si on rencontre un délivre entier, partiellement ou entièrement décollé, on cherche à l'extraire avec une pince. La pince-forceps, à branches démontables, qu'on peut appliquer séparément et aussi haut que possible — il ne faut pas oublier que l'abaissement du col permet de faire tout cela sous le contrôle direct de la vue — la pince forceps est introduite, mise en place et solidement fermée sur le délivre, qui, saisi entre les mors largement fenêtrés, n'a aucune tendance à fuir. Avec quelques tractions légères, accompagnées de petits mouvements de rotation, on parvient à lui faire franchir l'orifice interne et à l'extraire sans encombre.

Si cette manœuvre échoue, ou parce qu'on n'est pas parvenu à bien placer la pince, ou parce que le délivre encore en grande partie adhérent ne cède pas aux tractions, ou parce que, putréfié et friable, il se laisse déchirer, il ne faut pas s'y obstiner, et on recourt immédiatement à la curette.

Je suppose qu'on emploie la curette de Récamier. On l'introduit de la main droite, suivant l'axe du conduit utérin qui, s'il y a une déviation quelconque, se trouve redressé par le fait de l'abaissement, et en même temps on saisit de la main gauche le fond de la matrice à travers la paroi abdominale. Dès que l'instrument a touché le fond de la matrice, ce dont la main abdominale perçoit une sensation très nette, on lui fait décrire des demi-cercles en allant toujours de droite à gauche, de façon à détacher le placenta et à le fragmenter le plus possible. On y parvient en très peu de temps et on voit quantité de détritus et même quelques gros fragments sortir d'eux-mêmes entraînés par le sang ; d'autres plus considérables sont extraits par la curette au moment où on la retire. C'est alors à l'écouvillon de compléter l'œuvre entamée par la curette. Imbibé de glycérine créosotée, on le fait pénétrer dans l'utérus par un mouvement de vrille, qui, sans rien brusquer, doit être très rapide. On le tourne et on le retourne dans tous les sens, de façon à bien *balayer* toute la surface de la cavité utérine, puis on le retire, non pas directement, ce qui serait douloureux, mais par un mouvement analogue et avec lenteur, pour entraîner avec lui les débris détachés et les fragments plus ou moins volumineux que la curette a laissés encore adhérents. Il suffit de répéter la manœuvre deux ou trois fois pour être certain que la place a été complètement nettoyée. Règle générale : *tant que l'écouvillon est retiré chargé de débris placentaires ou muqueux, il faut en introduire encore un autre.* On ne s'arrêtera que lorsque l'écouvillon sera extrait absolument propre ; mais même dans ce cas, il ne faut pas se presser de croire l'opération terminée, *si un nouveau toucher intra-utérin ne donne pas la certitude absolue que la cavité utérine est complètement vide.* Faute de cette précaution il est arrivé à des opérateurs même expérimentés, de laisser quelque chose dans la matrice et de se voir dans l'obligation de recourir à un second curage peu de temps après le premier.

Si le résultat de cet examen est satisfaisant, on procède au *pansement définitif* de l'utérus. On doit toujours le faire précéder d'une irrigation antiseptique intra-utérine chauffée à 50 degrés. On introduit ensuite un gros écouvillon très mou incapable de gratter la surface saignante, dans le seul but de laisser dans la cavité de la matrice le plus de topique possible.

Pour terminer, quelques auteurs conseillent de toujours recourir au tamponnement intra-utérin avec la bande de gaze iodoformée, selon le procédé déjà décrit et sur lequel je n'ai pas à revenir. Le tampon utérin est indispensable dans les septicémies graves et lorsqu'on craint d'avoir laissé dans la cavité des fragments oubliés par le curage ; dans tous les autres cas, il peut être utile, mais on peut s'en passer.

On lave de nouveau à grande eau le museau de tanche, le vagin, la vulve, l'abdomen et les cuisses de la malade ; on pulvérise de la poudre d'iodoforme sur le col et les parois vaginales ; on enlève la pince à griffes et on introduit dans le vagin un gros tampon de coton largement imbibé de glycérine iodoformée, ou bien on fait un tamponnement léger avec de la gaze iodoformée. On retire la valve, on pulvérise sur la vulve, le mont de Vénus, le périnée, etc., de l'iodoforme, et on recouvre le tout d'une large pièce de coton.

Les soins consécutifs sont presque nuls. Si on a mis un tampon utérin, on le retire après 24 heures. Si le tampon est simplement vaginal il peut rester en place 48 heures et davantage. Après l'avoir retiré, il faut faire une bonne irrigation vaginale, et, par précaution, placer un dernier tampon, qui est également retiré deux jours après. Je m'abstiens ensuite d'y toucher davantage, et je conseille absolument de suivre ce précepte. Les manipulations multiples que comportent les irrigations, le tampon, etc., peuvent ouvrir une voie à l'infection, si elles ne sont pas faites avec toutes les règles de l'art, et le praticien n'en a pas toujours le temps. Il vaut mieux s'abstenir.

Cela s'applique, bien entendu, aux seuls cas où il n'y a pas de symptômes septicémiques, car, autrement, les soins et les pansements consécutifs sont de grande importance, et je vais m'en occuper plus spécialement un peu plus loin.

En principe, la femme gardera le lit une semaine et davantage si son état général l'exige ; j'en ai vu se lever et s'occuper de leur ménage 24 heures après l'opération, mais cela n'est pas à recommander. J'employais, au commencement de ma pratique, quelques pilules ou une piqûre d'ergotine, pour contracter la matrice et assurer l'hémostase ; j'ai renoncé à cette pratique superflue. Le seul médicament que j'administre aujourd'hui, c'est la quinine (1 gr. en 3 cachets), le pays où j'exerce étant sujet aux fièvres palustres. Si la femme accuse des douleurs abdominales fortes, ce qui est très rare, avec une piqûre de morphine elle est bien vite calmée ; d'ordinaire elle s'endort toute seule, dès qu'elle est dans un bon lit, propre et chaud, et elle se réveille aussi bien portante que si rien ne s'était passé.

VIII

Il me faut maintenant revenir sur quelques détails que j'ai omis à dessein pour ne pas trop *diluer* la description de l'opération.

J'ai supposé l'emploi de la curette de Récamier dont le maniement est un peu spécial. Avec tout autre modèle il faut procéder autrement. On introduit la curette jusqu'au fond de la matrice, et, appuyant son bord tranchant sur la paroi antérieure, on la râcle en ramenant l'instrument *de haut en bas*. Lorsqu'il est au bout de sa course, sans dépasser l'orifice interne, on recommence toujours dans le même sens, mais sur un autre point de la paroi. On fouille ainsi toute la cavité utérine, le fond, les cornes et les parois latérales en se dirigeant surtout vers les points où le toucher indicateur a révélé l'existence de fragments du délivre, etc., puis, tout à fait à la fin, le canal cervical. Mundé estime que les cornes utérines ne peuvent être atteintes par la curette, ce qui est vrai avec les modèles ordinaires ; il faut, à leur niveau, se servir d'une petite curette à tranchant perpendiculaire (fig. 31 d.). Il faut revenir plusieurs fois sur le même point, de façon à abraser complètement la muqueuse, ce dont on est averti par une sensation spéciale donnée par l'instrument qui mord dans le tissu musculaire sous-jacent et qui est nettement perçue par la main qui ne doit jamais abandonner le fond de la matrice ; parfois aussi, par un bruit spécial qu'on a nommé *cri utérin*. Dans l'endométrite avec hyperplasie scléreuse de la paroi utérine, le cri utérin est presque toujours perçu, même à distance ; il est rare qu'on le constate dans le curage post-abortum avec des parois ramollies. Je déconseille donc formellement de s'acharner à curetter quand même jusqu'à percevoir le cri utérin. Cela est d'abord inutile, parce que si la curette laisse quelque chose derrière elle, il y a l'écouvillon qui achève bien mieux de balayer la place ; c'est ensuite dangereux, parce qu'on risque de perforer la paroi utérine.

D'ordinaire ce n'est pas par ce mécanisme que la perforation de l'utérus est un accident possible ; avec un peu de prudence, si on râcle méthodiquement, sans se presser, toujours dans le même sens, sans brusquerie ni à-coups, si on se sert d'une curette bien tranchante avec laquelle on glisse et on n'appuie pas, on l'évite presque sûrement. C'est surtout pendant l'introduction et la réintroduction de la curette qu'il y a quelque chance de traverser la paroi, par *pression* et non par *section*. La connaissance exacte de la direction du canal cervico-utérin, la rectification des déviations par l'abaissement de l'utérus, enfin la dilatation suffisante de la cavité et surtout des orifices, sont des moyens à peu près infaillibles pour s'en garantir. Lorsqu'on rencontre une résistance anormale il ne faut pas pousser quand même ; il faut agir d'après les mêmes principes qui régissent le sondage de l'urèthre pour ne pas faire de *fausses routes*. Au lieu de s'obstiner, il faut retirer l'instrument, introduire un dilatateur, et après ce complément de dilatation, la curette passera.

Il faut être encore plus attentif lors de la réintroduction de la curette. L'utérus réagit, il se contracte, l'orifice interne se resserre et la curette ne peut plus progresser. Aussi M. Doléris conseille de ne point la retirer (1) tant qu'on n'a pas complètement vidé l'utérus, pour éviter qu'à chaque reprise, le col ne se rétrécisse sur la curette et rende malaisée sa réintroduction. D'autres, qui conseillent de retirer de temps en temps la curette pour évacuer les débris enlevés, exigent, avec raison, qu'à chaque reprise, on dilate de nouveau le col avec un dilatateur métallique.

M. Doléris a signalé une circonstance utile à connaître, parce qu'elle donne l'illusion d'avoir perforé la paroi utérine, mais rien que l'illusion heureusement. « On observe parfois que la matrice « a l'air de s'agrandir en profondeur ; la curette, qui ne péné- « trait que de huit à neuf centimètres au début de l'opération, « pénètre au bout de quelques secondes à dix et douze. On croit « avoir perforé l'utérus et on s'arrête indécis, souvent effrayé et « on hésite à pousser davantage l'instrument qui semble devoir « disparaître tout entier dans la matrice »…. (2). Cela ne peut arriver que dans les matrices molles et extensibles, ce qui est le cas dans l'état puerpéral. Aux premiers coups de curette, il se fait une hémorrhagie ; le sang emplit la matrice qui se laisse distendre et allonger. On en a la preuve en retirant la curette et, si besoin est, en dilatant le col; le sang coule aussitôt au dehors et la matrice reprend ses dimensions primitives. Inutile d'ajouter que, dans les cas de ce genre, il faut redoubler de prudence et aller très doucement.

Quant au choix de la curette, j'en ai déjà dit quelque chose ; en général, la meilleure est celle avec laquelle on est familiarisé.

(1) De l'endométrite et de son traitement. (*Nouv. Arch. d'Obs. et de Gyn.*, 1887, page 131.)

(2) *Loco citato*, page 131.

J'emploie celle de Récamier ou le râcleur de Rifat pour détacher et morceler les gros délivres ; pour les petits débris, pour abraser la muqueuse et pour le putrilage de l'endométrite septique, je préfère une large curette tranchante de Sims montée sur un manche flexible. Au surplus, depuis que M. Doléris a perfectionné la méthode en y ajoutant l'écouvillonnage, ce choix a moins d'importance ; si le curettage n'est pas parfait, l'écouvillon emporte le reste.

L'introduction de l'écouvillon n'offre, en général, pas de difficulté ; s'il ne pénètre pas, c'est qu'il est trop volumineux ou bien que l'axe du conduit utérin n'est pas suffisamment rectifié. Dans le premier cas on prend un autre écouvillon plus mince ; dans le second, on abaisse davantage le col et au moyen de la pince à griffes, on le déplace légèrement, dans un sens ou dans l'autre, jusqu'à ce qu'on trouve l'orientation la plus favorable. Aussi ai-je l'habitude constante, avant d'introduire l'écouvillon, de prendre moi-même, de la main gauche, la pince à griffes. De la sorte on fixe mieux l'utérus, on peut le diriger à son gré et on apprécie mieux la résistance qu'il oppose à l'instrument.

Il ne faut pas oublier, d'ailleurs, qu'il s'agit d'une tige métallique *souple* qui se prête facilement à pénétrer, malgré une certaine courbure du conduit qu'il doit parcourir.

Il m'est aussi arrivé de voir l'écouvillon arrêté dans sa course parce qu'il s'était fourvoyé.... dans le cul-de-sac postérieur. Pour éviter ce petit méfait, il faut piquer droit dans l'orifice externe qui, étant plus large que le reste du canal cervical, permet l'introduction de l'écouvillon sans difficulté ; puis, tout en tournant, appuyer sur son extrémité externe pour l'empêcher de glisser. Plus souvent cette méprise est due à un défaut d'éclairage, surtout si l'on opère la nuit ; le moyen d'y parer se trouve par là tout indiqué.

Très fréquemment, aussi, il arrive qu'après avoir introduit sans accroc un premier et un second écouvillon, le troisième ne pénètre pas. C'est que l'utérus se contracte dès les premières tentatives et le col se resserre en même temps. Cet inconvénient n'en est pas un ; il constitue, au contraire, le plus grand éloge qu'on puisse faire de l'écouvillon, et son meilleur avantage sur la curette. En se contractant, les parois utérines s'appliquent énergiquement sur l'écouvillon, de sorte que les moindres parcelles placentaires adhérentes et les lambeaux de caduque viennent s'offrir d'eux-mêmes à son mouvement giratoire et sont entraînés dans le tourbillon. Le même phénomène se produit, nous l'avons vu, lors de la réintroduction de la curette qui, elle, en est dérangée dans ses fonctions, ce qui exige un complément de dilatation. Pour l'écouvillon c'est plus simple ; on doit en avoir tout un assortiment de différents calibres, et chaque fois qu'on rencontre une résistance marquée on en prend un moins volumineux. Si l'arsenal dont vous disposez est moins riche, il vous en faudra toujours au moins deux d'inégale grosseur. A la rigueur le même écouvillon peut servir une seconde et une troisième fois, pourvu qu'on le lave préalablement dans une solution chaude de sublimé ; on l'imbibe ensuite de la solution créosotée et on le réintroduit. Je n'aime pas cette manière de faire ; d'abord, parce que cela constitue une perte de temps inutile ; ensuite parce que c'est peu sûr comme antisepsie ; enfin, parce que ce lavage, ainsi que je l'ai déjà dit, fait perdre à l'écouvillon l'essence même de son action sur la muqueuse utérine, la rudesse de ses poils ; on pourrait dire de lui, en paraphrasant un mot célèbre, que l'écouvillon sera rude ou qu'il ne sera pas.

Ce qui, par contre, facilite énormément l'introduction de l'écouvillon sans rien lui enlever de ses qualités, c'est l'imbibition dans le mélange de glycérine créosotée, qui d'ailleurs est elle-même très utile à un autre point de vue. M. Doléris a insisté avec raison sur ce détail: « Un des principaux avantages de l'écouvillon, c'est « qu'on peut le charger d'un topique antiseptique qu'il transpor- « tera dans l'utérus, en assurant ainsi, au fur et à mesure du « grattage, la parfaite protection des parties utérines, au point « de vue de l'antisepsie. J'emploie de préférence la glycérine mé- « langée à la créosote pure de bois de hêtre dans la proportion de « 1 à 10. Ce mélange donne une substance demi-liquide qui im- « prègne abondamment l'écouvillon grâce au feutrage serré des « crins qui le constituent. On ne pourrait arriver au même résultat « avec les pinceaux qui s'essuient dans leur passage au col. On « comprend l'avantage qu'il y a à ne râcler une surface absor- « bante au contact de matières altérées, qu'en y introduisant « aussitôt un agent protecteur et très pénétrant. Donc je n'intro-

« duis l'écouvillon que chargé de glycérine créosotée et j'insiste
« surtout sur ce détail opératoire, une fois que l'utérus me paraît
« complètement vidé. »

La créosote est un topique excellent, qui n'a qu'un défaut, son
odeur persistante qui vous poursuit, malgré tous les lavages,
pendant plusieurs heures, et qui vous attire de la part de vos
clientes des questions aimables dans le genre de celle-ci : Docteur,
qui avez-vous tué aujourd'hui ? C'est, cependant, un défaut très
mince vis-à-vis de beaucoup d'excellentes qualités. J'ai cherché
à lui substituer la teinture d'iode, l'acide lactique, la créoline ;
j'en ai fait beaucoup d'essais et je suis toujours revenu à la créosote qui, entre autres avantages, forme avec la glycérine une
espèce d'émulsion sirupeuse qui reste adhérente aux crins de
l'écouvillon et ne s'en détache que lorsqu'on le retourne dans la
cavité utérine ; on la voit alors sortir de l'orifice externe mélan-
gée à un peu de sang et colorée par lui en rouge-violet pâle, mais
il en reste toujours assez. — La proportion ordinaire de 1 de créosote pour 10 de glycérine, ne suffit pas en cas de septicémie
grave, et on va jusqu'à 1 pour 3 et même à parties égales ; alors
le mélange est caustique et irritant ; le vagin, la vulve et la
main de l'aide qui maintient la valve périnéale en gardent une
cuisson désagréable pendant quelques heures. Pour l'éviter, il
faut faire constamment irriguer le vagin et le col par un jet fort
et unique, ce qu'on obtient en enlevant la canule de l'irrigateur.
Il est d'ailleurs indispensable, pendant toute la durée de l'opération, de laver de temps en temps le champ opératoire, par précaution antiseptique et aussi pour y bien voir et enlever le sang
qui masque l'orifice du col. — A défaut d'un appareil à irrigation
continue automatique ou d'un aide capable de la faire discrètement,
sans vous aveugler et sans vous gêner dans vos mouvements, il
vous faudra vous arrêter de temps à autre et irriguer vous-même.

La question de l'asepsie définitive de la cavité utérine est si
importante que beaucoup de chirurgiens ne se contentent pas de
l'écouvillon et terminent par une injection *utérine*. Ainsi, Auvard
injecte avec une seringue spéciale de la glycérine créosotée,
Pozzi de la teinture d'iode ; quelques-uns abandonnent dans la
cavité un bâtonnet d'iodoforme ; j'ai moi-même proposé une
mèche imbibée d'acide lactique ; d'autres encore une injection de

perchlorure de fer. Ces derniers pensent, avec le sel ferrique,
éviter aussi l'hémorrhagie consécutive, précaution bien superflue, puisqu'elle n'est jamais considérable, et que, d'ailleurs, il
n'y a pas de meilleur moyen de la faire cesser que l'irrigation à
50 degrés dont on doit toujours faire précéder le dernier écouvillon. Le rôle de cette irrigation est multiple et considérable ; en
outre de son action antiseptique, elle a surtout pour but de décider l'occlusion des orifices vasculaires, de favoriser la contraction utérine et enfin d'entraîner les petits caillots de sang ou les
débris qui pourraient rester encore dans la matrice.

Si, par hasard, l'hémorrhagie continue quand même, il y a un
autre moyen pour la combattre, bien meilleur, que l'injection de
perchlorure de fer ; le tampon intra-utérin. Ainsi que je l'ai dit
plus haut, quelques-uns voudraient y recourir dans tous les cas ;
je crois que c'est trop de zèle. Je réserve le tampon utérin à la
gaze iodoformée, d'abord à tous les cas de septicémie indistinc-
tement ; ensuite, lorsque j'ai un motif de craindre que le curage
n'ait pas été complet ; lorsque l'hémorrhagie post-opératoire persiste et enfin, dans un but préventif, lorsque les pertes antécé-
dentes ont été trop considérables et que la femme est en état d'a-
némie grave ; l'économie, ne fût-ce que de quelques gouttes de
sang, a alors son importance. Hormis ces cas, le tampon est superflu, mais il n'est jamais nuisible et rien n'empêche d'y recourir. Il sera mis en place d'après le procédé que j'ai déjà décrit, et
sur lequel il est inutile de revenir. J'y fais une seule modification
dans la septicémie grave ; la bande de gaze est préalablement
imbibée de glycérine créosotée à 1/10 ; c'est un moyen énergique
pour continuer la lutte contre l'infection dont on ne peut jamais
savoir si la défaite est définitive. Le tampon peut être laissé en
place 24 heures. Si, en le retirant, il ramène avec lui des débris
putrides, à odeur infecte, et surtout si la fièvre persiste, on doit
y recourir une seconde et une troisième fois, mais en le faisant
précéder d'une abondante irrigation utéro-vaginale avec un antiseptique quelconque, le sublimé excepté, dont j'ai déjà dit que je
crains beaucoup les effets toxiques.

Pour éviter cette éventualité de devoir recourir à un second et
à un troisième tampon, M. Pozzi s'y prend d'autre façon. « On
« saisit avec une pince longue et droite l'extrémité d'une *lanière*

« *quadruple* de gaze iodoformée, large de deux travers de doigt et
« longue d'environ 40 centimètres ; on la pousse jusqu'au fond de
« l'utérus et on l'y tasse *comme on plombe une dent*. On enfonce
« ainsi deux ou trois lanières et même davantage, en les mar-
« quant par un signe distinct, de façon à pouvoir retrouver plus
« tard l'ordre dans lequel elles ont été mises : et cela jusqu'à ce
« que la cavité soit modérément remplie et sans que ce tassement
« ait été fait avec effort. *La dernière bandelette de gaze placée est
« enlevée le lendemain* ; quant aux suivantes, *on les retire succes-
« sivement* dans l'espace de trois à quatre jours, suivant que la
« malade les supporte plus ou moins bien. On fait suivre l'*ablation
« totale* du tampon d'une irrigation intra-utérine chaude (1). »

Ce procédé est plus expéditif et moins tracassier, mais je crois
l'autre plus sûr et plus efficace.

Au moment de retirer les pinces à griffes, j'ai vu des confrères
novices s'embarrasser dans les plis du vagin et se donner beaucoup de peine. Voilà comment il faut s'y prendre : ouvrez un peu
la pince ; les griffes en s'écartant lâchent prise aussitôt et le col
est libéré. A ce moment, on est instinctivement porté à serrer la
pince pour l'extraire fermée et, sans faute, en la fermant on
accroche quelque chose. Vous devez, au contraire, l'ouvrir davantage et en la retirant, faire longer aux branches les parois latérales du vagin ; comme les griffes sont tournées en dedans, elles
ne peuvent rien pincer et l'extraction se fait sans encombre.

Ce luxe d'explications et de recommandations, tous ces menus
détails pourraient d'aventure faire penser à ceux qui ne l'ont
jamais pratiqué, que le curage de l'utérus est un acte compliqué
ou malaisé ; rien n'est plus banal, au contraire, lorsqu'on en a
un peu l'habitude. C'est seulement le souvenir des difficultés que
j'ai rencontrées dans mes débuts, et l'espoir d'éviter à mes confrères l'embarras où je me suis trouvé, qui m'ont induit à de si
minutieux commentaires ; il ne faut pas leur donner une autre
signification ; c'est à tel point que dans un de mes mémoires antérieurs, j'ai donné au curage post-abortum le nom de PANSEMENT
ANTISEPTIQUE DE L'UTÉRUS, et, en effet, il ne s'agit pas d'autre chose.

(1) CHARRIER. Du curettage précoce dans l'infection puerpérale envisagé
comme moyen thérapeutique et prophylactique. (*Archiv. gén. de méd.*, août
1891.)

IX

Nous avons vu que lors de la présentation officielle du curettage post-abortum à la Société d'obstétrique et de gynécologie de Paris, cette méthode de traitement avait été, à la presque unanimité, repoussée comme barbare, violente et dangereuse. Par une singulière coïncidence, les contemporains de Récamier et leurs successeurs immédiats ont salué des mêmes termes l'apparition de la curette. « Nous n'ignorons pas, dit Walton (1), que « pendant longtemps on a considéré à tort le curage de l'utérus « comme une opération *brutale*. Aran la déclare une pratique « *hasardeuse* ; elle est pour Becquerel, *barbare*.... ; nous pouvons « affirmer que l'opération est réellement bénigne. Ce qui n'em-« pêche qu'on trouvera encore aujourd'hui des opérateurs qui la « qualifieront de hasardeuse, barbare, excentrique, audacieuse, « mortelle, etc. »

Il faut s'entendre sur la *valeur scientifique* de certains mots qui, au bout du compte, ne sont que des mots. Que veut-on dire lorsqu'on lance à la curette, du haut de la chaire ou de la tribune, l'accusation d'être *violente et brutale* ? Le bistouri et le couteau à amputation et le cautère et la clef de Garengeot ne sont pas, que je sache, des moyens d'une douceur extrême, ce qui ne les empêche pas d'être employés partout et recommandés par tout le monde. Mais la curette est dangereuse. Ceci est contestable. Admettons-le pour un instant ; est-ce une raison suffisante pour la condamner au bûcher comme une œuvre diabolique ? Donnez-vous la peine de parcourir un prix courant de droguerie et vous trouverez à la lettre A : Acétanilide, acides (cyanhydrique, chlorhydrique, nitrique, sulfurique, etc.), aconit, aconitine, antipyrine, arsenic, etc. ; je vous fais grâce des lettres restantes de l'alphabet qui ne sont pas moins riches en poisons violents et dangereux et que vous n'employez pas moins à tout moment. C'est affaire de posologie, dira-t-on. Ceci aussi est contestable ; mais passons. Et le chloroforme ? Il n'y a pas un chirurgien qui s'en prive, fût-ce pour un *bobo*; et pourtant on n'a pas encore trouvé le moyen

(1) Le curage de l'utérus. Bruxelles, page 10.

de prévenir et d'empêcher les accidents terribles de l'anesthésie. Bref, si on prétendait bannir de la thérapeutique les moyens qui peuvent être dangereux, elle en serait réduite aux compresses de Preissnitz, et encore ! elles peuvent parfaitement vous donner une fluxion de poitrine.

Venons aux objections plus précises et formulées d'après des faits constatés. Elles ne s'adressent pas seulement à la curette, mais à la méthode tout entière jusqu'à et y compris ses actes accessoires. Ainsi, on a dit que la dilatation et le pincement du col ont été souvent la cause d'accidents sérieux et même mortels, phlébite, métrite, abcès pelviens, péritonite, etc. Rien de plus vrai ; mais ce qui détruit complètement la portée de cette objection, c'est qu'on *s'appuie sur des faits antérieurs à l'avènement de l'antisepsie*. Or, on ne peut raisonnablement opposer aujourd'hui aux partisans du curage, les mêmes arguments que Velpeau et P. Dubois opposaient à Récamier et à Robert 1849 (1). Voyez-vous d'ici Spencer Wells et Kœberlé et les gynécologues modernes renonçant à l'ovariotomie parce que du temps.... d'Hippocrate, elle était fatalement mortelle ! — Tout le monde sait que les accidents septiques dont il s'agit sont parfaitement évitables, à la seule condition que les mains du chirurgien et ses instruments et les parties génitales de la femme soient convenablement désinfectées. Quant aux tentes dilatatrices, nous avons vu avec quel soin elles doivent être préparées, de sorte que non seulement elles sont aseptiques elles-mêmes, mais qu'elles peuvent modifier favorablement la muqueuse déjà infectée par l'iodoforme qu'elles véhiculent dans la cavité utérine.

L'abaissement du col a soulevé des appréhensions d'un autre genre : la statique ultérieure de la matrice n'en serait-elle point compromise ? et on en conclut qu'il vaut mieux s'en passer. Tout récemment encore des partisans du curage (2) ont formulé cette opinion que je n'hésite pas à considérer comme erronée. L'abaissement du col et la valve de Sims sont les deux clefs de voûte de la gynécologie moderne, et on ne saurait s'en passer, par exemple, pour les opérations plastiques sur les parois vaginales.

(1) Séances de l'Académie de médecine du 6 nov. 1849 et 22 janv. 1850.
(2) BOUTEIL. Curettage de l'utérus, sans abaissement forcé à la vulve. (Thèse de Paris 1893.)

Quant au curage, tout ce qu'on peut concéder, c'est que l'abaissement n'est *pas indispensable* ; moi-même j'ai déclaré plus haut qu'à la rigueur on peut opérer sans abaissement préalable, lorsqu'on ne dispose pas d'une valve de Sims ou autre instrument analogue ; mais hormis ce cas de force majeure, comme l'abaissement est *très utile* et qu'il n'est pas *dangereux*, il vaut infiniment mieux y recourir. Sans doute, avec un peu d'adresse et d'habitude, on parvient toujours à introduire dans l'utérus les instruments destinés à le dilater, à le laver et à extraire les résidus placentaires ; mais c'est là un tour de force parfaitement superflu et qu'on ne saurait imposer aux praticiens, ou novices, ou pas assez doués au point de vue chirurgical. D'une opération malaisée, cette simple manœuvre, qui ne présente par elle-même ni danger ni inconvénient, fait une opération élémentaire ; elle met *l'orifice du col à portée des yeux de l'opérateur et le fond de l'utérus à portée de son doigt* ; ceux qui n'y ont jamais recouru, ne peuvent se faire une idée de combien cela simplifie les manipulations les plus difficiles.

Il ne faut pas oublier non plus que, dans l'espèce, il s'agit d'un utérus, dont les ligaments suspenseurs sont ramollis et allongés par l'état de grossesse, de sorte que l'abaissement jusqu'à la vulve ne provoque aucun tiraillement douloureux. M. le Professeur Pajot avance avec une douce ironie qu'il est *presque agréable* (1) ; je n'irai pas jusque-là, mais j'affirme que la généralité des femmes ne s'en aperçoit presque pas. Au surplus, pour ce qui concerne les suites éloignées de cet abaissement qu'on semble particulièrement redouter, je l'ai pratiqué au moins un millier de fois, et jusqu'à 10 fois de suite chez la même femme, sans jamais observer le moindre inconvénient ; les femmes ne se sont jamais plaintes de douleurs ni aux aines, ni ailleurs ; elles n'ont éprouvé aucune difficulté à la miction, ni à la défécation ; une fois levées elle n'ont accusé aucune souffrance pendant la station assise ou pendant la marche ; elles ont pratiqué le coït sans souffrance ; enfin, plusieurs d'entre elles ont été suivies pendant plusieurs mois, touchées et examinées au spéculum, et je n'ai jamais remarqué aucun changement dans la position de la matrice.

(1) Pajot. De la cautérisation et du curage dans le traitement des endométrites. (*Ann. de Gyn.* 1888, page 404.)

La curette est l'objet d'accusations bien autrement graves. Je laisse de côté les accidents septiques qu'on lui attribue en s'appuyant sur des faits déjà anciens et qui, antérieurs à l'antisepsie, n'ont aucune valeur ; il est même étonnant que du temps de Récamier ils ne fussent pas plus fréquents. Les chefs d'accusation sont au nombre de quatre : 1° Elle produit des hémorrhagies graves, parfois mortelles ; 2° Instrument aveugle, elle expose à la perforation de l'utérus ; 3° Elle ouvre des nouvelles voies à l'absorption septique ; 4° Elle est insuffisante.

Que la curette produise une perte de sang, je n'y contredirai pas. Qu'elle soit tranchante ou mousse, elle coupe ou elle déchire les tissus, d'où hémorrhagie inévitable, tout comme le bistouri, qui est bien loin, je pense, d'être relégué au musée des antiquités. Mais on prétend que « souvent l'hémorrhagie, loin de s'arrêter, « redouble d'intensité et par suite met les jours de la femme en « péril (1) ». Cela ne m'est jamais arrivé, ce qui, je l'avoue, n'est pas un argument sérieux, mais je ne le vois pas non plus signalé par d'autres observateurs. M. Doléris est très catégorique à ce sujet ; Lessona, à propos d'un cas de Moser où l'hémorrhagie fut très grave, réplique que ce cas est absolument exceptionnel et il lui oppose 81 observations dans lesquelles l'opération n'a jamais été suivie d'hémorrhagie. Wisard est encore plus explicite ; s'appuyant sur la pratique considérable des chirurgiens et gynécologues de Genève et de Lausanne, il s'écrie : « Jamais, au grand « jamais, le curage n'a produit d'hémorrhagie et tous ceux qui « pratiquent l'opération, l'attesteront ; bien au contraire, par « l'irritation que la curette détermine, elle favorise la contraction « des fibres musculaires lisses de l'utérus et est par cela même un « excellent hémostatique.... Personne de ceux qui font le râclage, « n'ayant eu l'occasion de l'observer, il est inutile de discuter une « accusation qui est sortie entière de l'imagination des adversai- « res de la méthode (2). »

Maintenant si vous consultez les gynécologues qui traitent par le curage l'endométrite végétante, ils vous diront que les granulations saignent tant qu'elles ne sont pas complètement abrasées,

(1) BOURGOGNE. Conduite à tenir pendant la délivrance dans l'avortement. Thèse de Paris, 1891.
(2) *Loco citato*, page 30.

à tel point que l'hémorrhagie dure autant que l'opération, et que, si elle persiste après le curage, cela signifie qu'il a été incomplet et qu'il faut y revenir.

Il n'en est pas autrement pour le curage post-abortum, et pour ne pas avoir une hémorrhagie sérieuse, il ne faut ni s'amuser, ni s'arrêter en route. D'ordinaire la perte est minime, une centaine de grammes tout au plus, et si elle persiste après le curage, elle est arrêtée par l'injection intra-utérine chaude qu'on fait immédiatement après. Dans les cas, très rares, où elle continue quand même, nous avons déjà vu qu'une injection de teinture d'iode, un attouchement avec l'acide lactique, ou mieux encore un bon tampon à la gaze iodoformée, la suppriment infailliblement.

Plus récemment on a parlé d'hémorrhagie foudroyante survenue dans des conditions que je crois exceptionnelles. M. Gaulard a rapporté, à la deuxième session de la Société Obstétricale de France, un cas où, au premier coup de curette, un énorme jet de sang jaillit, et sans un tamponnement intra-utérin énergique qui put être fait séance tenante, la femme eût été emportée en quelques instants par l'hémorrhagie (1).

M. Gaulard estime qu'un vaisseau important a été ouvert, que la mollesse du tissu utérin et l'absence de contraction ont empêché l'hémostase de se faire, et il en conclut qu'il serait peut-être prudent, pour assurer la tonicité des parois, de donner préventivement un peu de seigle ergoté. Je constate d'abord que ce fait doit être très rare ; sur des milliers de curettages dont les observations ont été publiées, si on a parfois signalé des pertes un peu abondantes, il n'a jamais été question d'hémorrhagie capable de tuer la femme en quelques secondes. Peut-être le seul cas qui soit comparable à celui de M. Gaulard, est celui de M. Moser qui est ainsi commenté par MM. Tarnier et Budin (2) : « Dans une des « observations de Moser les cautérisations au perchlorure de fer « n'ont pas suffi à arrêter l'hémorrhagie. La malade a eu du col- « lapsus et il a fallu tamponner. » — Je crois aussi que le fait de M. Gaulard concerne un curettage post-partum, ce qui aurait son importance, parce que tout le monde admet que, toutes choses égales d'ailleurs, le curage post-partum est sans comparaison

(1) *Rép. Un. d'Obst. et Gyn.*, 1893, page 151.
(2) *Loco citato*, page 507.

plus grave que celui post-abortum. Enfin, la possibilité — et non pas la probabilité — d'une hémorrhagie grave n'a jamais arrêté un chirurgien, si l'opération qu'il va entreprendre est, par ailleurs, justifiée. Tout le monde sait qu'on PEUT blesser la carotide dans la banale amygdalotomie, et on n'a jamais songé à renoncer à la kélotomie, parce que le bistouri PEUT atteindre l'artère épigastrique.

Quant au danger de perforer l'utérus, il est plus réel, puisqu'on en connaît quelques cas authentiques, rares d'ailleurs et qu'on a beaucoup trop exploités pour les besoins de la cause.

Parmi les cas connus, il y en a qui sont dus à une mollesse excessive du tissu utérin, comme dans les deux cas que M. Lannelongue a communiqués à la Société d'obstrique et de gynécologie de Bordeaux (1) ; d'autres qui tiennent à certaines particularités que rien ne peut faire prévoir, comme, par exemple, dans le cas suivant.

OBSERVATION XXVI. — (M. Bar, résumée d'après M. Gerbaud (2). Y., 26 ans, 4ᵐᵉ grossesse ; entre quatre et cinq mois, hémorrhagie très abondante le 18 novembre 1885. Transportée à l'hôpital, on constate que le col est dilaté comme une pièce de 2 francs, et que le segment inférieur de l'utérus paraît plus épais du côté gauche. Tamponnement vaginal. Dès le 19, frissons, fétidité des lochies, etc.; le 23 le fœtus est expulsé ; le délivre est adhérent, inséré près du col. Du 23 au 2 décembre on fait force injections au sublimé, au point que la malade en a de la gingivite ; les injections ramènent fréquemment des débris noirâtres très fétides. Rien n'y fait. Le 2 décembre au soir, mort. Or, voici ce qu'on observe sur une coupe pratiquée après congélation préalable de l'utérus ; le placenta est inséré sur le segment inférieur et arrive presque au niveau de l'orifice interne ; il a les dimensions normales qu'il acquiert au sixième mois de la grossesse, mais sur une longueur de 3 à 4 centimètres, *le placenta n'est distant que d'un quart de centimètre environ de la tunique péritonéale*. Il semble qu'il s'est creusé une loge anfractueuse dans laquelle il a pu prendre un développement considérable ; son épaisseur est, en effet, beaucoup plus marquée en ce point.

Là-dessus M. Bar se demande « ce qui serait arrivé si on « avait pratiqué le curage de l'utérus : pour nous, il est incontes-« table que l'opération serait devenue particulièrement dange-

(1) Séance du 12 avril 1872.
(2) *Loco citato*, page 171.

« reuse ; *une perforation de la paroi eût été presque inévitable*, ou
« bien, si l'opération était restée incomplète, il est évident que
« l'intervention n'aurait pas atteint le but que l'on recherche. »
Soit, mais la perforation eût été *presque certaine*, et puisque *la
femme est morte tout de même non délivrée*, il n'y aurait pas eu grand
mal, je pense, à courir quelque risque pour la sauver. Je pourrais aussi remarquer qu'il s'agit, dans ce cas, d'une anomalie, et
qu'on ne peut utilement y asseoir une polémique pour ou contre
la curette; mais je préfère en tirer l'enseignement qu'il comporte:
le segment inférieur étant beaucoup plus mince que le reste de la
paroi utérine, lorsque le délivre retenu y a pris son insertion,
il faut être beaucoup plus circonspect dans le maniement de la
curette à son niveau, une perforation de la paroi ayant plus de
chance de s'y faire.

Il ne faut pas oublier, d'ailleurs, que presque toutes les perforations ont lieu précisément au point de jonction entre le col et le
corps. Ceci tient en partie à la plus grande minceur des parois et
aussi à ce qu'on ne prend pas assez soin de *rectifier* la courbure
de l'axe utérin. J'ai insisté sur ce détail à propos de l'abaissement du col qui est le meilleur moyen d'y parvenir. Si, avec cela,
on prend garde d'opérer avec un col bien dilaté, qui n'oppose pas
de résistance à l'introduction de la curette ; si celle-ci n'est pas
défectueuse — les curettes à boucle ou à cuiller larges et un peu
épaisses sont à ce point de vue les meilleures, — je pense que,
hormis les cas de dispositions anatomiques exceptionnelles dont
j'ai parlé, avec un peu de prudence on peut aisément parvenir à
éviter une perforation. Jusqu'à il y a quelques mois je n'étais pas
éloigné de croire qu'il fallait, pour perforer l'utérus avec la curette,
une certaine dose de maladresse. Des faits publiés récemment
semblent me donner tort. Des chirurgiens illustres, tels que Veit,
Olshausen et Martin ont relaté des faits de perforation avec
hernie de l'intestin ou de l'épiploon dans la cavité utérine (1), et
en face de noms d'une pareille notoriété, je n'ai qu'à m'incliner.
Cependant, ces faits sont si rares vis-à-vis des milliers de curettages pratiqués tous les ans avec succès, que je n'en persiste pas
moins à conclure que la perforation de l'utérus par la curette est

(1) Voyez à ce sujet : DUPUY. De la perforation des parois utérines par
la curette. *Le Progrès médical*, 21 juillet 1891, page 36.

un accident *possible*, mais nullement *probable*. Cela étant, je n'y vois pas un motif suffisant pour la proscrire. Ne voit-on pas qu'en pratiquant une kélotomie, *on peut* perforer l'intestin et que cela est arrivé à Dupuytren lui-même ? Je n'y vois pas non plus, et surtout, un motif suffisant pour déconseiller et défendre l'usage de la curette à tous ceux — et ils sont légion — qui ne sont pas des gynécologues consommés. Évidemment pour faire un curage il faut commencer par en étudier et en bien connaître les détails techniques, ne pas être un sot présomptueux et agir toujours avec circonspection et prudence, mais il n'y a là rien de spécial à la curette ; les plus petites opérations de chirurgie journalière l'exigent également.

Le fait de perforation le plus *illustre*, pour ainsi dire, est celui du Dʳ B..., de Berlin qui, dans un avortement incomplet de 5 mois, après insuccès de la méthode expectante, se décide, le 23 juin 1886, à faire le curage. La femme mourut quelques heures après. On fit l'autopsie et on trouva une péritonite causée par *trois perforations utérines*. Le tribunal condamna B... à deux mois de prison pour *grossière maladresse*, pour avoir tenté une opération qu'il ne connaissait pas, « *opération cependant facile et qu'il serait désirable que chaque médecin sût faire* (1) ». On a voulu exploiter ce fait isolé pour inculquer aux praticiens une crainte salutaire de cet abominable instrument et faire briller à leurs yeux la perspective d'une action judiciaire. On aurait mieux fait, je pense, de s'inspirer des derniers mots du jugement, pour leur apprendre à le manier avec adresse. « Le médecin ordonne à sa « guise les poisons les plus violents, dit M. Doléris, qu'il ne faut « toujours citer (2), vous ne lui refusez pas le droit de crever un « œil sous prétexte de cataracte, ou de trouer un intestin sous « couleur de kélotomie, même de mettre son forceps à tort et à « travers un peu partout. Vous le contrôlez encore moins et vous « n'avez aucun droit de l'accuser lorsqu'il fait geler un typhique « par les bains froids ; vous ne le pourriez pas davantage s'il le « faisait bouillir dans des bains chauds... et on veut l'effrayer

(1) Cité par Wisand, d'après le *Deutsch. Meditz. Wochenschrift* du 15 juillet 1886.

(2) *La thérapeutique intra-utérine, ses prétendues difficultés et les dangers qu'on lui attribue. Nouv. Arch. d'obst. et de gynéc.*, 1889, page 301.

« par la responsabilité qu'il est sensé encourir en imitant quel-
« ques-uns des maîtres dans les procédés les plus vulgaires de la
« thérapeutique intra-utérine? »

Au surplus, si on craint tellement la curette, on n'a qu'à se servir de l'écouvillon qui, lui, n'a jamais causé aucun méfait. Avec
un balai de crins je défie qui que ce soit de faire un malheur
quelconque. C'est même pour ce seul motif que M. Doléris a proposé cet instrument, — car, pour lui, il préfère la curette — et
c'est de l'écouvillon que M. Pajot lui-même a dit qu'il constitue
un *moyen excellent et sans danger de nettoyer la cavité utérine.*

C'est justement par cette apparence inoffensive de l'écouvillon
que j'ai été converti à la méthode d'intervention et les premiers
faits que j'ai publiés ont trait au seul écouvillonnage de l'utérus.
Plus tard, enhardi par un succès constant, je me suis demandé
si le mal qu'on disait de la curette n'était pas aussi fantaisiste
que le reste et j'en ai essayé. Je ne suis pas près d'y renoncer,
bien au contraire ; mais une expérience personnelle très étendue
me permet d'affirmer que, dans le plus grand nombre des cas
d'avortement, l'écouvillon seul peut suffire, et que les praticiens
trop timorés qui craignent la curette peuvent s'y adresser en
toute confiance. Dans l'endométrite ancienne, ce n'est plus la
même chose ; l'écouvillon ne suffit plus et la curette est de rigueur ;
mais cela ne rentre pas dans mon sujet.

Il n'y a pas lieu d'ailleurs d'établir un parallèle entre les deux
instruments, car loin de s'exclure, ils se complètent l'un l'autre.
La curette qui détache bien les fragments adhérents, est un mauvais extracteur ; l'écouvillon, qui est moins puissant pour râcler
la muqueuse, emporte dans son tourbillon tout ce qui flotte dans
la cavité ou reste simplement collé à la paroi. En outre, quoi
qu'on fasse, il peut arriver qu'en promenant la curette sur la
paroi utérine, un point insignifiant reste oublié ; l'écouvillon sur
lequel l'utérus se contracte et avec qui il prend un contact intime,
assainit forcément les points oubliés par la curette. Aussi,
M. Doléris a raison lorsqu'il le définit : *l'instrument du coup de
balai de la fin.*

Je ne m'étendrai pas beaucoup sur les dangers que la curette
fait courir de par l'ouverture de nouvelles et larges voies d'absorption aux produits septiques dont est remplie la cavité utérine,

Ceux qui soulèvent cette objection oublient que le curage de l'utérus ne doit pas être envisagé comme l'invention saugrenue d'un esprit chercheur et aventureux ; il n'est que l'application logique de ces mêmes principes qui ont révolutionné et qui régissent aujourd'hui la chirurgie tout entière. Que fait-on pour une plaie extérieure envahie par la septicémie ? On l'irrigue, on la nettoie, on la râcle et on la cautérise. On ne craint pas d'ouvrir ainsi des nouvelles voies à l'absorption, puisque du même coup on éloigne les produits septiques qui l'empoisonnent. Il n'en est pas autrement de la cavité utérine. D'ailleurs, l'écouvillon échappe victorieusement à cette objection, par la créosote dont il est imbibé et dont il imprègne les tissus au fur et à mesure qu'il les déchire.

Le reproche d'insuffisance est plus grave que les précédents, car enfin, si après s'être donné tant de tracas, on ne devait aboutir à rien du tout, ce ne serait pas la peine de changer..... de gouvernement. Je laisse de côté les cas de septicémie grave que le curage n'est pas parvenu à guérir. Il s'agit là d'une insuffisance relative à propos de laquelle nous reviendrons au chapitre suivant. La question est tout autre : votre curette, nous dit-on, ne sert à rien, puisque, de l'aveu même d'un de ses partisans (Mundé), elle ne parvient pas à nettoyer les cornes de l'utérus. L'emploi d'une curette plus petite (Lessona) et l'invention de l'écouvillon ont victorieusement répondu à cette objection. Mais il y a plus ; on a vu, quelques heures ou plusieurs jours après un curage des plus soigneux, la femme être prise d'hémorrhagie ou de douleurs utérines et expulser spontanément un fragment de délivre, voire même un membre fœtal ! Les faits cités sont vrais ; il y en a un de Skyedelrup, un second de Moser (1) un troisième de Doléris lui-même (2). Dans le cas de Moser (cité par Budin et Tarnier) une fois qu'on eut râclé, lavé, cautérisé au perchlorure de fer, on ne fut pas peu surpris de voir, le lendemain, sortir un fœtus sans jambes long de 6 à 7 centimètres, ce qui, j'en conviens, est assez cocasse, et on insinue discrètement que s'il n'y a que trois cas connus, il doit en exister beaucoup d'autres que leurs auteurs ne se sont pas empressés de livrer à la publicité,

(1) Cités par LESSONA, *loco citato*, page 159.
(2) Obs. V de son mémoire.

ce qui, après tout, est possible. Pour ce qui me concerne, et pour éviter ce reproche, je joins ici l'historique résumé d'un cas où pour la première et, j'espère, la dernière fois, j'ai eu pareille mésaventure.

OBSERVATION XXVII. — Au mois de juin 1891, le Dr Jacques Bey, indisposé, me prie, d'aller voir une de ses clientes Mme C...., qui a fait une fausse couche de 4 mois, depuis une semaine. Je constate une rétention du délivre. Col mou et dilatable. Hémorrhagie profuse et petits accès de fièvre. Après antisepsie, je pratique, le même jour, quelques heures plus tard, le curage avec curette et écouvillon. J'extrais un délivre entier en plusieurs gros fragments ; mais avant de finir, *je néglige d'introduire le doigt, pour constater que tout le délivre a été enlevé.* Suites immédiates excellentes, mais quelques jours après Mme C ... se met à perdre de nouveau, et la perte devient assez forte et persistante pour m'obliger à une nouvelle intervention, trois semaines après la première. Extraction avec l'écouvillon seul d'un fragment de délivre gros comme une noix. Guérison définitive.

En parlant des perforations ou lacérations de la paroi utérine produites pendant la délivrance artificielle post-partum, Velpeau déclare « que c'est à la maladresse de l'accoucheur et non à l'opération en elle-même qu'il faut s'en prendre ». La phrase soulignée dans mon observation montre qu'effectivement la maladresse y a eu sa part. Je n'oserais pas affirmer qu'il en est de même pour les autres faits connus, mais la chose me semble probable.

On aura pu se convaincre, d'autre part, que l'insuccès n'a eu d'autre inconvénient qu'une légère atteinte à ma réputation professionnelle ; car, quant à la femme, grâce à une seconde intervention beaucoup plus facile et bénigne que la première, elle n'en est pas moins guérie d'une façon définitive. D'ailleurs, il n'y a guère de méthode, ni d'instrument, ni de.... chirurgien qui puisse prétendre à la perfection et à l'infaillibilité ; le *quandoque dormitat* d'Horace est toujours vrai et applicable à toutes les choses d'ici-bas. Il est certain, dans tous les cas, que les échecs thérapeutiques du curage sont très rares et constituent une minorité négligeable vis-à-vis des milliers de cas où cette méthode de traitement a donné des résultats excellents, rapides et définitifs.

Je crois donc ne pas m'être trompé en affirmant que lorsqu'un praticien a décidé, dans sa conscience, que dans un cas donné une intervention s'impose, c'est par l'opération réglée et méthodique que je viens de décrire et non par des essais timides et sans esprit de suite, qu'il doit procéder. Pareil en cela à tout autre acte chirurgical, le curage post-abortum peut avoir ses *aléas* ; mais, quelle que soit l'époque de la grossesse, que le col soit ouvert ou fermé, que le délivre soit ou non décollé, qu'il soit ou non putréfié, gros ou petit, entier ou fragmenté, qu'il s'agisse même d'un minime lambeau de caduque, le praticien peut compter sur un résultat complet et définitif. Avec une dose d'adresse vulgaire, s'il sait tout bonnement se servir de ses mains avec prudence et persévérance, ni l'instrument, ni la méthode ne failliront jamais à son attente légitime.

CHAPITRE VIII

Indications de l'intervention par le curage. — Intervention tardive, précoce et préventive. — Contre-indications. — Statistique et conclusion.

Maintenant que nous connaissons l'arsenal thérapeutique dont le praticien dispose pour combattre les complications de l'avortement et la façon de s'en servir, il nous reste à déterminer dans quelles occasions il pourra ou devra s'y adresser ; en d'autres mots : quand doit-on intervenir ?

Les indications d'une intervention active se réduisent, somme toute, à deux seulement : hémorrhagie et septicémie ; mais, ainsi que nous l'avons vu, on est loin d'être d'accord sur la valeur qu'on doit leur attribuer dans leurs modalités et leurs nuances nombreuses. Voilà pourquoi j'ai dit plus haut que parmi ces indications il y en a de *pressantes* que tout le monde accepte ou à peu près ; d'autres simplement *facultatives* qui prêtent à discussion. Je me propose dans ce dernier chapitre de les passer successivement en revue, les soumettre au crible d'une critique sévère et d'en tirer ensuite les conclusions, qui sont l'objet même de ce travail.

1

De toutes les indications d'intervention, l'hémorrhagie est, d'après moi, la plus fréquente. Je suis en cela en désaccord absolu avec les partisans de l'expectation, même modérée, pour qui « l'hémorrhagie constitue très rarement une indication de la dé- « livrance artificielle (1) ». M. Charpentier qui pourtant a été un

(1) Porak. *Bull. et mém. de la Société Obs. et Gyn. de Paris*, séance de juillet 1889, page 100.

des premiers, en France, à préconiser et à défendre le curage post-abortum, considère également l'*hémorrhagie seule* comme une indication rare ; pour lui, « la conservation d'un cotylédon, « dans un milieu aseptique, ne présente pas de graves dangers. « Il *suffit ordinairement de combattre l'hémorrhagie par un bon* « *tamponnement*, et il est très fréquent de trouver, quand on re- « tire le tampon au bout de 24 heures, les débris de l'œuf expul- « sés spontanément(1). »

Les résultats de ma pratique personnelle ne me permettent pas d'accepter ces conclusions ; mais je peux étayer mon opinion sur une meilleure autorité que la mienne, celle de Mundé. Sur 57 cas de curage post-abortum qu'il rapporte, la cause décisive de l'intervention a été 52 fois l'hémorrhagie (dont 8 fois très grave) et 5 fois seulement la septicémie (2).

Une hémorrhagie unique, grave, foudroyante, mettant la vie de la femme en danger immédiat, est chose rare dans l'avortement des premiers mois. Elle l'est moins aux 5ᵉ et 6ᵉ mois, si le délivre décollé en grande partie n'est pas expulsé immédiatement après la sortie du fœtus ; on est alors à peu près dans les mêmes conditions que dans l'accouchement à terme. S'adressera-t-on aux injections intra-utérines chaudes ? Il ne faut pas y compter. Elles exigent du temps pour être efficaces, et lorsque le sang coule à flots, les minutes elles-mêmes sont précieuses. Il faut à tout prix arrêter l'hémorrhagie, ce qui ne peut s'obtenir que de deux façons : ou délivrer la femme par un procédé quelconque ; ou faire un *tamponnement vaginal et utérin*, très serré, antiseptique et parfait.

J'ai déjà dit, à propos du tamponnement intra-utérin, pour quels motifs je lui préfère le curage ; mais, néanmoins, je le considère comme un moyen excellent. Par malheur il n'est pas assez orthodoxe pour les partisans de l'expectation, qui ne le recommandent guère, et ont recours exclusivement au tamponnement vaginal. Or, celui-ci, à lui tout seul, est de beaucoup moins efficace ; il se laisse facilement transpercer et après deux ou trois

(1) Société Obstétricale de France. Deuxième session. Séance du 5 avril 1893. Discussion sur le curettage utérin dans les suites de couches.

(2) *American Journ. of Obst.*, 1883, page 142. D'après le *Rép. Un. d'Obst. et Gyn.*, 1886, page 471.

heures d'accalmie apparente, l'hémorrhagie recommence de plus belle. Admettons qu'on parvienne à l'arrêter. Après 12 heures, 24 heures au plus tard, on est obligé d'enlever le tampon ; si le délivre ne vient pas après lui, que faire ? L'état général de la malade est si grave qu'il est dangereux de l'exposer à une seconde perte qui peut être aussi intense que la première, et on se trouve de nouveau acculé à la nécessité de délivrer la femme. A la fin du sixième mois, si le col est largement ouvert, on peut à la rigueur introduire toute la main, comme dans une délivrance à terme, et extraire le placenta avec une facilité relative ; ce ne sera pas sans traumatisme du col, mais enfin la chose est possible. Hormis ce cas, si on se contente d'introduire un ou deux doigts, on perdra beaucoup de temps, l'intervention sera des plus malaisées, on déchirera le plus souvent le délivre dont des fragments plus ou moins volumineux resteront emprisonnés dans l'utérus et cela sera à recommencer. Je préfère donc, de beaucoup, intervenir d'emblée par un curage méthodique et sortir la femme d'une situation qui ne peut que se compliquer davantage. J'ai déjà cité (Obs. XXV) un fait de ce genre opéré dans des circonstances presque dramatiques ; en voilà un autre qui a trait à une hémorrhagie *post-partum*, mais qui n'est pas moins intéressant.

Observation XXVIII. — Au mois de janvier 1890, une femme plongée dans la misère la plus navrante, habitant une cave éclairée par un soupirail, humide et malpropre au delà de toute imagination, accouche d'un gros garçon et est délivrée aussitôt par une sage-femme. Hémorrhagie très modérée pendant 4 jours ; traitement nul. Dans la nuit hémorrhagie épouvantable, calmée par quelques injections. Le lendemain le Dr Fernandez, médecin de la Société de secours aux malades pauvres, me fait prévenir et me prie de lui venir en aide. Chemin faisant, je rencontre mon excellent confrère le Dr Gravaris qui, dans une causerie, s'était montré quelque peu sceptique au sujet du curage appliqué au traitement des complications de l'état puerpéral, et je le prie de m'accompagner. Situation très grave ; le lit est traversé par le sang qui fait une mare sur le plancher ; état syncopal. Un gramme de caféine et 5 gr. d'éther en injections. En fait d'antisepsie, je n'avais qu'un peu d'eau chaude ; avec du sel de cuisine on fait le reste. Col serré, mais suffisamment ouvert, cependant, pour permettre l'introduction du râcleur et de plusieurs écouvillons. Un tiers environ de délivre est extrait en un seul morceau suivi de plusieurs petits fragments. Tamponnement vaginal. Je laisse la malade dans un état de prostration effrayante. Le lendemain matin amélioration de l'état général ; pas de fièvre. Guérison. Anémie consécutive prolongée.

En 1887, j'ai publié plusieurs observations semblables (1), toutes relatives à l'hémorrhagie grave post-partum. La situation n'est pas différente dans la fausse couche du sixième mois ; la perte est également grave et subite, et l'extraction immédiate du corps étranger qui empêche la matrice de se contracter s'impose nécessairement.

OBSERVATION XXIX. — Mme C., une de mes voisines, a fait, le 15 septembre 1888, une fausse couche à 6 mois pleins. Rétention du délivre sans hémorrhagie. On attend. A minuit le mari frappe désespément à ma porte en criant : ma femme se meurt ! Il n'exagérait pas. Perte effrayante. Syncope, délire, refroidissement, soubresauts des tendons, toute la lyre ! Deux doigts peuvent pénétrer dans la cavité et touchent le délivre qui semble décollé. Séance tenante je l'extrais, après abaissement du col, avec une pince-forceps. Il n'est pas complet. Ecouvillonnage. Cessation de l'hémorrhagie. Suites normales. Anémie grave prolongée.

L'hémorrhagie peut être tout aussi foudroyante au troisième et surtout au quatrième mois, et la conduite à tenir ne sera pas différente ; bien au contraire, une intervention immédiate s'impose davantage, car si au sixième mois la rétention placentaire est rarement *prolongée* et si vous pouvez toujours espérer en venir à bout facilement, au troisième et quatrième mois elle est, comme nous l'avons vu, presque une règle constante et la délivrance est pénible et accidentée. Il serait donc imprudent, après une hémorrhagie grave, de s'en remettre aux seuls efforts de la nature.

OBSERVATION XXX (2). — Madame L... M..., 30 ans ; huit accouchements. La fausse couche actuelle date des premiers jours de janvier 1887. Hémorrhagie imperceptible dont elle ne s'inquiète pas. La nuit du 13 février elle est prise, pendant qu'elle dormait, d'une hémorrhagie foudroyante, épouvantable. J'évalue, d'après les linges qu'on m'a montrés qu'elle a perdu presque quatre litres de sang ; les matelas en sont imbibés et de gros caillots remplissent le vagin. Col mou et largement ouvert ; avec l'extrémité du doigt on sent le délivre

---

(1) Trait. de l'hém. post-partum secondaire par le râclage et l'écouvillonnage de l'utérus. *Bull. de Thér.*, 30 août 1887.

(2) Publiée in *Nouv. Arch. d'Obst. et de Gyn.*, 1887, page 314.

flottant, mais l'état général est si grave que je n'ose pas intervenir à ce moment-là. Tamponnement, cognac, café, bouillon. Douze heures après, l'état général s'étant amélioré, après désinfection du vagin, abaissement du col et extraction du délivre en trois morceaux avec la pince ; après quoi écouvillonnage antiseptique. Suites de couches excellentes.

OBSERVATION XXXI. — Madame Is... N..., 4e grossesse au quatrième mois. Le 14 avril 1887, tout à coup, hémorrhagie foudroyante qui continue toute la nuit. Expulsion du fœtus. Appelé le 15 à l'aube, je trouve un état général absolument grave. Pendant qu'on me prépare le nécessaire, je remonte un peu la malade qui a syncope sur syncope et, le col étant dilaté, je procède à l'extraction immédiate suivie d'un écouvillonnage. Suites de couches normales. Anémie successive.

OBSERVATION XXXII. — Le 1er mai 1887, au cours de mes visites, on me prie d'entrer dans une *cave*, où une femme IIIpare et à 4 mois a avorté depuis 3 jours. Le fœtus a été expulsé avec un grand nombre de caillots, et depuis lors, perte telle, que la pauvre femme en est exténuée. Le col étant amplement dilaté, j'essaye d'avoir le délivre avec deux doigts. Peine perdue. J'envoie chercher mes instruments. Le col abaissé le délivre est en partie extrait en un clin d'œil. Deux écouvillons font le reste. Suites parfaites. Trois jours après, malgré ma prohibition, je la trouve levée, s'occupant de son pauvre ménage.

OBSERVATION XXXIII (1). — Miriam D..., 12 septembre 1891, 23 ans, multipare. Dernière menstruation fin mai. Depuis 15 jours hémorrhagie. Appelé d'urgence dans la nuit, je trouve cette femme en état très grave par anémie aiguë. La perte est si considérable que le lit en est inondé. Vagin rempli de caillots ; je sens quelque chose engagé dans le col et j'en fais l'extraction avec une pince utérine à pansement.

C'est un gros fragment de délivre. La perte semble s'arrêter et j'en profite pour faire une irrigation chaude, et placer un tampon vaginal, mais quelques heures après elle reprend. Je prie le Dr Misrachi de venir à mon aide, et malgré l'état très grave de la malade, il fait l'extraction immédiate par le curage. — Cessation immédiate de l'hémorrhagie. Symptômes graves d'anémie. Convalescence pénible et prolongée.

OBSERVATION XXXIV. — Madame N..., enceinte de 4 mois. Le 10 juin 1893 hémorrhagie modérée. Trois heures après, expulsion du fœtus. Vers minuit hémorrhagie épouvantable. On m'appelle à la hâte sans me prévenir de quoi il s'agit. État syncopal grave. Délivre engagé dans le col. Je l'accroche avec un doigt et je cherche à l'entraî-

(1) Communiquée par M. le Dr Modiano. Résumée.

ner, sans y réussir. Tamponnement fait à la hâte avec une grande
pièce de gaze iodoformée que je trouve dans ma boîte à médicaments
d'urgence. Une piqûre d'ergotinine, 2 d'éther, 2 de caféine. L'hémorrhagie est suspendue et je respire. Vers l'aube, ayant fait tous mes
préparatifs, j'enlève le tampon et je lave le vagin. La situation n'avait
pas changé d'une ligne, et le délivre était toujours là, suspendu entre le
vagin et la cavité utérine. Un expectant n'y aurait pas touché, *de
crainte de le déchirer*, et aurait appliqué un nouveau tampon. Je trouve
plus commode de l'extraire avec la pince et de recourir ensuite à la
curette qui ramène plusieurs débris. Suites physiologiques. Anémie
successive prolongée.

Pendant les deux premiers mois les occasions d'intervenir pour
une cause aussi pressante sont exceptionnelles ; cela arrive en
général chez des primipares dont le col long et dur s'oppose à la
sortie de l'œuf ; cependant j'en possède deux observations remar-
quables chez des multipares.

Observation XXXV. — Madame V..., deuxième grossesse, enceinte
sans s'en douter d'environ un mois, est prise en août 1887 de petites
pertes dont elle ne se préoccupe pas. Tout à coup l'hémorrhagie
devient très abondante et quand j'arrive chez la malade, je la trouve
en état grave. Après l'avoir un peu ranimée, je pose à la hâte
une pelote de Gariel, et, devant partir le lendemain pour un long
voyage, je prie le Dr Sciaky à qui je compte la confier, de venir la voir
avec moi le soir même. Une heure après, nouvelle hémorrhagie. Le
col étant dur et fermé, j'applique une tige de laminaria et je pratique
un tamponnement très serré. Quelques heures après, vu l'état grave
de Madame V..., et pour prévenir un retour d'hémorrhagie, nous
décidons, avec mon confrère, d'intervenir tout de suite. La dilatation
est complétée en deux minutes avec l'instrument de Sims. L'œuf
détaché et entier est près du col ; je le retire facilement avec la pince ;
un seul écouvillon créosoté est employé dans un but d'antisepsie. Suites normales.

Observation XXXVI. — Le 1er juillet 1888, je suis appelé en toute
hâte chez la femme d'un pêcheur Vpare, en train de faire une fausse
couche d'environ six semaines, avec une hémorrhagie effroyable.
Pour courir au plus pressé, j'applique une pelote de Gariel et j'injecte
sous la peau du ventre 1 gramme de caféine. Une demi-heure après,
abaissement du col et extraction facile avec la pince forceps de Doléris d'un œuf entier, à moitié engagé. Deux écouvillons. Piqûre
d'ergotine. Suites parfaites, sauf l'anémie persistante.

A ces observations personnelles je joindrai la suivante qui

montre, elle aussi, qu'une hémorrhagie grave peut se déclarer même dans une fausse couche de deux mois, observation que M. Auvard a publiée en 1890 dans les « Archives de Tocologie », page 61, sous ce titre suggestif :

OBSERVATION XXXVII. — *Cas d'avortement où le curage de l'utérus était seul susceptible de sauver la femme.* (Résumée.) Grossesse au second mois environ ; le 15 octobre hémorrhagie abondante suivie de l'expulsion de quelques débris analogues à des fragments de chorion. Le 25 octobre la malade ne perdant plus reprend ses occupations. Le 30 elle a la fantaisie de faire un tour sur des chevaux de bois ; à la suite de cette imprudence, l'hémorrhagie recommence. Le 1er novembre elle est assez abondante pour que le Dr Arnaud juge utile de faire le tamponnement vaginal ; mais bientôt le sang reparaît à la vulve traversant le tampon. M. Auvard, appelé plus tard, trouve la malade très affaiblie, les lèvres aussi blanches que la peau voisine, les extrémités commençant à se refroidir, le pouls très faible et très fréquent. État semi-syncopal avec réponses incomplètes aux questions qu'il lui pose. M. Auvard procède immédiatement au curage avec sa curette irrigatrice, et ramène des débris ovulaires dont l'ensemble peut faire une masse analogue à une grosse prune. Tampon intra-utérin à la gaze iodoformée. Suites des plus heureuses.

M. Auvard ajoute textuellement : « En présence de ce cas, « l'hémorrhagie continuant à mon arrivée et la femme étant dans « un état très alarmant, j'étais placé dans une double alternative : « ou recommencer le tamponnement vaginal déjà pratiqué sans « succès une fois, et qui vraisemblablement n'aurait amené « qu'une hémostase insuffisante pour sauver la malade, ou faire « le curage, suivi du tamponnement intra-utérin. Je n'ai pas « hésité un instant à recourir à cette dernière intervention, et je « crois que la malade lui doit l'existence. »

Je pense que dans les cas de cette gravité l'hésitation n'est pas permise, et que personne ne songera à contester la légitimité d'une intervention hâtive. Il n'en est plus de même lorsqu'il s'agit de pertes, plus ou moins abondantes, mais qui ne mettent pas en péril immédiat la vie de la malade. On pense combattre ces pertes avec l'irrigation chaude et le tampon vaginal assez efficacement pour ne pas avoir besoin de recourir à la délivrance artificielle et se donner le temps de tout obtenir des seuls efforts de la nature. Les statistiques que j'ai citées plus haut semblent le démontrer jusqu'à l'évidence.... pour un service d'hôpital, et je n'y contredirai pas pour l'instant. Vous avez, dans votre service-modèle, une sage-femme, plusieurs infirmières, un interne, deux, quatre externes ; ce personnel est dressé par vous, animé du plus beau zèle, n'ayant d'autre souci que de vous satisfaire ; vous êtes aussi outillé à merveille ; l'eau chaude, les appareils à irrigation, les instruments, le matériel à tamponnement sont toujours prêts à votre première requête ; à la moindre alerte, le jour comme la nuit, vos ordres sont immédiatement et parfaitement exécutés et...... vous en êtes informé le lendemain.

Dans ces conditions, il n'est pas étonnant que vous puissiez toujours attendre ; mais dans la clientèle, surtout dans une certaine clientèle que j'ai le malheur de connaître à fond, c'est autre chose. Pour que l'irrigation chaude soit efficace, il faut qu'elle soit prolongée et fréquemment renouvelée ; obligé de partager votre temps entre une vingtaine de malades les plus disparates, contraint le plus souvent à parcourir de longues distances, vous ne pouvez pas toujours faire l'irrigation vous-même, et si vous la confiez aux soins de l'entourage, comptez-y tout autant qu'un cataplasme sur une jambe de bois. L'eau ne sera pas assez chaude, la femme se mettra dans une posture contraire au simple bon sens, le réservoir sera placé trop haut, le débit ne sera pas suffisant, etc.; comptez surtout sur la malpropreté de la canule et des mains de.... l'opérateur. Et puis, on n'a pas d'idée combien cela fatigue et exaspère malade et entourage ; au bout de quelques jours on est littéralement sur les dents, et si cela continue on vous priera d'en finir et de vous adresser à autre chose. Quant au tampon, il est, certes, parfaitement capable d'arrêter l'hémorrhagie la plus violente ; mais tout en obéissant de la sorte à une indication actuelle et pressante, on ne pare nullement à une probable hémorrhagie à venir. En effet, on ne peut laisser un tampon indéfiniment en place ; quelques précautions que l'on ait prises, il vient un moment où il faut l'enlever. Or, dès ce moment il y a toujours à craindre le retour d'une hémorrhagie, et si par malheur elle survient à un moment où le médecin est absent — ce qui est la règle — elle peut avoir des conséquences de la plus haute gravité.

Quant à confier la pose du tampon à la garde-malade ou à une personne de la famille, inutile d'y songer ; chez nous, pas même à une sage-femme, et je ne crois pas qu'en France, Paris et quelques grandes villes exceptées peut-être, il en soit autrement. Pour être efficace, il faut que le tampon de ouate ou de gaze soit mis en place par le médecin lui-même et il se peut qu'il arrive trop tard. Les pelotes de Gariel sont plus faciles à manœuvrer par le premier venu ; maintes fois il m'est arrivé d'apprendre dans ce but à une mère, à une sœur, à se servir de ce petit appareil, dont le maniement est si simple et facile ; mais dès que l'hémorrhagie commence, on oublie les recommandations faites, on perd la tête, on ne songe qu'à chercher un médecin qu'on ne trouve pas, et le sang coule à flots jusqu'à ce qu'un état syncopal survienne et arrête l'hémorrhagie d'elle-même. A quoi bon laisser s'éterniser une situation pareille ? Je vous concède de ne pas intervenir d'emblée ; mais si chez la même femme, vous avez assisté deux et trois fois à cette répétition d'une perte même modérée, il vaut mieux la débarrasser de son délivre et prévenir radicalement l'hémorrhagie dont le retour est fatal à une échéance plus ou moins longue.

La situation ne change pas si lors de votre première visite l'hémorrhagie date déjà de quelque temps, et qu'elle s'est répétée à plusieurs reprises, en dehors de toute assistance médicale. En face de ces cas anciens, mais vierges de traitement, la tentation est grande de commencer par les moyens anodins, et je ne m'y oppose pas. Avec le tampon notamment, on se plait à espérer pouvoir d'un coup arrêter l'hémorrhagie et obtenir l'expulsion du délivre ; ce résultat n'est pas probable, mais il est possible, et on peut risquer un essai. Mais si le lendemain, en enlevant le tampon, on s'aperçoit qu'on en est au même point que la veille, à quoi bon s'obstiner et faire trainer en longueur ce dont on peut se débarrasser *cito, tuto et jucunde*, à la grande satisfaction de tout le monde ?

Telle est depuis huit ans environ ma pratique constante, et je n'ai jamais eu à m'en repentir, ainsi qu'on pourra en juger par les faits suivants.

OBSERVATION XXXVIII (1). — Mme P. N..., 28 ans, 3 grossesses antérieures, enceinte de 3 mois. Le 30 juin 1886, perte d'eaux et de quel-

(1) Résumée d'après les *Nouv. Arch. d'Obst. et de Gyn.*, 1887, page 221.

ques gouttes de sang qui persiste quelques jours ; le 10 juillet douleurs et perte plus abondante. Repos au lit et lavements laudanisés.
Le 11 disparition brusque des désordres nerveux de la grossesse, et
montée du lait. Irrigations chaudes vaginales ; hémorrhagie continue,
mais négligeable. Le 18, en faisant un essai pour se lever du lit, la
perte devient plus abondante, de sorte qu'elle reste couchée jusqu'au
10 août. Malgré les irrigations chaudes le *stillicidium* de sang ne cesse
pas et la malade, anémique antérieurement, le devient davantage ;
anorexie complète et faiblesse progressive. La situation commence à
devenir inquiétante; mais malgré cela je suis tellement imbu *des bons
principes* que je persiste à ne rien faire. Le 11 août, nouvelle hémorrhagie de peu de durée ; je pratique le tamponnement que je renouvelle
jusqu'au 14. A cette date, la perte ne s'étant plus renouvelée, mais le
col étant dans le même état, c'est-à-dire dur et ferme, je me décide à
attendre quelques heures avant de réappliquer le tampon. *Six heures
après* hémorrhagie abondante. Je me décide à dilater le col, pratique
dont j'étais déjà coutumier et qui constituait mon plus grand effort
dans le sens de l'intervention. Le 15 août une tige de laminaire; le 16,
un cône d'éponge ; vers le soir je l'enlève et je constate que le col est
plus mou et qu'il permet l'introduction d'un doigt. Mais n'ayant jamais
osé aller plus loin, je me borne à cette constatation platonique. Trois
heures après on m'appelle à la hâte ; il y avait eu hémorrhagie et au
milieu de nombreux caillots je trouve un petit fragment d'œuf ratatiné. L'hémorrhagie était encore très abondante ; je trouve le col un
peu plus dilaté, et en y poussant le doigt je parviens à sentir l'œuf
tout près de l'orifice interne. L'impatience de la malade aidant, je
prends mon courage à deux mains, et pratique mon premier écouvillonage avec la technique que l'on connaît. Extraction facile d'un gros
fragment d'œuf, et de plusieurs débris. Guérison immédiate. Anémie
successive très prolongée.

Cette observation, de laquelle date ma conversion, contient un parallèle très démonstratif entre les résultats d'une expectation outrée
et ceux d'une sage intervention ; lorsque au bout de deux mois d'attente j'ai obtenu la dilatation du col, je suis encore retenu par ma
timidité et par l'éducation scientifique reçue à ce sujet, retenu aussi
par le sentiment personnel, mais très naturel en pareille occurrence,
de ma responsabilité engagée ; j'hésite, je m'abstiens de toute intervention plus active et j'espère encore que la nature saura bien faire
toute seule. Le résultat ne se fait pas attendre : six heures après,
bon gré mal gré, je suis forcé d'intervenir après une nouvelle et for-
midable hémorrhagie qui a singulièrement empiré les conditions de
la malade. Lorsque, au contraire, une fois bien décidé à intervenir,
j'opère méthodiquement avec calme et sang-froid, l'extraction du
délivre se fait d'une façon très aisée et termine d'un coup une scène
morbide qui se prolonge depuis plus de deux mois. D'autres n'y au-

raient pas trouvé une indication suffisante; mais moi, je me demande, aujourd'hui, si je n'aurais pas dû intervenir bien avant. Je vois bien ce que Mme N.... aurait gagné et je ne vois pas en quoi j'aurais regretté de m'y être trop tôt décidé.

OBSERVATION XXXIX (1). — Femme S...,devenue enceinte en nourrissant, fait une fausse couche de trois mois avec hémorrhagie très abondante. L'hémorrhagie continue, en quantité variable, depuis un mois ; exténuée elle vient chez moi le 2 septembre 1886. Utérus gros, toucher douloureux, col lacéré, ramolli, entr'ouvert. Séance tenante j'introduis dans la matrice un gros cône d'éponge. Le lendemain, en introduisant le doigt dans l'utérus, je sens vers le fond une espèce de diverticulum que je détache très facilement ; l'écouvillon ramène avec lui le corps étranger qui n'est qu'un fragment placentaire. Cessation immédiate de l'hémorrhagie. Au quatrième jour la malade qui est très pauvre se met elle-même à laver son linge. Malgré cette circonstance fâcheuse, la guérison se fait sans encombre.

OBSERVATION XL. — Tout récemment (mai 1894) je suis arrêté dans la rue par une pauvre femme, pâle, exsangue, haletante. Elle me dit en peu de mots qu'elle a fait une fausse couche il y a 3 semaines, que depuis lors elle perd continuellement, et que, comme il y a 8 ans, elle s'est trouvée dans les mêmes conditions et je l'en ai guérie « avec une brosse », elle me priait d'en faire autant cette fois aussi. Le lendemain je vais chez elle avec le Dr Hoppmann, qui veut bien m'aider. Col dilatable. Le toucher constate que le délivre est presque en totalité adhérent. La curette en détache la plus grande partie, mais il ne me faut pas moins de 12 *écouvillons* pour vider complètement l'utérus. Tampon utérin. Suites parfaites.

Les deux dernières observations rentrent dans la catégorie des faits, que j'ai déjà signalés, mal ou pas du tout traités dès le début. Autrement soignés, il est permis de supposer que les choses n'auraient pas ainsi traîné en longueur ; tout au moins un tampon bien appliqué aurait combattu l'hémorrhagie et prévenu l'anémie qui s'en est suivie. Tout cela est possible, mais dans l'état où elles se sont présentées à ma consultation, devais-je louvoyer encore, prescrire des injections et exposer ces malheureuses à un autre mois de souffrance ?

Les mêmes considérations conviennent de tous points aux faits suivants :

(1) Résumée. *Loco citato*, page 231.

OBSERVATION XLI (1). — Femme B.... Neuf grossesses antérieures. Expulsion probable du fœtus à 4 mois. Depuis lors, hémorrhagie modérée persistante pendant 22 jours. Le soir du 24 décembre 1886, la perte redouble d'intensité. Je constate le lendemain que les conditions générales sont assez mauvaises ; l'utérus dépasse le pubis de trois doigts : le col, presque disparu, est très large ; l'extrémité du placenta y est franchement engagé. Deux tamponnements successifs n'aboutissent à rien. Extraction du délivre avec la pince ; écouvillonnage. Trois jours après, cette pauvre femme, qui était en proie à une misère affreuse, s'occupait déjà de son ménage.

OBSERVATION XLII. — Madame P..., 22 ans, 3e grossesse. Expulsion brusque du fœtus à 4 mois environ avec perte abondante le 12 juin 1889, après quoi tout rentre dans l'ordre. Pendant 12 jours Madame P., jouit d'une santé parfaite, puis elle commence à avoir de petites hémorrhagies auxquelles elle ne prête aucune attention. Un mois après, hémorrhagie abondante. Appelé, je trouve le col dilatable ; le délivre est encore très haut. Injection chaude, tampon vaginal. Le lendemain même état. Je pose un second tampon. Dans la nuit, malgré le tampon, suintement sanguin considérable, accompagné de coliques utérines.

J'espérais trouver le délivre dans le vagin, mais il n'en est rien. — Décollement du placenta avec la curette ; extraction de trois gros fragments avec la pince ; écouvillonnage. Guérison sans accidents.

OBSERVATION XLIII. — Au mois d'avril 1887 j'opère, avec l'assistance de M. le Dr Sciaky, une pauvre femme qui avait fait une fausse couche depuis trois mois, et perdait depuis lors d'une façon modérée, mais continue. J'avais introduit la veille une laminaire. Dilatation complémentaire par l'instrument de Sims. Avec le doigt je sens un fragment de délivre. Tentatives inutiles d'extraction avec la pince. Écouvillonage suivi de succès. Suites parfaites, quoique au troisième jour elle soit à sa lessive.

Je pourrais citer encore une trentaine de faits analogues, tirés de ma propre pratique et si je voulais en cueillir dans les publications nombreuses qui se sont succédées sur cette question du curage post-abortum, j'arriverais certainement à lasser la patience de mes lecteurs. Il me reste cependant à examiner une autre catégorie de faits où l'hémorrhagie est encore l'indication dominante.

La quantité de tissu placentaire retenu dans la matrice n'a pas

____

(1) Résumée d'après les *Nouv. Arch. d'Obs. et de Gyn.*, 1887, page 293.

d'importance au point de vue de l'hémorrhagie. Que vous ayez à faire à un délivre entier ou à un petit fragment, tant que la présence de ce corps étranger empêchera la matrice de se contracter, l'hémorrhagie, plus ou moins abondante, sera fatale, inévitable. Or, dans certains cas — assez fréquents si j'en juge d'après ma propre pratique — il arrive que la délivrance s'étant faite plus ou moins facilement et d'une façon apparemment complète, l'hémorrhagie ne cesse pas, mais elle continue sous une autre forme. C'est une sorte de *stillicidium*, peu coloré, parce que le sang y est mêlé à un peu de sérosité; de temps à autre il y a une petite poussée franchement hémorrhagique, pas assez forte cependant pour inquiéter les femmes qui n'ont pas un soin extrême de leur santé, de sorte que le médecin n'est consulté qu'assez tard ; le plus souvent c'est à l'occasion du retour des règles qu'elles commencent à s'en préoccuper. La menstruation est plus abondante et elle se prolonge jusqu'à dix et douze jours ; chez certaines femmes elle ne cesse jamais pour ainsi dire, l'intervalle entre deux menstruations n'étant que de trois ou quatre jours seulement, et la perte, quoique modérée, aboutit alors à une détérioration encore plus rapide de la santé générale. L'anorexie aidant, la femme se trouve bientôt réduite à un état de faiblesse extrême ; elle est incapable de la moindre fatigue et ne peut bouger, pour ainsi dire, sans avoir des palpitations et des essoufflements. La cause de ces désordres tient tout uniment à la rétention de fragments des membranes ou de la caduque qui, par leur présence indue, empêchent le retour de la matrice à ses dimensions physiologiques, de sorte qu'elle reste en *état permanent de subinvolution*. En effet, si on examine la femme, on trouve au toucher bimanuel, l'utérus gros, dépassant le pubis, souvent abaissé et dévié comme si par son poids insolite il était incapable de tenir debout ; l'hystérométrie accuse une cavité de 8, 9, 10 centimètres et provoque un suintement de sang pur ; par le même moyen on peut se rendre compte que la cavité, en même temps qu'allongée, est aussi sensiblement élargie ; le col, enfin, est gros, mou, et l'orifice entr'ouvert et béant.

Parfois, le corps de l'utérus ayant à peu près ses dimensions normales, c'est le col seul qui est gros et mou, et les orifices largement ouverts ; l'isthme utérin est alors très volumineux et l'on ne trouve plus trace de la séparation existant normalement entre les deux segments de l'utérus, col et corps. D'après M. Doléris (1), cette béance du col et ce volume persistant de l'isthme utérin sont sensiblement plus prononcés dans la sub-involution qui suit la fausse couche que dans celle qui succède à l'accouchement normal, probablement parce que l'œuf reste longtemps logé dans la cavité cervicale avant d'être éliminé. Il y a là un fait à retenir et sur lequel nous reviendrons : sans rétention consécutive de débris déciduaux, la seule rétention prolongée de l'œuf est cause suffisante d'une sub-involution qui persiste même après la délivrance complète. J'en possède quelques faits très probants.

Nous verrons plus loin l'importance de ces rétentions partielles au point de vue des complications septiques ; mais, d'ores et déjà, on peut prévoir que, le mauvais état général de la femme aidant, le défaut d'involution de la matrice constitue un terrain de choix pour l'éclosion de la septicémie qui guette le moindre relâchement dans les précautions antiseptiques, pour s'installer dans la place si mal défendue. Il est de toute évidence qu'il faut s'acharner à la prévenir ; mais indépendamment de cette éventualité redoutable, le mauvais état général de la femme impose un traitement énergique. Nous avons déjà dit, dans une autre partie de ce travail, qu'on peut, à la rigueur, combattre la subinvolution par un traitement médical dont les éléments principaux sont les irrigations chaudes, l'hydrastis, l'ergot, les bains tièdes et les petits tampons glycéro-iodoformés ; mais, pour aboutir à la guérison, tout cela exige un assez long temps, et si vous considérez que la femme est déjà exténuée et souffrante depuis deux, trois, quatre mois, n'est-il pas préférable d'oser davantage et de la débarrasser séance tenante de son mal, si on peut le faire sans danger ? La curette répondra ici merveilleusement à votre attente ; elle enlève les détritus qui encombrent la cavité utérine et donne en même temps un coup de fouet à la vitalité languissante de la matrice qui se contracte, se dégorge, et revient en quelques jours à son état normal. Les quelques exemples qui suivent le prouvent surabondamment.

(1) Troubles physiologiques non inflammatoires de l'utérus. *Nouv. Arch. d'Obstétrique et Gyn.*, 1893, page 186.

OBSERVATION XLIV (1). — Mme G. T., devenue enceinte pendant qu'elle nourrit, avorte entre le premier et le deuxième mois avec forte hémorrhagie et expulsion de nombreux caillots. L'hémorrhagie persiste pendant trois mois consécutifs, après quoi elle devient faible, essoufflée, perd l'haleine et ne peut plus s'occuper de son ménage, ce qui l'affecte énormément. Je trouve l'utérus volumineux, le col court et mou ; l'orifice, entr'ouvert, laisse couler du sang pur ; aucune lésion de la muqueuse, pas de mauvaise odeur ; cul-de-sac légèrement effacé, pas d'adhérences anormales, ni de produits phlogistiques autour de la matrice. J'applique un cône d'éponge. Le lendemain, en le retirant, une certaine quantité de sang, de petits caillots et des fragments de membranes s'écoulent par le vagin. Valve de Sims, abaissement ; un écouvillon ramène encore quelques détritus. Trois jours après la femme se lève. Cessation immédiate de l'hémorrhagie.

OBSERVATION XLV (Résumée. *Loc. cit.*, page 230). — Mme B. M... Première grossesse ; à trois mois avortement incomplet ; trois jours après expulsion de l'œuf apparemment complet. L'orifice se referme, mais l'hémorrhagie ne cesse pas et lorsque je la vois *cinq mois après*, Mme M... me dit que pendant ce laps de temps elle n'a pas passé un seul jour sans avoir perdu un peu de sang. État général médiocre, muqueuses accessibles à la vue décolorées ; anorexie, essoufflement, souffle carotidien. — Après avoir subi un échec avec la simple dilatation du col, je me décide à curer. Trois écouvillons reviennent chargés de petits détritus informes. Guérison immédiate. Grossesse deux mois après.

OBSERVATION XLVI (Résumée, *Loc. cit.*, page 292). — Femme S..., très jeune et délicate. — Première grossesse ; à 2 mois, hémorrhagie et fausse couche. Un suintement sanguin persiste encore lorsque je la vois un mois et demi après, le 30 septembre 1886. — L'utérus est en forte rétroversion. Col petit, orifice rond, dilaté. — L'écouvillon ne ramène rien que des petits caillots. Le toucher utérin constate qu'il n'y a plus rien dans la matrice. Guérison immédiate.

OBSERVATION XLVII. — Le 12 mai 1887, une femme du peuple m'arrête dans la rue pour me demander un remède contre une hémorrhagie, consécutive à une fausse couche et qui dure depuis 4 mois. Je la fais venir chez moi et je constate que son utérus est gros, mou, l'orifice entr'ouvert, etc. Je lui procure le moyen de se faire des irrigations antiseptiques et, trois jours après, je procède, chez moi, au curage par l'écouvillon. L'utérus ne contenait que des débris insignifiants. L'opération finie, elle se lève et s'en va comme si de rien n'était. Quinze jours et un mois après, je la revois. Elle est guérie.

(1) Résumée d'après les *Nouv. Arch. d'Obst. et de Gyn.*, 1887, page 228.

Observation XLVIII. — Le 10 septembre 1889, je vois dans mon cabinet la femme P..., qui, ayant fait une fausse couche de 4 mois environ, au mois de janvier, n'a cessé depuis lors d'avoir des hémorrhagies excessives ; dans l'intervalle des menstruations elle n'est pas exempte de perte ; il y a un suintement continuel. Elle m'assure qu'un médecin l'a soignée pendant son avortement et qu'il a constaté que fœtus et délivre ont été intégralement expulsés. État général mauvais. Aucune trace d'endométrite. Utérus volumineux abaissé et un peu antéfléchi: Col gros ; l'orifice déchiqueté, laisse sourdre un peu de sang noir sous la pression du spéculum ; l'hystéromètre marque neuf centimètres. Un cône d'éponge. Le lendemain elle revient dans mon cabinet et séance tenante je pratique le curage. L'écouvillon ne ramène rien de remarquable. L'hémorrhagie s'arrête aussitôt ; 15 jours après l'hystéromètre ne pénètre que de 7 centimètres ; un mois après menstruation régulière. La guérison s'est maintenue. Six mois après, grossesse qui parvient heureusement à terme.

Observation XLIX. — Madame J. C. a fait, en mars 1892, une fausse couche de 4 mois en deux temps éloignés ; le fœtus a été expulsé tout aussitôt, le délivre seulement au mois de juin ; dans cet intervalle, il y a eu force hémorrhagies, mais modérées, Madame C., qui est une femme intelligente, ayant persévéré dans l'emploi des irrigations chaudes avec toutes les règles de l'art. Il n'y a pas eu, non plus, d'accidents septiques, mais une fois la délivrance accomplie, Madame C... ne guérit pas pour cela ; elle a un suintement séro-sanguinolent qui l'épuise par sa continuité et les menstruations, abondantes, durent de 8 à 9 jours. Je la vois en décembre, et je trouve un col énorme, ouvert, sans aucune trace d'endométrite ni du col ni du corps ; l'hystéromètre pénètre de 7 centimètres seulement, ce qui démontre que la cavité du corps n'est pas loin de son état normal. Le col est en même temps très abaissé. J'essaie pendant un mois de dégorger le col par l'application de tampon à la glycérine ichtyolée, et j'administre l'hydrastis canadensis et l'ergotine. La menstruation suivante n'est ni moins longue ni moins abondante, et le stillicidium continue tout de même. Madame C., fatiguée, me prie d'en finir et je lui propose le curage, qui est exécuté le 2 février 1893. Hémorrhagie assez abondante pendant l'opération, ce qui m'oblige à laisser en place pendant 24 heures un tampon intra-utérin. Suites de l'opération excellentes. Le suintement séro-sanguinolent, diminué aussitôt, disparaît pour tout de bon dès le 20 février. Le 24, menstruation régulière, qui se répète le 25 mars et le 22 avril ; le col, examiné après les dernières règles, est remonté ; il est encore un peu gros ; la malade, un peu remise de son anémie, mange bien et se promène sans souffrir. Elle vient d'avoir des rapports avec son mari, ce qu'elle ne pouvait faire avant. Bref, elle pense être radicalement guérie et je suis de son avis.

J'ai vu opposer une espèce de fin de non recevoir aux observations telles que les deux dernières. Ces faits, a-t-on dit, ne concernent pas le traitement de l'avortement. Il s'agit d'une affection utérine qui est du ressort du gynécologue ; que celui-ci s'en tire comme il pourra. Cette façon d'argumenter me touche bien peu ; il n'en reste pas moins vrai que la cause immédiate de ces désordres, c'est l'avortement mal conduit ou mal soigné, et j'y puiserai plus tard un argument de plus en faveur de l'intervention précoce et préventive.

II

Il y aura lieu d'examiner plus loin si des précautions antiseptiques sévères, méticuleuses sont toujours suffisantes à empêcher la putréfaction du délivre incarcéré, et à éviter la septicémie. Pour l'instant je me bornerai à constater, qu'une fois celle-ci installée dans la place, l'irrigation antiseptique est souvent impuissante à l'en déloger. Depuis le jour où Semmelweiss, berné et bafoué par ses contemporains, eut le courage de préconiser les injections intra-utérines, celles-ci ont certainement sauvé la vie à des milliers et des milliers de femmes. C'est même le moment de remarquer que ce chiffre serait bien plus considérable, si on ne leur avait fait pendant longtemps l'opposition acharnée qu'on a faite, depuis, au curage. Mais, depuis lors, la science a progressé ; tout efficaces qu'elles sont comme moyen préventif et curatif, elles ne sont pas parfaites, et il y avait lieu de chercher autre chose. Je n'en voudrais d'autre preuve que l'adoption par M. Pinard de l'irrigation continue qui ne vaut guère mieux. J'en ai essayé, d'ailleurs, et elle a complètement échoué entre mes mains. Il s'agissait d'une pauvre jeune femme de 19 ans atteinte de septicémie post-partum. Son médecin, le Dr Zadok, avait institué dès le début un traitement énergique dont la base était l'emploi fréquent et prolongé d'irrigations intra-utérines au sublimé ; appelé en consultation — c'était en décembre 1886 et je n'avais pas encore adopté le curage dans la septicémie post-partum — je proposai l'irrigation continue. Je possédais la sonde de M. Pinard ; à force d'ingéniosité et de patience, nous parvînmes à combiner un appareil primitif, mais suffisant ; après deux jours pleins d'irrigation continue, surveillée toujours par l'un de nous, et par un autre confrère que nous nous étions associé, la femme mourut sans même obtenir un abaissement de quelques dixièmes de degré dans la température.

Cette inefficacité de l'irrigation s'explique d'ailleurs facilement. Il faut distinguer, dans les effets de l'irrigation, une action *chimique* et *destructive* sur les microbes pathogènes qu'on s'efforce d'obtenir au moyen d'une substance antiseptique véhiculée de la sorte à travers les régions infectées, et une action *mécanique* exclusivement confiée à la force du courant liquide. Or, d'un côté, la substance antiseptique n'agit qu'à la surface lorsque l'infection a déjà pénétré dans les parties profondes ; d'autre part, sur la surface elle-même, elle n'entraîne pas tout ce qui est adhérent, de sorte que la cause de l'infection, neutralisée pour un instant, reste maîtresse du terrain et se recueille pour revenir à l'assaut. Des analogies vulgaires, mais frappantes, devaient le faire supposer : dans toute toilette intime on ne se borne pas à irriguer, mais on savonne et on frictionne les parties ; rincez-vous les dents autant que vous voudrez et avec la meilleure des eaux dentifrices, vous n'empêcherez pas le tartre de les jaunir quand-même ; il vous faut recourir à la poudre dentifrice et à la brosse, c'est-à-dire à une *action mécanique énergique*. Il n'en va pas autrement d'ailleurs pour les mains du chirurgien et nous avons vu avec quels soins minutieux, avec quelle insistance et quelle rudesse il doit procéder au *décapage* de sa peau.

A ce même propos, j'ai signalé, en 1888, une expérience très suggestive. Si en faisant une injection intra-utérine, on a d'abord placé une valve de Sims, pincé et abaissé le col, des blessures imperceptibles faites par les griffes, il s'écoule un peu de sang qui, réuni à ce qui s'écoule de l'utérus, forme un petit amas solide qui reste adhérent aux environs de l'orifice du col. Si on dirige sur ce caillot le jet puissant d'un irrigateur dépourvu de sa canule, le plus souvent on ne parvient pas à l'entraîner ; pour le détacher, il faut recourir à une pince armée de coton. Or, si cela arrive sous le contrôle des yeux et avec un jet puissant, que sera-ce dans la cavité utérine avec le simple filet d'eau que fournit la meilleure des sondes irrigatrices ?

J'ai relaté, plus haut, l'expérience que M. Budin a instituée avec un ballon de caoutchouc contenant de la sciure de bois, et j'ai fait remarquer en quoi cette expérience a du bon ; elle nous apprend que l'orifice cervical ne doit pas être trop largement ouvert pour obtenir de l'irrigation *le maximum d'effet*, mais elle ne démontre pas autre chose. Il y a, d'abord, une différence énorme entre des particules ligneuses simplement déposées sur une surface lisse et des débris placentaires et déciduaux *adhérents* à la paroi utérine, et, ensuite, un fait indéniable nous apprend que le *maximum* d'effet est encore *insuffisant*. Les autopsies de femmes qui ont succombé à la septicémie puerpérale malgré l'irrigation, même continue, nous montrent les parois utérines recouvertes d'une matière putride rougeâtre qu'on a comparée à de la boue sp énique et que le liquide des injections a été impuissant à détacher et à entraîner au dehors.

Je possède pas mal d'observations où l'irrigation s'est montrée inefficace ; je ne les publie pas ici, parce qu'en vérité, elles ne seraient pas assez probantes. Les conditions dans lesquelles j'exerce ne me permettent que rarement d'y recourir avec la précision et la sévérité que ses partisans exigent, et on me refuserait, avec raison, le droit de médire d'une méthode de traitement que je n'ai pu appliquer dans les conditions voulues pour réussir. Mais on en trouve également des exemples ailleurs que dans ma pratique. On n'a qu'à parcourir pour cela les statistiques des hôpitaux de Paris.

Sans compter les complications septiques de moindre importance, M. Doléris y avait noté, en 1886, six cas de mort par septicémie post-abortum en moins de six mois. Il est vrai qu'on s'en console en disant que ce sont des cas *d'infection extérieure*, c'est-à-dire que les femmes sont entrées à l'hôpital déjà infectées. Ceci peut constituer une bonne note pour le personnel chargé de veiller à l'antisepsie générale du service, mais cela ne modifie en rien la conclusion qu'on peut tirer de ces faits, à savoir, que, l'infection une fois installée, l'irrigation, la mieux pratiquée, voire même l'irrigation continue, est parfois insuffisante à enrayer les accidents. Donnez, d'autre part, un coup d'œil aux observations de curage publiées aux premiers jours de cette méthode d'intervention, et vous verrez que les injections utérines y ont constamment échoué ; on avait encore trop peur de la curette pour s'y décider le cœur léger et on ne l'employait qu'après que les méthodes plus anodines s'étaient montrées manifestement impuissantes. Dans le tas, je choisis au hasard l'observation suivante de M. Chartier (1) :

OBSERVATION L (Résumée). — Lep... (Hélène), septième grossesse ; à deux mois et demi, le 27 octobre 1888, douleurs et hémorrhagie. Le 1er novembre, frisson, fièvre, lochies fétides ; le 3, elle se fait transporter à l'hôpital Necker. Au moment de son entrée on constate : pâleur jaunâtre des téguments, ventre ballonné non douloureux, langue un peu sèche, un peu de diarrhée, souffle anémique à la base du cœur au premier temps. Ecoulement lochial noirâtre renfermant des débris sphacelés extrêmement fétides. Col entr'ouvert permettant de sentir avec le doigt une partie du placenta engagé dans l'orifice interne. Utérus assez volumineux, rien dans les culs-de-sac. Urines albumineuses, température 39°, pouls 120. On nettoie la malade et on lui fait une injection intra-utérine de huit litres de solution de sublimé à 1/2000 ; quelques débris placentaires sont ainsi éliminés, ainsi que des caillots putréfiés. Avec deux doigts on essaie de détacher le placenta, mais il est retenu par des adhérences trop fortes et on n'enlève que quelques fragments sphacélés. Pendant la nuit on fait trois injections intra-utérines de 6 litres chaque fois, et toutes les deux heures une injection vaginale phéniquée.

Du 3 au 7 novembre on continue de la sorte à faire 4 irrigations intra-utérines et 10 irrigations vaginales par 24 heures, et quoiqu'on soit parvenu à extraire avec les pinces deux gros fragments de placenta qui étaient engagés dans le col, l'état de la malade ne fait qu'empirer visiblement. Le 8, température 39°6, deux frissons dans la nuit et délire continuel, langue sèche, faiblesse très grande, albuminurie, diarrhée, pouls 130, petit et rapide, 36 respirations. On prévoit une catastrophe prochaine et, *vu l'état presque désespéré*, M. Chartier demande à son maître, M. Rendu, *l'autorisation de pratiquer le curage de l'utérus, comme dernière ressource*. L'opération est pratiquée à 4 heures de l'après-midi ; à 8 heures du soir, la température est à 39° ; à minuit 38° ; le lendemain à 7 heures du matin, 37°. Une défervescence de presque 3 degrés en 16 heures, tandis que 30 injections intra-utérines en 5 jours n'avaient pas baissé la température d'un dixième de degré !! Une infection si grave ne pouvait naturellement disparaître en si peu de temps ; la femme a encore été malade pendant quelques jours, mais en marchant progressivement vers la guérison ; convalescence relativement rapide ; sortie de l'hôpital le 8 décembre ; jour pour jour, un mois après le curage.

(1) Curage utérin dans la septicémie puerpérale. *Nouv. Arch. d'Obst. et de Gyn.*, 1889, page 381.

Voici un autre fait analogue où l'irrigation continue a également ment échoué et où la femme n'a dû son salut qu'à l'intervention énergique de M. Pozzi.

OBSERVATION LI (1). — Il... entre, le 21 mars, à Fracastor pour une vaginite dont elle guérit. Le 21 juin elle y accouche à terme. Au cinquième jour, frisson violent et température à 40°8. Injection intrautérine. A midi, nouveau frisson d'une heure. Nouvelle injection. Le soir, l'état de la malade n'ayant pas changé, M. Wallich, interne du service, installe l'irrigation continue. Le lendemain matin l'état général de la malade s'aggravait, les frissons persistaient, la langue était sèche et rôtie ; le pouls petit, très fréquent dépassait 160 ; la peau brûlante accusait une température de 40°2 dans l'aisselle, 41° dans le rectum. Devant un pareil état de choses, M. Pozzi se décide à faire le curettage, qui est pratiqué le jour même dans l'après-midi. Pendant deux jours encore la malade a une température aux environs de 40°, mais l'état général est bien meilleur. On panse tous les jours l'utérus en y introduisant des lanières de gaze iodoformée. Jusqu'au 4 juillet la température oscille entre 38° et 38°5. A partir du 5, on interrompt le pansement utérin ; la température est et reste normale. Lorsque la malade sort de l'hôpital, on constate la parfaite intégrité des organes génitaux et notamment l'involution parfaite de l'utérus, sa cavité ne mesurant que 6 centim. et 1/2.

Dans les deux faits que nous venons de relater, il y avait danger imminent, et le curage, heureusement substitué à l'irrigation antiseptique, a sauvé la vie des malades. D'autres fois, dans des cas moins graves, à allure moins bruyante, l'insuffisance de l'irrigation aboutit à un résultat différent : le processus semble complètement enrayé par l'irrigation, et il ne l'est qu'en apparence. On se décide, par exemple, à recourir à l'irrigation parce que la malade a de la fièvre ; après quelques péripéties et des alternatives variées de mieux et de pire, on trouve un beau matin une température de 37°. On se félicite d'un si beau résultat et par précaution on continue l'irrigation encore un jour ou deux ; puis, la température ne montant plus, on déclare la malade guérie, tandis qu'elle ne l'est pas. Le processus morbide n'a pas disparu, il a seulement changé d'allure, et d'aigu qu'il était, il est devenu chronique. Pendant quelque temps on ne s'en inquiète pas ; puis les symptômes de l'endométrite vul-

(1) Résumée d'après M. Charrier. *Arch. de Tocologie*, 1891, page 613.

gaire deviennent plus accentués et la malade est obligée de se soumettre à un nouveau traitement. On l'en console et on s'en console soi-même, en disant qu'elle a une *affection de la matrice* ; mais, cette affection, à quoi tient-elle sinon à l'insuffisance du traitement mis en œuvre. Le plus grand nombre des maladies utérines, lorsqu'elles n'ont pas une origine gonococcique, ne sont pas dues à une autre cause, un processus septique survenu à la suite d'une fausse couche, endormi pour quelque temps par un traitement palliatif et qui, après la suspension de celui-ci, a repris de plus belle.

Aussi, l'utilité d'une intervention énergique par le curage dans la septicémie puerpérale n'est plus sérieusement contestée aujourd'hui. Les adversaires les plus acharnés de jadis l'admettent et le pratiquent, et il serait superflu de discuter davantage sur ce point, si on le faisait avec moins de restrictions. Au lieu d'intervenir d'emblée, on hésite, on temporise et on ne s'y résout qu'en dernier ressort ; le résultat de cette conduite *éclectique* et *sceptique* à la fois, c'est de s'exposer à des insuccès fréquents doublement déplorables.

Pour justifier cette critique, il suffira, je pense, que le lecteur jette un coup d'œil sur les trois observations suivantes :

OBSERVATION LII. — La belle-sœur d'un de mes confrères, le Dr Ismaïl, entachée de tuberculose et ayant eu trois fausses couches successives qui l'ont réduite à un état déplorable, avorte une quatrième fois (décembre 1887) de deux jumeaux de 4 mois avec hémorrhagie profuse. Le placenta reste dans l'utérus ; on fait des tractions sur le cordon qui casse, et comme, en attendant, la perte s'est arrêtée, on juge inutile d'intervenir pour le moment et on prescrit une forte dose de quinine. — Cependant, dès le lendemain, il paraît que quelque chose de grave se passe, car trois confrères, réunis en consultation, jugent utile de faire de « *prudentes tentatives* » pour extraire le délivre, mais ils n'y parviennent pas, et ils continuent les irrigations intra-utérines au sublimé. Malgré cela, la fièvre septique marche son train, lorsqu'au quatrième jour, le Dr Ismaïl vient me chercher dans une maison voisine où je me trouvais pour un accouchement, et me supplie d'aller voir la malade à l'instant. Mon confrère n'avait pas tort d'insister ; je trouve en effet la pauvre femme, pâle, froide, sans pouls ; douleurs abdominales intolérables, ventre ballonné et tendu, vomissements verts porracés. Je diagnostiquai une péritonite septique. Que devais-je faire ? La laisser mourir ; c'était simple, mais pas humain. Avec beaucoup de ménagements je fais mes préparatifs pour le curage et je mets la femme en position obstétricale. Le délivre étant au col, et le col très dilaté, il est enlevé en un clin d'œil avec la pince ; deux ou trois gros fragments sont ensuite retirés avec l'écouvillon. — Le délivre était énorme et répandait une odeur infecte, repoussante. — Malgré la rapidité et la bénignité extrême de cette intervention in extremis, les conditions générales empirent à vue d'œil. Après l'opération je dois faire, pour relever le pouls défaillant, plusieurs injections d'éther et de caféine, mais dans un accès de vomissement, la femme succombe dans une syncope.

Observation LIII. — En janvier 1890, je suis appelé par Monsieur E. V..., pour soigner sa fille des suites d'une fausse couche commencée depuis 12 jours. Nous étions à ce moment au plus fort, non pas d'une épidémie, mais d'une *pandémie* d'influenza. Tout le monde était malade à la fois et je ne suffisais pas, en marchant 18 heures sur 24, à répondre aux requêtes dont j'étais assailli. Je déclinai, prétextant mes occupations trop nombreuses. En rentrant chez moi, éreinté, le soir à 11 heures, je trouve M. V... qui me supplie d'aller sur-le-champ chez sa fille dont les conditions ont, paraît-il, beaucoup empiré. — Je la trouve, en effet, dans un mauvais état. Température 40°5, pouls à 140, langue sèche, peau brûlante, anxiété profonde, délire, ventre tendu et douloureux ; l'utérus qui dépasse le pubis de 2 travers de doigts est sensible à la pression ; de la vulve s'écoule un liquide sanieux très fétide ; deux heures avant ma visite, il y a eu une perte pas très abondante qui a cessé à la suite d'une irrigation vaginale chaude ; c'est d'ailleurs, avec force doses de quinine, le seul traitement qu'on ait mis en œuvre depuis le début des accidents ; quant aux symptômes de septicémie, ils remontent à 4 jours, et ils ont préludé par un grand frisson qui, depuis, s'est répété tous les jours. Après une demi-heure perdue en préparatifs, je procède à un curage énergique avec la curette de Sims ; plusieurs petits fragments placentaires sont détachés et entraînés par la curette ; l'écouvillon en ramène encore davantage avec quantité de détritus ; injection au sublimé, attouchement des parois utérines à la teinture d'iode ; tampon vaginal iodoformé, infusion de digitale avec 5 centigr. d'extrait d'opium. — Le lendemain matin la température est encore à 39°, mais l'état général est meilleur. La langue n'est plus sèche, la peau est moite, et il n'y a plus de délire. Injection intra-utérine à la créoline. — Le soir il y a du pire ; il y a eu un grand frisson dans la journée, et la température est remontée à 40° ; cependant l'état général est bien meilleur que la veille. Après une injection intra-utérine, j'introduis un écouvillon mou chargé de glycérine créosotée. Le lendemain matin, la température est à 38° ; il n'y a plus de frisson ; le soir, 38°5 ; état général bon ; la température se maintient ainsi entre 38° et 38°5, pendant

trois jours encore et on répète matin et soir les injections intra-utérines jusqu'à cessation complète de la fièvre. Convalescence longue et
pénible.

OBSERVATION LIV. — Madame M... C... (la même que celle de l'observation XXIX) me fait appeler le 10 janvier 1894 pour me dire que,
enceinte d'environ 5 mois et demi, elle ne perçoit plus les mouvements actifs depuis 4 jours, et que depuis le matin elle perd en quantité de l'eau rougeâtre fétide. Au toucher, je constate que le col est
encore long et fermé; il n'y a pas de contractions. Naturellement, il
n'y avait qu'à attendre; je conseille des irrigations au sublimé. —
Avant l'aube, on vient me prévenir que Madame C... a avorté depuis
2 heures, et que le délivre n'a pas encore été expulsé. Je me rends
aussitôt chez elle et je trouve le petit fœtus pendant entre ses cuisses,
absolument putréfié. Il n'y avait pas eu une goutte de sang, ce qui
permettait d'attendre la délivrance naturelle, mais en tâtant le pouls
je trouve de la fièvre; le thermomètre révèle une température de 39°7.
D'après mes principes, cela devait suffire à me décider à une intervention immédiate, mais la malade, très craintive, me prie d'attendre
quelques heures. Je me borne pour l'instant à couper le cordon et
éloigner le fœtus, et à faire un lavage utéro-vaginal au sublimé; en
même temps je prescris 2 gr. de muriate de quinine. Trois heures
après, un frisson violent éclate, avec température à 40,5, et on vient
me chercher. En vue d'une intervention probable, j'avais déjà tout
disposé dès le matin, de sorte que je puis opérer immédiatement. Le
délivre est adhérent; avec le doigt d'abord, puis avec la curette il est
détaché et fragmenté, des gros morceaux sont enlevés à la pince; puis
j'emploie encore la curette et enfin l'écouvillon. Hémorrhagie médiocre. Tampon utérin et vaginal. Le soir, la température tombe à 37°
pour ne plus se relever. J'enlève le tampon et je prescris de simples
lavages vulvaires. Sept jours après, Madame C... se lève aussi fraîche
que si rien ne s'était passé.

Ainsi donc : intervention très tardive, mort de la malade;
intervention moins tardive, prolongation dés symptômes de
septicémie pendant quelques jours encore, nécessité de continuer
un traitement pénible, convalescence prolongée; intervention
précoce, disparition immédiate de tout accident.

Pour obtenir du curage tout ce qu'il peut donner, il faut donc
intervenir de bonne heure et ne pas s'attarder aux petits moyens,
qui font perdre un temps précieux. M. Porak a établi, sur ce
point, une règle excellente : « On doit intervenir dans le cas de
« rétention du placenta, avant la putréfaction, dès que la fièvre

« s'élève, ce qui généralement a lieu un jour avant la fétidité des
« lochies. » Mais il ne faudrait pas non plus se désespérer trop
tôt et renoncer aux bénéfices du curage sous prétexte que l'infection est grave, soit qu'on ait trop hésité, soit qu'on ait été appelé
trop tard. La seconde des trois observations ci-dessus, l'observation LIII, que j'ai déjà relatée à un autre point de vue, celles
du Dr Chartier et du Dr Charrier sont là pour le démontrer; les
faits suivants ne sont pas moins éloquents.

Observation LV (1). — Il s'agissait d'une femme qui dans cinq
accouchements successifs, normaux à tout autre point de vue, a toujours eu la délivrance difficile ; il a toujours fallu extraire le délivre
artificiellement et toujours avec peine. Etant enceinte de 4 mois et
demi, elle fait une fausse couche accompagnée d'hémorrhagie grave.
Le fœtus est expulsé, rétention du délivre. Tamponnement à l'ouate
salicylée. Le lendemain j'enlève le tampon ; l'hémorrhagie a cessé ;
toutes les trois heures injection vaginale au sublimé à 1/2000 ; le soir
élévation de la température qui dure encore le lendemain. Deux tentatives infructueuses pour faire la délivrance avec le doigt et la pince.
Quoique ces manœuvres soient faites avec la plus grande douceur et
accompagnées de précautions antiseptiques rigoureuses, l'état de la
malade empire considérablement, et, à ma visite du soir, je trouve la
température à 39°6. Le danger me semblant menaçant, j'appelle en
consultation M. Miraschi, qui se charge de faire l'écouvillonnage. Après
les précautions antiseptiques d'usage, le col abaissé à la vulve, le
décollement du placenta avec le doigt et son extraction partielle avec
la pince se font avec quelque difficulté. On introduit successivement
huit écouvillons qui tous, sauf le dernier, reviennent le bout supérieur
chargé de débris placentaires. Injection et pansement créosoté et
iodoformé comme à l'ordinaire. Quoique *l'opération ait été en somme
assez pénible* et qu'elle ait duré presque une demi-heure, à cause de
l'adhérence anormale du délivre, les souffrances de la femme ont été
très modérées, l'hémorrhagie a été minime et immédiatement après
l'opération la femme ne s'est plainte d'aucune douleur au bas-ventre.
La température a encore oscillé entre 38°5 et 39° pendant trois jours
et la malade s'est rétablie rapidement.

Cette observation comporte plusieurs enseignements. Et d'abord,
la supériorité de la curette sur l'écouvillon pour enlever un
placenta adhérent. A cette époque je ne l'employais pas encore,
et j'ai eu une peine infinie pour opérer le décollement avec le

(1) Communiquée par le Dr Rifat à la Société de Médecine de Salonique,
séance du 17 mai 1888, et publiée in *Nouv. Arch. d'Obs. et Gyn.*, 1888, page 290.

doigt et la pince. En second lieu, elle démontre qu'un délivre abortif, quoique adhérent, peut parfaitement se putréfier, et qu'il ne faut pas avoir trop de confiance dans l'aphorisme de l'école expectante : tant que le délivre est adhérent, pas d'accidents à redouter. Enfin elle fait présumer l'impossibilité matérielle qu'il y aurait eu à délivrer la femme sans une intervention énergique et relativement précoce.

OBSERVATION LVI (Dʳ Doléris. Résumée d'après l'observation recueillie par le Dʳ Cazals et publiée par le Dʳ Chartier in *Nouv. Arch. d'Obs. et de Gyn.*, 1889, page 440).— Mahaut (Eugénie), entrée à Tenon le 16 mai 1887. Avortement de deux mois et demi ; œuf putréfié très engagé dans le col ; écoulement fétide ; avec la main on retire facilement la masse qui, à l'examen, n'est pas complète. Température 37°. Grande faiblesse. Injections intra-utérines fréquentes. Le 17, même état. Écoulement fétide puriforme. On continue les injections. Le soir, frisson prolongé. Facies très pâle. Pouls 140. Température 39°4. Le 18, l'état général s'aggrave. On continue les injections. Le 19, violent frisson. Les injections intra-utérines, répétées toutes les six heures, ne ramènent que quelque débris noirâtres. Le 20, même état. M. Doléris se décide alors à pratiquer le curage de l'utérus, qui ramène des débris de membranes et de placenta à odeur très fétide et il laisse dans la matrice un petit tampon de glycérine créosotée. Amélioration sensible immédiate. Le 21, pas de frisson, mais les jours suivants la température augmente et un écoulement très fétide se produit de nouveau. Le 24, M. Doléris, non outillé pour faire un second écouvillonnage, introduit dans l'utérus, après une irrigation, une pince à pansement armée d'ouate et ramène ainsi quelques débris odorants. Un tampon de glycérine créosotée est laissé dans le col. Tampon vaginal de gaze iodoformée. Chute définitive de la température ; disparition de la fétidité. Guérison.

OBSERVATION LVII(1) (Résumée). — Mᵐᵉ X..., 27 ans, chétive, mince, anémique ; fausse couche d'environ quatre mois. Huit jours après, M. Reverdin la trouve au lit, pâle et très faible, perdant du sang en assez grande abondance, avec douleurs abdominales fortes et ayant eu deux frissons la veille et l'avant-veille. Lochies fétides. La malade tombe en syncope dès qu'il s'agit de la faire asseoir ou de l'examiner. Col mou, à peine entr'ouvert, utérus très volumineux. Pour se donner le temps de préparer le nécessaire, on prescrit des injections. Un peu plus tard, nouveaux frissons ; de midi à trois heures la malade n'a cessé de claquer les dents. État fort grave, aussi on n'hésite pas à procéder immédiatement au nettoyage de la cavité utérine. Extraction

(1) M. Auguste Reverdin de Genève. Thèse Wisard, page 58.

à la curette de gros fragments de placenta en décomposition ; la malade perd complètement connaissance, ce qui n'empêche pas de continuer le curage tant qu'on sent quelque chose de suspect. Badigeonnage consécutif avec solution phéniquée forte. On continue des injections phéniquées fréquentes. Plus de frissons, au bout de peu de jours la malade peut se considérer comme hors d'affaire. Ceci, ajoute M. Reverdin, est un exemple frappant de l'efficacité du curage et montre que, *loin d'être arrêté par des symptômes graves, on doit se hâter d'agir énergiquement et complètement. Toute intervention timide est nuisible et c'est avec la ferme intention d'aller jusqu'au bout qu'il faut en pareil cas aborder l'opération.*

Ces observations nous donnent un autre enseignement précieux. Tandis que lors d'une intervention pour hémorrhagie, tout est dit une fois le râclage fait, il est de toute nécessité, dans les cas d'infection grave, de continuer la lutte même après un râclage énergique, sous peine de voir se rallumer l'incendie mal éteint. On ne peut jamais être matériellement sûr d'avoir détruit tous les germes nuisibles et, pour les empêcher de repulluler, les injections intra-utérines ne sont pas toujours suffisantes. On a même proposé, tout récemment (1), de recourir après le curage à l'*irrigation continue* pour obtenir une guérison définitive.

Dans le même but on a proposé d'injecter dans l'utérus, avec une seringue de Braun ou autre analogue, de la teinture d'iode (Pozzi), de la glycérine créosotée (Auvard), ou bien d'y abandonner un crayon d'iodoforme (Rivière). En 1887, j'ai préconisé l'introduction répétée d'un écouvillon doux chargé de glycérine créosotée, mais depuis j'y ai substitué le tamponnement intra-utérin avec une bande de gaze iodoformée imbibée de glycérine créosotée. Tant que les symptômes de septicémie persistent, je fais ainsi toutes les 24 heures le pansement antiseptique de l'utérus, lavage et tampon; au fur et à mesure que la matrice revient sur elle-même, la quantité de gaze introduite est naturellement moindre, de sorte que le dernier jour c'est plutôt un simple drain qu'un tampon.

Cette pratique m'a déjà réussi dans trois cas, dont un très récent d'une gravité exceptionnelle (septicémie post-partum), où l'intervention a été tardive et presque en désespoir de cause. Je

____

(1) Hartmann. Infec. puerp. cons. à un av. *Ann. de Gyn.*, 1892, 1er sem.

crois que par ce moyen on maintient plus longtemps la paroi infectée au contact de l'agent antiseptique et on provoque des contractions énergiques qui aident admirablement à décongestionner la matrice et à la faire revenir sur elle-même.

Je m'empresse d'ajouter que ce luxe de précautions n'est que rarement nécessaire dans la septicémie post-abortum. Contrairement à ce qui arrive dans l'accouchement à terme, il est relativement rare qu'elle atteigne cette haute gravité qui fait craindre pour la vie de la malade. Mais il n'y a pas que la mort à redouter dans ces cas d'infection, et si on s'en tenait au seul danger d'une issue fatale, les indications pour l'intervention en seraient singulièrement restreintes. Sans que mort s'en suive, il y a une foule de cas d'infection à marche lente, insidieuse, laissant derrière elle des successions morbides fâcheuses, interminables et qui, même après guérison, atteignent souvent la femme dans sa vraie raison d'être, par l'inaptitude irrémédiable à la fécondation. Et puis, sait-on où finira une septicémie qui commence? Que d'abcès pelviens, que de salpingo-ovarites suppurées qui exigeront plus tard une intervention des plus sérieuses, dont le point de départ a été une endométrite septique légère et négligée et qu'on aurait guérie en deux jours avec un simple grattage de la muqueuse infectée ! De même que je repousse les retards et les atermoiements, de même je n'admets pas de *distinguo* entre les cas graves et les cas légers, ou, si vous aimez mieux, je retiens qu'il n'y a pas de septicémie bénigne, qu'elle est toujours grave et qu'il est du devoir du médecin de la combattre de suite et toujours par les moyens les plus énergiques. Est-il besoin d'ajouter que, pour intervenir de la sorte, il n'est nullement indispensable qu'il y ait rétention de gros fragments de délivre ? Qu'il s'agisse d'un délivre entier ou de quelques villosités choriales ou d'un lambeau de caduque, les chances d'infections seront peut-être plus grandes dans le premier cas que dans le second, mais une fois que l'infection s'est déclarée, ses effets consécutifs peuvent être tout aussi désastreux dans le second cas que dans le premier. Lors de la discussion à la Société Obstétricale de Paris, M. Pajot a montré les pièces anatomiques d'une femme morte de septicémie *post-abortum*, chez qui on n'avait trouvé qu'un simple débris de caduque adhérent au milieu de l'insertion placentaire, et il s'est demandé, pour les besoins de sa cause, où il aurait fallu râcler dans un cas pareil. « Faudrait-il râcler, au hasard, toute la paroi utérine ? (1) » Quand cela serait, je n'y verrais pas grand mal, mais la question n'est pas là : voilà un cas où *une simple parcelle de caduque adhérente et putréfiée, dont on n'aurait certainement pu diagnostiquer la présence, a suffi à provoquer une septicémie mortelle.*

Ahlfeld a été, je crois, le premier à insister sur le rôle de la rétention de la caduque dans la genèse de la septicémie puerpérale (2). Cosentino en craint tellement les conséquences *immédiates* et *éloignées* (septicémie, endométrite septique, sub-involution, affections utérines successives) qu'il conseille de *curer dans tous les cas* (3). Rabenau (4), sur un total de 325 curages, est intervenu 110 fois pour rétention de *débris* d'œuf abortif ; Dürhssen n'y a pas moins insisté plus récemment et beaucoup d'autres encore qu'il serait trop long de citer tous. Je n'admets donc pas non plus cette troisième restriction qui veut qu'on pratique avant tout l'exploration de la cavité utérine et qu'on renonce à un curage projeté, si on n'y trouve rien à enlever (5). Un utérus vide, mais infecté, n'en est pas moins infect pour cela ; ne sait-on pas qu'une lacération imperceptible de la fourchette ou du col peuvent amener des complications septiques des plus redoutables ? D'autre part si, à la rigueur, on peut détacher avec le doigt un fragment de délivre, et mettre ainsi un terme aux accidents dont il est la source, lorsqu'il s'agit d'une plaie infectée et profondément infectée, quelle prise peut-on avoir sur elle, sinon avec un moyen capable de la modifier et de la détruire ? Agit-on autrement lorsqu'on a affaire à une plaie externe ? Je suis donc convaincu que ce sont précisément ces cas qui exigent le plus souvent un curettage consciencieux.

Les quelques observations qui vont suivre relèvent justement des différentes catégories d'indications que nous venons de passer en revue.

(1) *Bulletin et Mém. de la Soc. Obs. et Gyn. de Paris*, 1886.
(2) Voy. FRITSCH. Trait. des aff. puerp., 1885, page 141.
(3) Il raschiamento dei resti placentari elevato a sistema. *Ann. Ost.*,1883, page 274.
(4) *Rép. Un. d'Obs.*, 1886, page 472.
(5) BUDIN et FOCHIER. Soc. Obs. de France, 3ᵉ session. Séance du 5 avril 1893.

Observation LVIII.(M. Julliard, de Genève. Thèse Wissard, page 62. Résumée.) — Mlle B...., 17 ans, fausse couche de deux mois et demi, avec une perte abondante. Lorsque M. Julliard la voit il trouve une température de 40° et dans le *paramétrium un foyer d'infiltration*. Curage soigné de la cavité utérine avec la curette de Simon ; lavage au sublimé et tamponnement avec ouate iodoformée. *Ces pansements furent réitérés plusieurs fois*. La malade ne se rétablit qu'au bout *de cinq semaines*, mais, dit M. Julliard, je suis convaincu que si ce traitement avait pu être appliqué *au début* de la fausse couche, la paramétrite ne se fût pas formée.

Observation LIX. (M. le Dr Mercanton. Résumée d'après la thèse de Wisard, page 78.) — Mme M... fait une fausse couche de 4 mois et 1/2 et entre à l'hôpital cantonal de Lausanne le 25 juin 1887. Depuis 15 jours environ, elle a de la fièvre et des hémorrhagies. L'utérus est normalement situé, le col est gros, rugueux et il admet le doigt. On procède au râclage et on extrait de la cavité utérine des caillots et *des débris de membranes*. Deux jours après, chute de la température. Dix jours après guérison complète.

Observation LX. (M. le Dr Chenevière : Résumée d'après la thèse de M. Wisard, page 95.) — Mlle B..., 19 ans, a fait une fausse couche de 2 mois 1/2, le 3 janvier 1886. Depuis elle perd du sang et a un écoulement légèrement fétide. Râclage qui *ramène des restes de chorion et de caduque. Guérison*.

Observation LXI. (Résumée d'après les *Nouvelles Arch. d'Obs. et de Gyn.*, 1887, page 289.) — Femme H. B..., première grossesse, avortement à 3 mois avec perte modérée. Les jours suivants, perte, fièvre, maux de reins, sensation de poids douloureux au bas-ventre, transpirations abondantes, pas d'appétit, grande faiblesse. Un mois et demi après, je trouve l'utérus volumineux, le col long, mou, fixé en antéversion ; lorsque je cherche à le ramener à sa position normale, la femme accuse de vives souffrances ; en pressant avec le spéculum sur les culs-de-sac, on voit sortir de l'utérus un liquide sanieux mêlé à du sang noir. Diagnostic : rétention probable de débris placentaires ; endométrite septique et périmétrite puerpérale. Le 6 octobre 1886, écouvillonage et extraction de *détritus putrilagineux très fétides dont je ne peux préciser la nature*. Très légère hémorrhagie. La fièvre cesse aussitôt, mais l'écoulement reste fétide, malgré les injections intra-utérines. Au cinquième jour, les douleurs ayant cessé, injections vaginales et pilules de fer et d'ergotine. Badigeonnages de teinture d'iode aux régions ovariques. Un mois après elle perdait encore un peu de sang fétide, mais les conditions locales générales étaient tout à fait excellentes. Malgré cela, je procède, le 2 novembre, à une seconde séance d'écouvillonage qui ne provoque aucune souffrance ; je ramène encore quelques débris.

La guérison, cette fois, s'est maintenue. Deux mois après elle était de nouveau enceinte ; la grossesse est arrivée à terme, et lors de son accouchement, que j'ai moi-même terminé par le forceps, les suites de couches ont été parfaitement physiologiques.

OBSERVATION LXII. — Madame M. F..., lymphatique, bonne santé habituelle. Enceinte d'à peine un mois. Suspension des règles depuis le 1er février 1888. Le 15, légère hémorrhagie qui se prolonge jusqu'au 1er mars. Ce jour-ci, perte plus abondante qui se renouvelle le 5 et le 9 avec contractions utérines intenses. Injections antiseptiques chaudes ; stillicidium continuel jusqu'au 18. Le 19, douleurs expulsives, et *douleur fixe à la région inguinale droite* ; fièvre. Je suis appelé en place de M. Perera, malade. Je trouve le col gros, un peu ouvert, et une sensibilité très marquée au cul-de-sac droit avec empâtement. Température à 37°. Injections au sublimé, un purgatif, cataplasmes boriqués chauds sur le ventre. Quinine et piqûre de morphine. Le 21, les phénomènes suraigus ayant cédé, je commence la dilatation avec l'éponge iodoformée que je retire après 12 heures. Les 22, 23, 24, autres éponges. Le 25, assisté du Dr Sciaky, je procède à un écouvillonage soigné, qui ne retire que des débris. L'œuf avait donc été expulsé sans qu'on s'en aperçût. Opération très bien supportée, quoique Mme F... fût encore plus nerveuse que d'habitude. Cessation immédiate de la fièvre et de l'hémorrhagie ; après 4 jours, disparition du noyau de paramétrite. Guérison radicale.

OBSERVATION LXIII. — Le 3 juin 1890, je suis appelé près d'une de mes clientes, Madame R..., qui, ayant fait une fausse couche à 3 mois, le 26 mai, a depuis lors de petites pertes fétides, des frissons, un peu de fièvre, etc. Par hasard, on a gardé l'œuf expulsé dans de l'alcool ; on me le montre et il me semble complet. Utérus un peu volumineux, col dilaté.

Pendant deux jours je fais des irrigations intra-utérines qui ne donnent aucun résultat. Le 5 juin, grand frisson et température à 40°. Je décide d'intervenir. Avant d'opérer, j'explore la cavité utérine et *je n'y trouve rien de saillant.* Curage avec la curette tranchante *qui ne ramène que des débris de muqueuse.* Cessation immédiate des accidents.

OBSERVATION LXIV. — Madame C... a fait une fausse couche facile de 4 mois en novembre 1892; elle a été assistée par un confrère instruit qui, pendant une semaine, a pris les précautions antiseptiques usuelles, et qui, ne voyant surgir aucune complication, s'est retiré au bout de ce temps, la croyant guérie. Depuis lors, Mme C... n'a jamais cessé d'avoir quelques petites pertes fétides et elle n'a plus eu ses menstruations ; de plus, elle a, tous les deux ou trois jours, des accès de fièvre précédés de frisson qu'elle attribue au miasme palustre et

qu'elle a combattu inutilement par la quinine. C'est même surtout
pour cette fièvre soi-disant palustre, qu'elle vient demander mon
assistance le 10 mars 1893. A l'examen, vagin chaud, utérus volumineux, col gros et entr'ouvert laissant sourdre un liquide purulent.
J'explique à Mme C... qu'elle a une endométrite septique, suite de
sa fausse couche, et je lui propose le curage, que j'exécute à la curette
tranchante, le 14 mars. Guérison définitive.

Dans le mémoire de M. Chartier, je trouve également une observation qui présente une particularité intéressante.

OBSERVATION LXV (Dr Sabail, résumée.) — Mme D... avorte le 20
décembre 1886 et a plusieurs pertes et cinq accès de fièvre précédés
de frisson ; le 28 on appelle M. Sabail qui, après détersion et lavage
abondant, abaisse l'utérus et pénètre avec le doigt dans la cavité où
il rencontre trois gros débris placentaires qu'il enlève avec la pince
à pansement. Rien n'existant plus dans la cavité utérine, M. Sabail
aurait pu se tenir pour satisfait ; mais la muqueuse du canal et de
l'orifice étant ecchymosée et sphacelée sur plusieurs points, il se
décide à enlever à la curette tranchante toute la muqueuse dégénérée.
Après quelques péripéties, guérison de la femme.

Il est certain que, dans ce cas, si M. Sabail s'en était tenu à la
simple extraction du délivre putréfié, la septicémie aurait continué son cours et la délivrance artificielle aurait été pratiquée en
pure perte. Plus tard j'aurai l'occasion de revenir sur ce détail
qui a une très grande importance au point de vue du curage préventif.

III

Après une si longue série de faits heureux que — n'était la
crainte d'abuser de la patience des lecteurs — je pourrais allonger à plaisir, une objection naturelle se présente : Tout cela est
fort beau, mais..... et vos revers ? On s'est plu à supposer qu'ils
sont nombreux et qu'on ne les publie pas (1) ; inutile, n'est-ce
pas, de relever une insinuation aussi peu sérieuse ; il y a eu et
il y aura toujours quelques cas malheureux — quelle est la méthode thérapeutique infaillible ?— mais ces cas il faut les analyser

(1) GERBAUD. Loc, cit., page 189.

et les commenter pour arriver à un critérium équitable, et c'est ce que je vais faire.

Je me suis déjà expliqué sur les dangers imputables à la métho-de elle-même. A moins de faute lourde et de maladresse consom-mée, je dirai du curage ce que M. Barnes dit du forceps : « *On n'en meurt pas, mais on peut mourir malgré lui.*» Pour ce qui con-cerne l'insuffisance de la curette il y a lieu de distinguer. L'in-suffisance de la curette, lorsque l'indication d'intervenir est l'hé-morrhagie, est rare et ne porte pas à conséquence. Si on a oublié quelque chose dans la matrice, nous avons déjà vu qu'on en est quitte pour y revenir une seconde fois et qu'on obtient ainsi un résultat définitif. Mais, pour la septicémie, c'est autre chose. Le principe est celui-ci : étant donné un foyer d'infection enfermé dans la cavité utérine, et qui, de là, rayonne dans tout l'organisme, extraire le corps du délit ou le détruire. Pour y par-venir la curette est supérieure à l'irrigation, cela saute aux yeux, mais quant à affirmer qu'elle y parvient toujours, c'est différent et je ne l'oserai pas. Il y a trop d'inconnues dans les données du problème pour arriver infailliblement à une solution heureuse. Sait-on jamais, dans un cas de septicémie grave, si l'infection ne s'est pas généralisée ? Je ne parle pas de la propagation aux an-nexes qui, à la rigueur, peut encore bénéficier d'un curage appro-prié — il y a des faits qui le démontrent — mais si pendant qu'on assainit l'utérus, le cœur ou le poumon ou le foie se prennent, quels résultats pourra-t-on attendre ?

OBSERVATION LXVI. (M. le Dr Chenevière. Résumée d'après la thèse de M. Wisard, page 101.) — Mme S... commence à perdre du sang le 7 janvier 1886 ; le 8, fausse couche ; le 10, frissons suivis de fièvre ; écoulement fétide ; le 13, deux frissons. Le 14, râclage qui ramène des fragments de decidua et de chorion putréfiés. Les symptômes locaux disparaissent, mais les frissons continuent et la malade meurt le 16, avec les symptômes d'endocardite ulcéreuse.

OBSERVATION LXVII. — Avec les Drs Sciaky, Pérera et Jacques Bey, je vois, en mars 1893, Mme B..., 18 ans, primipare, qui, 18 heures après ses couches, a été prise de frisson, point de côté, palpitation avec pouls incomptable, souffle râpeux à la pointe, anxiété, état syncopal. Les lochies, presque supprimées, sont fétides. Evidemment nous avons à faire à une endocardite septique dont le point de départ est un foyer utérin. Par acquit de conscience, nous pratiquons le curage qui ramène quelques caillots fétides et des débris de tissu placentaire. Rien n'y fait et au bout de 60 heures la malade est emportée.

Avec le Dr Sciaky également j'ai vu en janvier 1894 un cas de septicémie post-partum qui a rapidement abouti à une méningite. Instruits par le fait précédent, nous n'avons pas même essayé d'intervenir et la femme a succombé.

Indépendamment de ces cas de septicémie généralisée d'emblée, ou, pour parler plus exactement, de pyohémie, même employée dans des processus locaux, la curette peut ne pas suffire. Il se peut que l'infiltration microbienne soit déjà trop profonde (culs-de-sac glandulaires, lymphatiques, etc.),pour qu'elle soit atteinte par un râclage superficiel ; même limitée à la surface, la curette peut oublier quelque parcelle infime, microscopique, mais toutefois suffisante pour rallumer l'incendie mal éteint. Cela arrive avec une plaie extérieure que vous râclez, brûlez au thermo-cautère et recouvrez d'iodoforme, sous le contrôle de la vue ; cela peut donc arriver avec une plaie soustraite à vos regards et sur laquelle, somme toute, vous opérez à l'aveugle. La curette ne peut donc, en théorie, vous donner jamais une assurance absolue; mais, en fait, il m'est acquis, que lorsque je ne m'en suis pas servi trop tard, elle m'a toujours réussi.

Sur 187 cas de curage post-abortum, dont 21 pour septicémie, je n'ai eu qu'un seul décès, que j'ai publié en 1888 (1) et dont j'ai rapporté, ici, l'histoire lamentable à l'observation LII. Si le lecteur veut bien s'en souvenir, cette femme, atteinte de péritonite septique, déjà défaillante, a succombé dans une syncope trois heures après une intervention des plus bénignes : je n'avais fait qu'enlever à la pince et à l'écouvillon doux, un délivre énorme, décollé et putréfié, engagé dans le canal cervical et ne demandant qu'à être happé au passage. Évidemment, cette malheureuse aurait pu être sauvée, si au lieu de se tenir au tampon et à l'antisepsie, on avait agi dès le début, avec un peu plus d'énergie. Prochownich a perdu, sur un grand nombre de cas de curage, trois femmes ; or, chez toutes les trois il y avait rétention du dé-

---

(1) La médication antiseptique intra-utérine post-partum dans la Turquie d'Europe: *Nouv. Arch. d'Obs*, 1887, page 291. Voyez aussi *Arch. de Toc.*, 1888, août.

livre et septicémie puerpérale intense avant l'opération. Mundé a eu sur 57 cas un seul décès ; la femme était atteinte de septicémie grave avant l'intervention. Lessona a réuni 81 observations où l'on est intervenu par le curage, avec 77 guérisons et 4 décès. De ces 4 décès l'un est celui déjà rappelé de Mundé ; un autre est de Fasola et il porte cette mention : Cause de l'intervention, péritonite septique après 48 heures de rétention de restes fœtaux décomposés ; les deux restants appartiennent à Cosentino : intervention pour septicémie et hémorrhagie après 3 jours de rétention, curage pratiqué en dernier ressort après insuccès de l'irrigation et de tentatives d'extraction manuelle. Maintenant, si sur ces 81 cas on considère à part ceux où le curage a été exécuté dans les 24 heures des accidents septicémiques, on a ce résultat : 24 cas, 24 guérisons !!!

Je crois donc ne pas avoir exagéré en affirmant que, *pour ce qui concerne les complications de la fausse couche, le curage, pratiqué en temps utile, en vient toujours à bout.*

En résumant les faits étudiés jusqu'ici, la conclusion suivante s'impose : L'hémorrhagie médiocre à répétition, l'hémorrhagie minime, mais épuisante par sa continuité, la septicémie en général, grave ou bénigne, aiguë ou chronique, constituent autant *d'indications formelles* pour procéder au curettage de l'utérus ; mais pour avoir une chance de réussite constante, l'intervention ainsi comprise devra être *précoce, immédiate.*

IV

Ne vaudrait-il pas mieux qu'elle fût *préventive* ? Aujourd'hui, pour moi, la chose ne fait plus aucun doute. C'est intentionnellement que je dis « *aujourd'hui* », car ce n'est pas par entraînement irréfléchi et tout d'un coup que je suis arrivé à cette conclusion.

Sorti d'une école où l'expectation était un dogme, j'ai *attendu* pendant quelques années, non sans révolte; mais, quoique mécontent de la méthode et de moi-même, on m'avait inculqué trop d'horreur pour la curette, pour oser y recourir. L'invention de l'écouvillon fut un heureux prétexte pour hasarder un essai, mais c'est par étapes successives, lentes et calculées, c'est avec la plus grande circonspection que j'ai franchi la distance qui sépare les deux camps ennemis. Sur les seize observations que j'ai publiées dans mon premier mémoire (1887), les deux premières en date concernaient des faits de la plus haute gravité ; dans les autres, quoique moins graves, j'avais quand même obéi à une indication pressante, hémorrhagie ou phénomènes septiques prononcés. La dernière seule concernait un cas spécial qui, aux Elysées, a dû faire frémir d'indignation l'ombre de mon maître en obstétrique.

OBSERVATION LXVIII. (Résumée.) — Mme R. B.., enceinte de 2 à 3 mois ; le 25 février 1887, légère hémorrhagie qui se répète le lendemain avec coliques expulsives. Un corps mou et lisse est engagé dans le col. Tampon vaginal. Le lendemain, pas d'hémorrhagie, mais le corps engagé dans le col est toujours à la même place. Une pelote de Gariel. Le matin du 28, en la retirant, je constate que le col est libre, et une injection vaginale ramène avec quelques caillots un fragment putréfié qui appartient évidemment à l'œuf et qui en constitue à peu près les trois quarts. Le reste a-t-il été expulsé avant et a-t-il échappé à mon examen, ou bien est-il dans la matrice ? Dans le doute et la fétidité du fragment expulsé aidant, je fais, le jour même, assisté par le Dr Jacques Bey, un écouvillonage qui ramène quelques petits débris membraneux. Suites normales.

Cette observation était accompagnée des réflexions suivantes : « … le simple soupçon que la fausse couche fût incomplète a été « suffisant pour me déterminer à intervenir. Si je m'en tiens au « résultat obtenu je n'ai pas eu à m'en repentir ; mais je tiens à « déclarer tout de suite, qu'il n'est pas dans le but de ce travail « de préconiser pareille conduite ; *on y viendra probablement,* « mais il serait imprudent de l'affirmer dès aujourd'hui. »

Un an après (1888), tout en me réservant, j'étais plus affirmatif : « D'après les faits que j'ai consciencieusement observés, je « suis convaincu que, *en dehors de toute complication, sans hémor-* « *rhagie ni septicémie, sur le simple soupçon que la délivrance n'a* « *pas été complète,* il y a lieu de procéder à un écouvillonnage « *préventif.* J'ai publié un cas de ce genre, mais cette conclusion « pourrait sembler prématurée aujourd'hui, et je préfère me « maintenir dans des limites plus sages. »

Malgré cette déclaration catégorique en faveur de l'intervention

15

préventive, je me tenais encore, en 1889, renfermé dans les mêmes limites, et dans une polémique soutenue contre M. Porak (1) je posais encore comme indications du curage, l'hémorrhagie et la septicémie.

Cinq années se sont encore écoulées et j'ai du curage une expérience beaucoup plus vaste ; les faits heureux se sont succédés sans relâche dans ma pratique et dans celle de mes confrères ; j'ai acquis la certitude, confirmée tous les jours, que le curage est un acte opératoire simple, facile, toujours efficace, absolument inoffensif et j'ai été, ainsi, insensiblement amené à faire ce que d'autres partisans du curage, des plus illustres et des plus autorisés, ont préconisé bien avant moi. Aujourd'hui je n'hésite plus : *dès qu'il a été dûment constaté que la fausse couche est incomplète, il est, par cela seul, indiqué de recourir au curettage préventif.*

Et c'est logique. En toute chose, prévention vaut mieux que répression ; mais, pour se tenir à cette formule, il faut : 1° Une confiance suffisante dans l'agent préventif et, après ce que j'en ai dit et démontré par des faits, il me semble inutile de répéter que ma confiance dans le curage est illimitée ; 2° que l'objet de la répression vaille la peine qu'on s'en occupe, ce que je vais examiner.

La rétention du délivre abortif est-elle réellement une source d'accidents fréquents ? On répond que non et on cite à l'appui les statistiques des hôpitaux. Or, pour ce qui concerne l'hémorrhagie, j'ai déjà dit (Voy. au premier paragraphe) que si on la réprime tant bien que mal par l'irrigation ou par le tampon, on ne la prévient pas du tout, pas même à l'hôpital, je crois, mais surtout dans la clientèle où le médecin arrive toujours trop tard et lorsque le mal est fait. Je crois donc inutile de revenir sur ce point, mais il me faut ajouter que l'hémorrhagie, qui n'est pas une complication, mais un symptôme inévitable de la fausse couche la plus bénigne — qu'elle soit considérable et unique, ou constituée par plusieurs pertes peu abondantes répétées — aboutit toujours à un état d'anémie dont les femmes qui ne sont pas exceptionnellement douées ont beaucoup de peine à se remettre

_____

(1) Un dernier mot sur le traitement de l'avortement incomplet. *Nouv. Arch. d'Obst.*, 1889, page 497.

et qu'il est bon d'éviter. Comment parviendra-t-on à savoir d'avance dans quels cas l'hémorrhagie sera grave et dans quels cas insignifiante ? J'ai déjà cité des exemples où des fausses couches de un ou deux mois qui, rationnellement, auraient dû se passer de la façon la plus simple, ont donné lieu à des pertes foudroyantes et ont nécessité une intervention d'urgence.

Il y a plus encore. Des fausses couches de 1, 2 et 3 mois, qui, sauf une perte un peu abondante, semblent se faire rapidement et complètement, donnent lieu plus tard à des hémorrhagies inattendues.

OBSERVATION LXIX.— Madame C. N., Vpare, fait une fausse couche entre 2 et 3 mois, avec hémorrhagie modérée ; tamponnement. En enlevant le tampon le lendemain, je trouve l'œuf dans le vagin. Il me semble au complet. Injections vaginales. Cependant, un petit écoulement persiste qui m'inquiète. *Dix-huit jours après*, au saut du lit, hémorrhagie grave, qui m'oblige à intervenir, et le 4 juillet 1888, après dilatation, je procède à un écouvillonage soigné qui ne retire que des débris. Guérison immédiate.

OBSERVATION LXX.— Madame D...., VIpare, forte et bien constituée, est enceinte, sans le savoir (elle nourrit et n'a pas ses règles). Une perte un peu abondante la surprend et elle me fait chercher. Lorsque j'arrive, elle a déjà expulsé un œuf d'un mois environ, entier, ou qui, du moins, me semble tel. Je lui prescris quelques injections vaginales qu'elle ne fait pas. Dix jours après, nouvelle perte, qui dure encore le lendemain. Je suppose qu'il s'agit peut-être d'une grossesse multiple et pour hâter l'expulsion du second œuf, je donne 2 grammes de quinine qui ne donnent aucun résultat. Le 7 août 1888, je procède au râclage et je ne ramène que quelques petits lambeaux de caduque. Malgré mes recommandations, Madame D..., qui est femme d'un jardinier, s'occupe le lendemain de ses plates-bandes, ce qui n'empêche pas la guérison définitive.

Si on peut avoir de telles surprises lorsque l'expulsion de l'œuf a été facile et en apparence complète, que sera-ce lors de la rétention d'un délivre ? J'ajouterai aussi que cet affaiblissement de l'organisme est le point de départ de maladies générales et constitutionnelles, qui n'attendent pour éclore que l'occasion favorable. Cette dernière éventualité constitue une fâcheuse lacune — il y en a d'autres — de toutes les statistiques dressées en vue de recommander l'expectation. A leur sortie de l'hôpital, les femmes qui ont eu une rétention, considérées comme guéries, ne sont guéries que de leur fausse couche — et encore — mais on ne sait rien des conséquences ultérieures de celle-ci sur leur santé générale. Or, elles sont souvent désastreuses. Que de chloro-anémies, que de neurasthénies interminables, que de tuberculoses dont on peut aisément faire remonter la source à une fausse couche antérieure ? Il y aurait donc lieu de distinguer tout au moins entre les différents cas et ne pas exposer systématiquement toutes les femmes à la possibilité d'une hémorrhagie grave, celles qui peuvent et celles qui ne peuvent pas la supporter.

Quant à la septicémie, on se croit sûr de la prévenir par une antisepsie rigoureuse. Je concéderai, pour l'instant, qu'on y arrive à peu près dans les Maternités, mais on n'y parvient que très rarement dans la pratique civile. Personne n'ignore les difficultés auxquelles on se butte, en ville, pour obtenir une antisepsie suffisante pendant la courte durée d'une simple opération; comment obtenir de personnes ignorantes, qui souvent se moquent de vos prescriptions qu'elles trouvent parfaitement ridicules et dont elles ne comprennent pas la portée, cette vigilance infatigable, cette attention soutenue, ces soins méticuleux qui n'oublient aucun détail, comment obtenir tout cela non pas pendant une demi-heure, mais pendant une, deux, trois semaines et davantage ?

« On n'arrive à ce résultat, nous dit M. le professeur Eus-« tache (1), que grâce à un personnel parfaitement éduqué et sur-« tout parfaitement convaincu de l'excellence et de la nécessité de « l'antisepsie, qui n'oublie aucune des prescriptions de cette « pratique salutaire ou, du moins, qui répare aussitôt les oublis « ou les manquements qu'il aurait pu commettre. C'EST LA QUE « GÎT LE NŒUD DE LA QUESTION. »

Il y a plus : quoi qu'on en dise, on ne peut toujours l'obtenir, même dans les services d'accouchements les mieux organisés. Les 4 cas de septicémie post-partum, du travail de Charrier (2),

(1) Série de 1.000 accouchements heureux à la Maternité de Lille. *Nouv. Arch. d'Obs.*, 1892, page 167.

(2) Du curettage précoce dans l'inf. puerpér. *Arch. de Tocol.*, 1891, page 603 et 613.

concernent tous des femmes *accouchées* et *infectées* à l'hôpital.
Dans l'observation III, il nous révèle même l'origine de l'infection ; pendant l'accouchement on se servit pour sonder la malade
d'une sonde en argent, uniquement destinée à l'usage d'une autre
malade traitée dans le service pour une cystite purulente. *Cette
sonde avait été donnée par mégarde à l'accoucheur, et, sur le moment,
cet incident ne fut pas remarqué.* M. Tarnier lui-même a publié
récemment (1) un fait de septicémie puerpérale survenue dans
son service et traitée sans succès par le curage. Le savant professeur, qui a si glorieusement contribué à introduire l'usage des
pratiques antiseptiques dans l'art des accouchements et dont le
service est un modèle d'asepsie obstétricale, s'est demandé avec
appréhension d'où ce cas d'infection *autochtone* pouvait bien être
sorti. Il s'est livré à une enquête sévère et a fini par découvrir
l'auteur du délit ; un élève, un *nouveau*, avait oublié de se laver
les mains avant de pratiquer le toucher ! Mais ce qui est arrivé,
une fois par hasard à ce malheureux élève, arrivera tous les
jours et dix fois plutôt qu'une à la sage-femme ou à la garde-
malade ou au membre de la famille à qui vous aurez confié le
soin de faire les injections antiseptiques. En pratique — c'est
fâcheux, mais cela est — l'avortement quelque peu prolongé se
passe en dehors des règles de l'antisepsie rigoureuse ; s'il se
complique de rétention placentaire, et si vous vous bornez aux lavages vaginaux, la septicémie fera presque à coup sûr sa lugubre
apparition. Les lavages intra-utérins offrent une garantie plus
sérieuse, mais ils doivent être fréquents et il faut les faire soi-
même. Tout en maugréant, vous vous y résignerez pendant 2 ou 3
jours, pas plus ; puis, sous prétexte que tout va bien, vous vous
relâcherez dans votre surveillance et le résultat final sera le
même. Pour un praticien occupé il est beaucoup plus facile de
consacrer deux heures à pratiquer un curage, et en finir une fois
pour toutes, que de perdre un mois à *irriguer* ses malades.

Il y a dès lors, et en dehors de tout autre motif, nécessité de
faire une distinction capitale entre les cas traités à l'hôpital et
ceux qu'on est appelé à soigner ailleurs ; dans cette dernière
hypothèse la méthode des irrigations antiseptiques, excellente

(1) *Journal des sages-femmes*, 1er mai 1892.

dans certaines conditions déterminées, n'est pas pratique et échoue fréquemment.

Si la septicémie n'est pas toujours évitable, on ne peut non plus ni en prévoir l'éclosion, ni en mesurer les effets. Vous n'avez pas besoin de tellement vous presser, nous dit-on ; vous serez toujours à temps d'intervenir au moindre signe de putréfaction du délivre. Oui, mais comment le savoir ? La fétidité des lochies, répond M. Pajot. La fétidité des lochies ne suffit pas toujours et elle démontre que l'ennemi est déjà installé dans la place ; on ne prévoit pas une odeur, on la constate, et quand on la constate, le mal est fait. M. Porak nous donne un meilleur conseil en disant de procéder à l'extraction dès l'apparition de la fièvre qui a lieu 24 heures avant la fétidité des lochies. C'est 24 heures de gagné, mais ce n'est pas encore assez, car, que signifie cette fièvre, sinon l'entrée dans le sang, du poison qu'il va bientôt charrier dans toute l'économie ? D'autre part, on ne connaît d'avance ni le degré de virulence de l'agent infectieux, ni la réceptivité du terrain, et on peut, en quelques heures, se trouver devant un de ces faits irréparables, comme j'en ai signalés quelques pages plus haut.

Enfin, lorsqu'on dit que la rétention placentaire peut offrir deux sortes de dangers, l'hémorrhagie et la septicémie, on entend parler des accidents immédiats ; mais il ne faut pas perdre de vue que d'autres inconvénients plus tardifs, moins bruyants, mais non moins nuisibles pour la santé de la femme, peuvent se présenter dans un laps de temps plus ou moins éloigné, lorsqu'on croit avoir guéri la malade. Nous nous sommes déjà arrêtés un instant aux conséquences tardives d'une fausse couche accidentée sur la santé générale de la femme, mais il ne faut pas oublier les conséquences fâcheuses qui peuvent en résulter pour l'utérus lui-même.

Nous avons vu, à propos de l'hémorrhagie, que la rétention de simples parcelles de caduque est cause d'un arrêt définitif de l'involution utérine. La rétention prolongée du délivre conduit également à cet état de subinvolution qui persiste *même après son expulsion intégrale.* Simpson avait signalé, dès 1847, des faits *d'hypertrophie utérine* constatés après une rétention prolongée du délivre abortif ; les études plus modernes sur l'arrêt de l'involution utérine ne laissent plus aucun doute à ce sujet. De plus, *sans rétention prolongée*, l'anémie consécutive à une perte abondante est, à elle seule, capable d'empêcher l'utérus de revenir à son état physiologique. Que dans ces circonstances multiples, et qui se présentent tous les jours, on se relâche quelque peu des précautions antiseptiques recommandées, et cela ne saurait manquer d'arriver lors de la sortie de l'hôpital, c'est fatalement l'endométrite qui va paraître sur la scène avec son cortège inséparable de complications et de successions morbides.

Si l'arrêt d'involution se transforme ainsi en endométrite vraie, par un mécanisme inverse non moins fréquent, un petit noyau d'endométrite latente, strictement localisé et parfaitement ignoré, amène à son tour un état de subinvolution qui s'éternise avec les conséquences morbides que nous lui connaissons. Que de fois une femme qui a avorté sans encombre, présente à un moment donné une élévation de température insignifiante, 38°, ou 38°5, qui dure 12 ou 24 heures, quelque chose comme la soi-disant fièvre de lait. Le lendemain, la fièvre ayant cessé, on se rassure, on la met sur le compte de tout autre motif plus ou moins plausible et tout est dit, en apparence ; mais en réalité, cette femme n'a pas un utérus normal, et elle porte déjà en elle le germe d'une maladie, qu'on aurait pu lui éviter et qui abreuvera sa vie d'amertume pendant un grand nombre d'années.

Dans toutes ces circonstances, une fois que la fausse couche ne donne plus lieu à aucun symptôme et est considérée comme finie, les femmes sont congédiées de l'hôpital, on marque de très bonne foi sur les feuilles d'observations : *Exeat, guéries*, et on ne s'en préoccupe plus. Eh bien ! elles ne sont pas guéries du tout ; seulement, quand, plus tard, elles ont besoin d'assistance, elles ne retournent pas aux services d'accouchement ; elles font des tournées interminables dans différents cabinets de consultation, jusqu'à ce qu'elles viennent s'échouer chez un gynécologue, et vous n'en savez rien.

Qu'on ne croie pas que j'exagère. La thèse de Bourgogne relate (page 32, obs. IX) le fait d'une femme qui, entrée à la Maison d'accouchements Beaudelocque, le 22 mai 1890, pour hémorrhagies répétées datant du 28 avril, a encore (à l'hôpital et malgré l'irrigation faite avec toutes les règles de l'art) des pertes très considérables le 30 mai, le 2 et le 3 juin, et finit par expulser un fœtus de 4 mois, le 10 ; pas de délivrance. Le 18 *juin* elle part sur sa demande expresse, *sans avoir été délivrée*. Qu'est-il advenu de cette femme? M. Bourgogne avoue qu'il n'en sait rien ; à la vérité, il a fait des recherches, mais la malade a disparu. Or, si cela arrive à l'occasion d'une femme qui a eu une fausse couche des plus accidentées et qui est sortie de l'hôpital avec un placenta de 4 mois dans sa matrice, que voulez-vous qu'on sache sur les suites ultérieures de fausses couches, moins compliquées ou même simples, bénignes, qui se sont faites avec rapidité, apparemment complètes, et dont la guérison semble définitivement assurée ?

Là est « *le défaut de la cuirasse* » (que j'ai déjà signalé) de toutes les statistiques « *expectantes* » ; elles ne tiennent aucun compte des conséquences ultérieures de l'avortement compliqué, ou si elles s'en préoccupent, c'est seulement pour nous dire, par exemple, que « dans certains cas où l'avortement est considéré comme « terminé, un écoulement peut persister pendant *plusieurs mois*, « dû tantôt à de petites portions de délivre restées adhérentes, à « des sortes de polypes placentaires, tantôt à la présence de vil-« losités choriales restées implantées dans la muqueuse utérine, « lorsqu'il s'agit d'un avortement des premiers mois. Mais, ainsi « que nous l'avons déjà dit, ces observations sortent du domaine « de l'obstétrique, dont elles ne relèvent que par leur origine et « elles rentrent dans celui de la gynécologie. (Tarnier et Budin.) »

Cela n'empêche pas que ces femmes ne soient malades par leur fausse couche ; or, comme le gynécologue, s'il en est un, n'hésitera pas un instant à leur faire un curage qui les guérira, n'aurait-il pas mieux valu y recourir avant et épargner à ces malheureuses *plusieurs mois* de souffrances ? Sait-on, d'ailleurs, la fréquence de ces suites malheureuses d'une fausse couche négligée ? Un seul chiffre suffira, je pense, car il est éloquent : sur 325 curages, Rabenau en compte 190 *pour endométrite successive à une fausse couche* ! !

Les accidents dus à la rétention placentaire ne sont donc ni rares, ni insignifiants, et comme d'ailleurs, il n'est pas possible de prévoir dans quels cas ces accidents viendront compliquer la marche de l'avortement, j'en conclus qu'il faut s'efforcer de les éviter en vidant la matrice le plus tôt possible, et je pose en principe que : *si en l'absence de toute autre indication urgente, la rétention de tout*

*ou d'une partie du délivre abortif se prolonge au delà de 24 heures,
il y a lieu de procéder à son extraction complétée par le curage de
la matrice.*

OBSERVATION LXXI.— Madame L.., enceinte de 3 mois, 4ᵐᵉ grossesse,
a une petite perte le 12 avril 1891. Repos au lit, antipyrine, viburnum, laudanum. Le 19, nouvelle perte, qui se répète le 28, malgré le
séjour au lit et la continuation du traitement. Le 2 mai, douleurs expulsives et chute d'un œuf évidemment incomplet; il en manque environ un tiers. Le lendemain le fragment retenu n'a pas encore été expulsé. Prenant en considération que madame L... est au lit depuis 20
jours pour éviter la fausse couche, je juge inutile de la laisser exposée aux accidents d'une rétention partielle et je procède au curage
immédiat. Suites parfaites.

Cependant, quoique parfaitement rationnelle, je n'ose pas imposer cette pratique, toujours, et à tout le monde. Si j'ai été catégorique et n'ai admis aucune compromission tant qu'il s'agissait
d'intervenir dans un but curatif, il y a lieu de faire ici quelques
réserves. A l'hôpital on est à peu près maître, après Dieu, et on s'y
conduit d'après la voix de la science et de la conscience; mais dans
la clientèle, je sais par expérience qu'il n'est pas toujours loisible
de procéder selon ses convictions scientifiques et que, souvent,
les préjugés des gens du monde obligent le praticien circonspect
à louvoyer au lieu de courir droit à son but. Il sera parfois
difficile de faire comprendre au vulgaire l'utilité d'une intervention dont un danger évident ne lui démontre pas la nécessité,
et, si d'autre part, vous passez outre, je ne me cache pas que,
dans ces conditions, vous encourez une certaine responsabilité.
Non pas que le curage bien exécuté — ce qui n'est pas difficile —
puisse faire surgir des complications, mais si un accident quelconque arrive, non pas *à la suite* du curage, mais *après* lui, et pas
même dans la sphère génitale, on ne manquera pas de le mettre
sur son dos. Vous connaissez l'histoire de ce bonhomme qui ne
croyait pas à l'efficacité de la vaccine parce que son enfant, une
semaine après avoir été vacciné, était tombé d'un troisième étage, s'était cassé la tête et en était mort, naturellement. — J'admets donc que, dans ces circonstances, on puisse hésiter, temporiser, tout en veillant avec sollicitude et en se tenant prêt à intervenir à la moindre alerte; je l'admets, mais non sans établir d'a-

bord certaines catégories de faits où cette réserve ne me semble
plus de mise.

V

J'ai dit plus haut « *extraction complétée par le curage de l'utérus* », non sans intention, parce que je trouve dans l'application
de cette règle une occasion fréquente de curage préventif. Je
m'explique.

Appelé pour un cas d'avortement avec hémorrhagie, si je
trouve le délivre en partie engagé dans le col, de sorte qu'il suffise de l'accrocher avec un doigt pour l'extraire, je ne me laisse
pas induire en tentation par la simplicité de cette manœuvre.
Avant d'examiner la femme, je l'ai déjà lavée et aseptisée ; si je
n'ai pas mes instruments, en attendant qu'on aille les chercher,
j'applique un tampon de mon mieux, je veille à la préparation des
accessoires, et, une fois prêt, je procède à l'extraction du délivre
d'après les règles décrites. Il suffit, dans ce cas, de bien appliquer la pince (ce qui avec la valve de Sims et le col abaissé est
excessivement facile), de la serrer convenablement, la faire tourner sur elle-même deux ou trois fois pour détacher les parties
du délivre qui pourraient être encore adhérentes, et l'extraction
est faite. Le délivre est-il entier ? Voilà ce qui est très difficile à
déterminer ; dans tous les cas, des lambeaux de caduque peuvent
être restés ; enfin, il peut quand même se déclarer un processus
septique qui fera perdre le bénéfice de cette semi-intervention.
C'est pourquoi je ne néglige jamais de la compléter et me mettre
à l'abri de toute complication ultérieure. Je pratique le toucher
intra-utérin ; si je trouve quelque chose de saillant, je procède au
curettage ; si je ne trouve rien, j'introduis un écouvillon dur
d'abord et après lui un écouvillon mou. A la rigueur l'écouvillon
seul suffit presque toujours. En agissant ainsi, je me retire avec
la certitude que la guérison sera immédiate et définitive. A plus
forte raison j'agis de même lorsque la marche de la fausse couche
a été précipitée par une intervention quelconque. Si, dans un cas
donné, j'ai jugé opportun de procéder à l'extraction du délivre et
si, le col étant fermé, j'ai commencé la veille par introduire un

cône d'éponge ; de même si, avec un col suffisamment dilaté, je me borne pour le moment à faire un tamponnement utérin ; si dans ces conditions je trouve, le lendemain, éponge et délivre dans le vagin, ou si, en retirant le tampon de l'utérus, le placenta en sort en même temps que lui, la tentation serait forte de s'en tenir là ; mais, quoique le but que je me proposais soit déjà obtenu à peu de frais, je n'en tiens aucun compte et je fais ce que j'appelle « *poursuivre l'ennemi dans ses derniers retranchements* ».

C'est, relativement, depuis peu de temps que je me suis arrêté à cette ligne de conduite, qui a été motivée par une série de petits mécomptes, auxquels je préfère ne plus m'exposer. J'en ai déjà relaté un cas incidemment, à l'observation XXII ; j'y ajouterai les trois observations suivantes qui ont tout à fait l'air d'une anecdote et qui, comparées entre elles, sont instructives.

OBSERVATIONS LXXII, LXXIII et LXXIV. — Au mois de janvier de cette année, au cours de mes visites du matin, on me cherche à la hâte pour Madame M.... J.... qui a une hémorrhagie grave. J'étais dans un quartier très éloigné, de sorte qu'en arrivant chez elle je rencontre au bas de l'escalier M. le Dr Sciaky que, ne me voyant pas venir, on avait appelé après moi. État général grave ; grossesse de quatre mois ; vagin rempli de caillots qui empêchent d'arriver sur le col. Injection de caféine et application immédiate d'une pelote de Gariel, en attendant qu'on prépare l'eau chaude et qu'on apporte ma trousse, pour intervenir radicalement. Tout étant prêt, après antisepsie préalable et déblayement des caillots qui obstruaient le vagin, la valve de Sims laisse voir un délivre énorme, aux trois quarts engagé, de sorte que je n'ai qu'à le cueillir avec la pince : il *semble entier* et mon confrère s'empresse d'annoncer que tout est fini ; mais quant à moi, tout en expliquant les motifs de ma conduite, je continue mon opération comme si le délivre était encore dans la cavité. L'écouvillon n'ayant ramené que quelques petits débris insignifiants, le Dr Sciaky, tout en m'aidant, avait bien l'air de penser que nous faisions là une besogne pour le moins inutile. Suites de couches parfaites.

Quinze jours après, le Dr Sciaky m'appelle en consultation chez une de ses clientes qui a fait depuis une semaine une fausse couche de 3 mois. Il me raconte que, pris à l'improviste, au cours de ses visites, n'ayant pas ses instruments, et l'hémorrhagie étant grave, avec un délivre presque en entier dans le vagin, il s'était borné à l'extraire avec un doigt recourbé, et que, le trouvant complet, il avait jugé utile de s'en tenir là. Mais, ajoutait-il en toute bonne foi, je me trouve bien puni de ne pas avoir suivi votre conseil ; la femme a continué à avoir une petite perte et depuis trois jours elle a de la fièvre et des lochies fétides ; nul doute qu'il y a une endométrite septique : que faire maintenant ? — Mon excellent confrère étant un partisan du curage aussi convaincu que moi, nous tombâmes facilement d'accord qu'il fallait procéder à un curettage immédiat, qu'il pratiqua effectivement, tout seul, le lendemain. Suites opératoires parfaites.

Un mois plus tard, M. Sciaky me faisait quérir de nouveau pour un cas analogue, mais cette fois-ci il n'y avait pas de sa faute. Il s'agissait de Madame II..., névrophate et anémique, entourée de parentes aussi nerveuses et insupportables qu'elle-même. La situation étant la même que dans l'observation précédente, mon confrère aurait bien voulu procéder à un curage, pour lequel il avait déjà préparé le nécessaire, mais on s'y opposa absolument. Malgré des soins antiseptiques sévères, fièvre et écoulement fétide, amaigrissement, vomissements, transpiration profuse, etc. ; malgré notre insistance, on ne nous permit de pratiquer le curage qu'un mois plus tard, lorsqu'il n'en était plus temps. Madame II.... a eu un abcès pelvien dont elle est encore convalescente.

VI

Une indication fréquente qui, pour ne pas être d'ordre scientifique, n'en a pas moins sa valeur, c'est la *position sociale de la femme* ; c'est là un côté de la question auquel j'ai, dès 1887, attaché une grande importance. Je commence par dire que nous n'avons pas de Maternité à Salonique ; on y accouche et on y avorte chacun chez soi ; mettez-y tout ce que la misère et le dénûment ont de plus affreux, et vous comprendrez quelle garantie peut donner, dans ces conditions, une antisepsie à poursuivre pendant longtemps. Le dévouement le plus absolu de la part du médecin n'y suffit pas ; mieux vaut brusquer les choses et en finir. Je reconnais que je me trouve ici dans des conditions un peu spéciales ; partout ailleurs qu'à Salonique il y a des maternités, peut-être ; mais à coup sûr toutes les femmes ne vont pas s'y faire soigner ; en province, dans les villages, on a toujours une certaine répugnance à se faire admettre dans un hôpital, le plus souvent fort éloigné, et on préfère rester chez soi pour, en même temps, soigner sa fausse couche et.... son ménage. Car là est la grande affaire ; la femme qui s'éloigne laisse derrière elle un mari et des enfants à qui personne ne donnera la pâtée, et elle s'éloigne avec regret.

En second lieu, qu'elle aille ou non à l'hôpital, la femme pauvre n'a pas de temps à perdre. Si on peut se flatter de tenir au lit pendant un temps indéterminé la femme riche, c'est déjà un peu plus difficile pour la petite bourgeoise qui n'a qu'une modeste aisance ; plus difficile encore pour la compagne de l'ouvrier qui est en même temps sa femme de ménage ; impossible pour l'ouvrière qui nourrit elle-même son petit monde et pour qui *time is money*. Ceci a déjà son importance. Mais vous devez aussi être avare de son sang, qui est, pour elle, un instrument de travail. Si vous pouvez, à la rigueur, laisser saigner à blanc une femme qui a le temps et les moyens de se soigner, à qui tout rend la vie douce et confortable, et que, sa fausse couche terminée, vous enverrez dans le Midi ou en Suisse ou en Italie, pour se remettre et se fortifier, il n'en est pas de même pour une pauvre femme qui a besoin de son sang pour travailler et se nourrir et qui, tout en travaillant, ne gagne pas assez pour se nourrir convenablement ; n'ajoutez pas à sa détresse de tous les jours, une nouvelle cause puissante de misère physiologique, dont elle n'a pas les moyens de se défendre, et qui chez elle sera permanente ; la femme pauvre, anémique reste anémique pendant toute sa vie. *A fortiori*, il faut s'efforcer de lui éviter une de ces maladies utérines qui retentissent si douloureusement sur l'économie tout entière dont elles amènent à bref délai la déchéance morale et physique. Au surplus, il n'y a là rien qui soit spécial à la fausse couche ; il s'agit d'une loi déontologique générale. Le praticien consciencieux doit savoir toujours adapter sa thérapeutique aux moyens de ses clients. Feu Gubler insistait beaucoup dans ses leçons sur ce détail qu'il plaçait à côté de la posologie. Entre autres exemples : Ne prescrivez pas à un pauvre, disait-il, de l'eau de Vichy qui coûte un franc la bouteille ; avec deux centimes de bicarbonate de soude, vous obtiendrez le même résultat.

La chirurgie elle-même nous offre des exemples de cette sélection entre les gens aisés et ceux qui ne le sont pas, par exemple dans l'opération radicale de la hernie, opération bien autrement sérieuse que le curage utérin. Un rentier qui se soigne convenablement, peut, tout en gardant sa hernie, parvenir à l'âge de Mathusalem ; un acrobate, un militaire, un homme de peine, non ; ils en sont gênés dans l'exercice de leur métier et ils sont, à toute heure, exposés à un accident ; c'est pourquoi les chirurgiens considèrent la position sociale et la profession comme une indication majeure à l'opération radicale.

J'ai donc toujours considéré la cruauté du sort comme un motif légitime d'intervention dans des cas où, à la rigueur, j'aurais pu attendre ; que le lecteur veuille bien, pour s'en convaincre, comparer entre elles les deux observations suivantes.

OBSERVATION LXXV. — Madame Ch.... A.., 30 ans, lympathique, nerveuse, deux grossesses, dont une interrompue à 7 mois avec enfant vivant. Quatre ans après, nouvelle grossesse, l'actuelle. A deux mois petite hémorrhagie. Séjour au lit, lavements laudanisés, etc. Pendant un mois, Madame A. reste percluse dans sa chambre, ne faisant d'autre voyage que celui de son lit à sa chaise longue et les choses semblent marcher au mieux. Le soir du 30 janvier 1887, une perte abondante se déclare tout à coup avec coliques expulsives. Injections chaudes, laudanum, etc. Le lendemain, expulsion d'un fragment d'œuf. Depuis lors, pendant *trois mois consécutifs*, perte minime continuelle. A bout de patience je propose de procéder à la dilatation du col et on me prie de n'en rien faire. M. le Dr Perera, que je consulte, ne sachant à quel saint se vouer, propose des attouchements du col avec la teinture d'iode. Bref, ce n'est qu'au mois de mai, *cinq mois* après le commencement de la fausse couche, que l'hémorrhagie s'arrête définitivement. Il est évident que ce n'est que grâce à ses soixante mille francs de rente que Madame A.... a pu éviter des complications plus fâcheuses, et quant à l'anémie, un séjour en Suisse en a eu raison.

OBSERVATION LXXVI. — Femme G..., forte et robuste, 4me grossesse, enceinte de 3 mois, a une petite perte à la suite d'un effort violent, perte suivie bientôt de l'expulsion de l'embryon. Son mari est malade et c'est elle qui travaille dans une filature pour rapporter du pain à la maison. La perte continue minime pendant 10 jours ; le 20 septembre 1893, jour de fête, elle en profite pour venir me consulter et me supplier de la guérir au plus vite, car, me dit-elle, *je ne peux pas me payer le luxe d'être malade.* Le col étant ouvert, je procède immédiatement à l'extraction de l'œuf. Après s'être reposée une demi-heure dans mon antichambre, elle retourne chez elle. Sur ma recommandation expresse, elle revient me trouver le samedi suivant. Guérison immédiate.

Il y avait certainement moins de raison d'intervenir chez cette pauvre femme que chez Madame A.... à qui je n'ai rien fait ; mais celle-ci *pouvait se payer le luxe d'être malade.*

Dès mon premier travail sur ce sujet, j'ai beaucoup insisté sur ce côté de la question. Je m'abstiens d'en citer d'autres exemples, mais j'en possède un assez grand nombre (32 sur un total de 187 curages post-abortum) qui, absolument banal quant au reste, ne présentent d'autre intérêt que celui de la cause qui m'a poussé à intervenir. Cependant, dans la plupart d'entre eux, la position sociale de la femme a été une indication *prédominante*, mais non pas *exclusive*, puisqu'il y avait déjà eu des accidents quelconques et, par conséquent, ils ne peuvent pas être considérés comme des faits de curage préventif. La raison en est bien simple ; ces pauvres femmes ne s'adressant au médecin qu'après avoir épuisé les ressources de leur thérapeutique empirique, il m'arrive très rarement d'être consulté dès le début de la fausse couche. Je n'en suis pas moins convaincu que la misère peut, à défaut de toute autre indication pressante, déterminer le praticien à vider *préventivement* la matrice dès qu'il a constaté la rétention du délivre.

Au même rang que la misère sociale, je place la misère physiologique. Chez une jeune femme, fille de parents tuberculeux, lymphatique et anémiée, présentant déjà, pour ainsi dire, les stigmates du sort qui l'attend, vous ne laisserez jamais s'éterniser une fausse couche. Vous la connaissez depuis son enfance et votre souci constant a été de modifier et tonifier ce frêle organisme ; vous avez recouru pour cela à toutes les ressources de la thérapeutique et de l'hygiène des riches ; vous avez écarté d'elle, avec sollicitude, toute cause de déperdition de force qui pourrait lui être préjudiciable ; le moindre saignement de nez vous a empêché de dormir, et vous auriez veillé sur elle avec un dévouement de tous les jours, pour aboutir à quoi ? à sa première grossesse, à l'occasion d'une fausse couche, dont sa débilité constitutionnelle est la cause première et efficiente, vous la laisserez s'épuiser en une lutte stérile d'où elle sortira infailliblement vaincue.

OBSERVATION LXXVII.— Madame G..., dont la mère est morte phtisique, est elle-même très frêle et délicate; mariée, deux grossesses se passent presque sans encombre ; la troisième est orageuse et des vomissements incessants l'affaiblissent beaucoup ; à la moitié du quatrième mois, symptômes d'avortement, que je fais mon possible pour éviter. Le 20 février 1894, hémorragie très médiocre, avec expulsion du fœ-

lus. Je me tenais prêt et j'avais prévenu le mari que, quand cela arri-
verait, il faudrait opérer sur-le-champ. Séance tenante, extraction du
délivre et curage. Presque pas d'hémorrhagie. Suites parfaites.

Ici, à la faiblesse congénitale s'est surajoutée l'action débilitante des vomissements. Dans l'observation suivante, les vomissements incoercibles seuls étaient en cause.

Observation LXXVIII. — Au mois de septembre 1892, une femme du
peuple d'apparence robuste, vient me consulter pour des vomissements très pénibles. Elle nourrissait et ne se savait pas enceinte. Je
soupçonne cependant une grossesse et je la renvoie avec une ordonnance : potion de Rivière, et un bon conseil : suspendre l'allaitement.
Deux mois après, on vient me prier d'aller la voir. Je ne la reconnais
plus. Les vomissements incoercibles l'ont abîmée, mais depuis deux
jours elle perd un peu et les vomissements ont cessé tout d'un coup.
Au toucher, je constate que le col est dilaté et l'œuf en partie engagé.
Je n'hésite pas un instant à épargner à la pauvre femme les dangers
d'une fausse couche pénible. Après avoir appliqué une pelote de
Gariel pour me donner le temps de faire les préparatifs nécessaires,
je procède, le jour même, à l'extraction de l'œuf par la pince et je la
fais suivre d'un écouvillonage. Suites parfaites.

J'ai cité ces deux causes, tuberculose et vomissements incoercibles, parce que j'en possède des exemples, mais on comprendra
aisément que toute autre cause débilitante, tout autre vice cons-
titutionnel peuvent, à un moment donné, fournir une indication
analogue et non moins impérieuse. Ainsi une ancienne affection
cardiaque, la néphrite gravidique, le surmenage moral, intellec-
tuel et physique, une affection aiguë, grave, etc. ; de même, dans
l'avortement qui se déclare au cours d'une convalescence pénible,
ou bien à la suite d'un traumatisme grave. Je possède justement
une observation de ce genre, non de curage, hélas ! mais de laisser faire et d'expectation inopportune, qui mérite d'être résumée.

Observation LXXIX. — Une pauvre femme, enceinte de quatre mois,
laisse tomber à ses pieds une lampe à pétrole et en est gravement
brûlée aux pieds et aux jambes. La misère aidant, elle passe un mois
de souffrances et de privations et un beau jour en faisant un effort
pour se lever, elle avorte. C'était en 1884, et malheureusement pour
elle j'étais alors un expectant. Hémorrhagie sur hémorrhagie la con-
duisirent à deux doigts du tombeau, et il lui fallut encore *trois mois*
pour se lever du lit.

M. Doléris a tout récemment soulevé une question qui se rattache à ce que nous venons de dire sur l'opportunité du curettage préventif chez les femmes débilitées par une grossesse orageuse, à savoir, la meilleure conduite à tenir dans l'*avortement provoqué* (1). N'ayant aucune expérience personnelle sur la question, je me borne à citer textuellement l'observation de M. Doléris et les réflexions dont il la fait suivre.

OBSERVATION LXXX. (M. Doléris.) — *Insuffisance aortique. Dilatation de l'aorte. — Avortement provoqué, curettage précédé de dilatation. — (Nouv. Arch. d'Obst., 1892, p. 229.)* (Résumée.) — Mme A... R..., 25 ans. Père, cardiaque, chronique. Mère morte des suites d'une fausse couche. La malade a toujours été d'une santé faible ; elle souffrait souvent de maux de gorge et de tête, palpitations, épistaxis. Nervosité très prononcée. Règles plutôt abondantes. Insuffisance aortique diagnostiquée il y a 3 ans. Hypertrophie du cœur gauche ; choc précordial très intense, diffus, la pointe du cœur se trouve en dehors de la ligne mamellaire dans le 7e espace intercostal. Pulsation très marquée, onduleuse des carotides. Matité au niveau du sternum. Le doigt enfoncé entre les deux muscles sterno-mastoïdiens sent la pulsation de l'aorte. Souffle diastolique intense, pouls bondissant, régulier, 90, 100 pulsations par minute. — C'est dans ces conditions que la malade devient enceinte. Date des dernières règles 4 novembre. Nausées de plus en plus pénibles avec vomissements rares, accompagnés de vertiges et de défaillances. Inappétence complète. La malade ne supportait que le lait, le bouillon et le vin. Amaigrissement rapide. Faiblesse très grande. Palpitations pénibles avec douleurs précordiales. Insomnie. A la fin de décembre, l'état syncopal et les vomissements sont pour ainsi dire continuels, ainsi que les vertiges, l'alimentation est devenue impossible, la faiblesse extrême. — Le 31 décembre, il a été décidé de provoquer l'avortement. Injections antiseptiques au sublimé et tampons à l'iodoforme pendant les 4 jours suivants. Le 4 janvier une tige de laminaire a été placée dans le col. Coliques faibles ; nuit calme. Le 5, une seconde tige de laminaire plus grande est introduite. Coliques assez intenses et, dès le soir, un peu de sang apparaît. Le matin du 6, le curettage est exécuté sans chloroforme. Avulsion de l'œuf. La poche amniotique est ouverte par la curette. L'embryon est extrait en deux tronçons. Raclage soigneux de la paroi utérine pour le détachement de la caduque vraie. Injection intra-utérine et tamponnement du vagin. Des débris minuscules de chorion déjà détachés

(1) Av. prov. rapide ou brusqué par le curettage. *Nouv. Archiv. d'Obst.*, 1892, pag. 228. Voyez aussi la discussion qui a suivi cette communication, in *Bull. et Mém. de la Soc. obst. Gyn. de Paris*, séance de Février 1892.

sont expulsés le soir même et le lendemain de l'opération. *Pas de perte de sang.*

Etat de la malade très satisfaisant. Pas de fièvre.

L'appétit s'est déclaré tout de suite. Très peu de coliques utérines. La malade est restée dans la maison de santé trois jours et a été transportée ensuite à son domicile, où elle est restée couchée pendant 10 jours encore.

Dès le sixième jour après l'opération, les taches de sang qui coloraient les tampons ont disparu, cédant à un écoulement séreux. Pas de coliques. Injection et tampon tous les 2 jours. L'appétit et les forces sont revenus. Les palpitations sont plus rares et moins pénibles. Le 28 janvier, apparition des règles. Quelques jours plus tard, je trouve l'état local parfait et l'état général satisfaisant. Je résume d'un mot ce qui précède en disant que, dans ce cas bien déterminé, j'ai réduit au minimum les risques de l'avortement provoqué en *limitant l'hémorrhagie* et en réduisant à 36 heures l'expulsion qui eût pu demander plusieurs jours.

Plus récemment, M. Roland (de Roanne) a publié un fait analogue :

Observation LXXXI. (Résumée d'après les *Nouv. Arch. d'Obst. et Gyn.*, 1893, page 273.) — Mme B...., 38 ans. Deux fausses couches antérieures. Grossesse actuelle d'environ trois mois compliquée de vomissements incoercibles et douloureux. En présence de l'état grave de la malade, M. Roland propose de provoquer l'avortement, mais la famille refuse. Dix jours après on s'y résigne. Toutefois, comme la situation commande une solution rapide et comme d'autre part R.... ne veut rien tenter qu'avec l'absolue certitude d'éloigner toute chance d'infection, il se décide à pratiquer la dilatation extemporanée du col suivie de l'évacuation prompte et complète de la cavité utérine. Après antisepsie faite la veille, R.... obtient en dix minutes, avec le dilatateur de Sims, une dilatation suffisante ; puis il attaque l'œuf avec une pince et finit par un râclage soigneux. Tampon utérin qu'on enlève 4 jours après. Suites très heureuses.

Je connais un troisième fait tout aussi intéressant, publié par M. Blanc (1) et qui démontre encore mieux la nécessité de recourir à un procédé sûr et rapide.

Observation LXXXII (Résumée.) — Mme D..., 3e grossesse, troisième mois, vomissements incoercibles, état général très grave, fièvre, peau sèche, haleine fétide, etc. Le 16 décembre 1892, une tige de laminaire

____

(1) Avortement effectué par le curettage de l'utérus dans les vomissements incoercibles. La *Loire Médicale*, 15 mars 1893.

qui ne provoque pas de contractions. Le lendemain, M. Blanc introduit dans l'utérus une longue lanière de gaze iodoformée, tassée avec l'hystéromètre ; pas de résultat. Il perfore l'œuf avec la sonde et le décolle sur une grande surface ; peine perdue ! En désespoir de cause, il s'adresse à la curette, qui, en quelques minutes, met un terme à une situation des plus dangereuses. Suites parfaites.

M. Doléris fait suivre son observation des considérations suivantes :

« Ce qui dans mon observation réalise un fait nouveau, une « pratique nouvelle, c'est le procédé suivi pour provoquer l'avor- « tement et qui, jusqu'ici, n'a pas été mis en œuvre, que je sa- « che. En présence de l'état d'anémie profonde, de cachexie, « c'est le mot, où était la malade, il ne m'était pas permis de « l'exposer à une hémorrhagie de quelque importance, sous peine « d'un danger sérieux. Je résolus donc, non pas seulement de « *provoquer* l'avortement, mais de l'*effectuer* entièrement, ce qui « m'a été très aisé à l'aide de la dilatation progressive avec la « laminaire et du curettage de l'utérus gravide. En ouvrant l'or- « gane gestateur et en l'évacuant de son contenu, aussitôt que « faire se pourrait, j'étais certain de réduire la perte à son mini- « mum, ce qui eut lieu en effet. En moins de 36 heures, la gesta- « tion était interrompue. Je pense que cette manière de procéder « présente des avantages et peut être de mise chaque fois qu'on « a affaire à des femmes exténuées par les vomissements incoer- « cibles, les affections organiques sévères qui commandent l'avor- « tement provoqué, mais avant tout l'*épargne du sang.* »

Après ce que j'ai dit à propos du curage préventif en général, je trouve superflu de m'associer à ces conclusions de M. Doléris ; mais, à tous les arguments invoqués, j'en ajouterai un autre : la responsabilité grave qu'encourt un médecin lorsqu'il se décide à interrompre le cours de la grossesse. Qu'une femme succombe à une fausse couche naturelle, cela sera très malheureux, mais vous aurez mille moyens de démontrer qu'il n'y a pas de votre faute ; mais, que vous provoquiez vous-même l'avortement et qu'elle vienne à succomber, vous aurez tous les torts, vous serez inexcusable et rien ne pourra vous défendre contre les accusations de gens aigris et exaspérés. La plus vulgaire prudence commande de mettre de son côté toutes les chances, tous les atouts, et cela d'autant plus que la provocation de l'avortement se fait *toujours* sur des femmes très malades, dont les conditions générales absolument détestables ne demandent qu'un *appoint* minime pour faire pencher la balance dans un sens contraire à celui qu'on souhaitait et qu'on espérait. Evidemment, on ne provoque pas l'avortement pour rien et la situation n'est pas identique à celle de l'accouchement provoqué. Dans ce dernier cas, 98 fois sur 100, c'est un vice pelvien qui décide votre intervention, et, par ailleurs, la femme est en santé parfaite ; lorsque vous aurez déterminé l'époque où la grossesse doit être interrompue pour obtenir un enfant vivant ou pour faire courir à la mère le moins de danger, vous n'avez qu'à laisser faire la nature et attendre les indications du moment. Dans l'avortement il n'en est pas de même ; qu'il s'agisse d'une affection cardiaque, d'une néphrite gravidique, de vomissements incoercibles, ou de toute autre cause, ce n'est qu'en dernier ressort, et lorsque la vie de la femme est en danger grave et imminent, qu'on se décide à intervenir et aucune précaution ne doit être négligée pour assurer à cette ressource suprême la plus grande somme possible de chances de succès.

D'autre part, et M. Blanc a justement insisté sur ce point, *on ne provoque pas un avortement comme on veut et aussi rapidement qu'on le désire.* On ne peut, à sa guise, exciter la contraction utérine, mettre en train le travail et le faire marcher aussi vite que possible, et c'est précisément chez les femmes très débilitées que la fibre utérine est rebelle à toute excitation. Il en résulte une perte de temps considérable et vous risquez ainsi de perdre tout le bénéfice de votre intervention. Au surplus, d'une façon ou d'autre, vous ne devrez *jamais* vous embarquer seul dans une entreprise aussi chanceuse ; vous vous assurerez le concours de plusieurs confrères et le poids, ainsi partagé, sera moins lourd à supporter pour vous et pour les autres.

VII

L'existence reconnue de certaines affections utérines antérieures est une indication péremptoire du curage préventif. Dans les rétro-déviations, dans la flexion surtout, on peut être sûr d'avance que la fausse couche sera incomplète et qu'il y aura rétention prolongée et accidentée. Je trouve inutile d'y exposer une femme qui, de par son affection utérine, est souvent malade et anémiée.

OBSERVATION LXXXIII. — Madame H.., trois fausses couches successives, toutes compliquées de rétention et d'hémorrhagie à répétition. Quatrième fausse couche à 3 mois et demi, datant de quatre jours. Expulsion de l'embryon seul. Appelé, quoiqu'il n'y ait aucune indication urgente, la seule constatation d'une rétroflexion prononcée et l'historique des fausses couches précédentes, me décident à une intervention immédiate. Décollement facile de l'œuf avec le doigt ; extraction en trois fragments par la pince ; curage très soigné ; tampon intra-utérin renouvelé pendant 5 jours consécutifs, pour empêcher la rétention des lochies. Suites parfaites.

Dans l'endométrite l'indication est encore plus formelle. Il est d'abord acquis par l'anatomie pathologique de l'œuf abortif (1) que, dans l'endométrite, l'altération de la caduque est une cause constante d'adhérence anormale et de rétention de l'œuf, ce qui justifie la prétention de prévenir l'éclosion d'accidents qu'on peut prévoir comme presque inévitables. Même après l'expulsion plus ou moins accidentée de l'œuf, celle-ci n'est jamais complète ; des villosités choriales, des fragments de caduque inter-utéro-placentaire, restent adhérents et donnent lieu à des pertes interminables, qui aboutissent à la subinvolution permanente. En outre, il n'y a rien à espérer de l'expectation antiseptique, puisque l'utérus est déjà infecté, et les suites de couches seront certainement pathologiques. Enfin, l'endométrite, qui est un effet si fréquent d'une fausse couche antérieure négligée, est à son tour une cause efficiente d'avortements successifs à répétition, de sorte que par un curage opportun, vous faites d'une pierre trois coups : vous prévenez tout accident probable, vous guérissez l'endométrite ancienne et vous éliminez la cause d'avortements ultérieurs.

Il m'est ainsi arrivé plusieurs fois de guérir d'un coup une fausse couche qui traînait depuis longtemps et une endométrite

(1) Consultez Zinowieff. Etude sur l'histologie pathologique du placenta abortif. *Nouv. Arch. d'Obst. et Gyn.*, 1887, page 244, et Martin-Saint-Ange ; Iconogr. path. de l'œuf hum., 1884.

ancienne qui avait résisté à d'autres traitements plus anodins ;
mais ce n'est pas cette dernière qui m'a déterminé à intervenir
et j'ai obéi à une indication plus pressante, hémorrhagie ou septicémie. Cependant, je possède quatre faits dans lesquels l'endométrite seule m'a poussé à brusquer l'événement.

OBSERVATION LXXXIV. — Madame A. S.., 19 ans, anémique et mi-
gnonne, mariée depuis deux ans et désolée de ne pas avoir d'enfants.
Consulté, je constate l'existence d'une endométrite et je propose le
curage. Le mari refuse et je ne la vois plus. Le 2 juin 1894, on m'appelle parce que, enceinte de 2 mois, elle a commencé à perdre. Pendant trois semaines, j'épuise ma thérapeutique à éviter la fausse couche. Le 20, disparition des phénomènes réflexes et contractions avec
engagement marqué de l'œuf, presque sans hémorrhagie. Extraction
immédiate et curage. Suites parfaites.

OBSERVATION LXXXV. — Madame B.., primipare, a heureusement
accouché aux premiers jours de janvier 1894. Au troisième jour de ses
couches elle a un frisson suivi de forte fièvre et transpiration. Le
Dr Tamhi, qui la soigne, m'appelle en consultation ; mais, malgré mes
tendances belliqueuses, je ne trouve pas de quoi incriminer l'utérus ;
et l'accès de fièvre, quoique un peu prolongé, me semble être d'origine
palustre. Peut-être aussi étais-je encore sous la suggestion de cette
histoire plaisante racontée à la dernière session de la Société obstétricale de France, d'une femme en couches qui, curettée *parce qu'elle
avait de la fièvre*, présentait le lendemain *une belle éruption de variole
confluente*. Toujours est-il, que je conseillai à mon confrère de continuer le traitement déjà institué, irrigations et sulfate de quinine à
haute dose. Après deux ou trois accès pareils, Mme B... sembla guérie. Elle ne l'était qu'en apparence. Elle avait été bel et bien infectée
lors de ses couches et son endométrite septique ne tarda pas à se ré-
véler par ses symptômes habituels, leucorrhée, douleurs aux reins
avec irradiation à la région inguinale et à la cuisse droite, menstruations anticipées et profuses, etc. Le jour où elle me consulta pour me
raconter ses petites misères, elle finit par ces mots : et maintenant,
j'ai *un retard* de six semaines. Je lui déclarai ne pouvoir rien lui faire
à cause de ce soupçon de grossesse. C'était au mois de mai 1894.
Quinze jours après elle m'appelle parce que la perte a recommencé,
mais elle me montre en même temps quelque chose qu'elle a expulsé
la veille, et que je reconnais aisément pour un fragment d'œuf. Le
lendemain, curage. Cessation de la leucorrhée et disparition de la
douleur. Au 3e jour, pansement de la cavité utérine à la glycérine
créosotée. Au 7e jour, la malade se lève. Elle a déjà eu une menstruation parfaite et tout semble promettre une guérison définitive de l'en-

dométrite qui, sans mon intervention, aurait duré encore longtemps et aurait amené Dieu sait quelles complications.

OBSERVATION LXXXVI. — Le 1? mai 1888, je suis appelé par le Dr Ismaïl pour voir une de ses clientes, jeune dame bien constituée, mais hystérique, qui a eu deux grossesses antérieures. Dans la première, qui est parvenue à terme, il y a eu expulsion tardive du délivre et suites de couches fébriles. La seconde s'est terminée il y a 5 mois par une fausse couche prolongée et compliquée d'hémorrhagie et de fièvre. Enceinte de nouveau de 4 mois environ, elle perd très modérément depuis 15 jours, et le matin même elle a expulsé deux fragments d'œuf qu'on me montre. Evidemment, il n'y avait plus d'espoir d'éviter l'avortement ; d'autre part, les antécédents révèlent l'existence d'une endométrite antérieure qui ne promet rien de bon pour la fausse couche actuelle, et je me décide à intervenir tout de suite. Une antisepsie soignée ayant été pratiquée dès le début, j'introduis séance tenante un cône d'éponge qui est retiré six heures après. Curage et écouvillonage. Suites normales. Quatre mois après, nouvelle grossesse qui, cette fois, arrive à terme sans encombre.

OBSERVATION LXXXVII. — Mme R...., mariée depuis 2 ans, a déjà eu 4 fausses couches. Enceinte pour la 5e fois, elle me consulte pour éviter un nouvel avortement. D'après ce qu'elle m'en dit, je diagnostique une endométrite et je conseille le repos au lit et l'emploi quotidien du viburnum. Entre le deuxième et le troisième mois, le 14 décembre 1889, elle commence à perdre et me fait appeler. Après avoir essayé pendant quelques jours de prévenir la fausse couche encore évitable, pendant une contraction violente, l'œuf crève et le petit embryon est expulsé avec une quantité notable d'eau claire. Je n'hésite pas un instant à dilater le col et extraire l'œuf très incomplet avec le doigt et la pince ; un bon curage fait le reste. Un mois après, menstruation régulière ; quelques jours après, un examen complet me fait espérer que l'endométrite est guérie. Par mesure de précaution, j'injecte dans la matrice quelques gouttes d'un mélange à parties égales de teinture d'iode et acide phénique. Les règles suivantes ayant été normales, je permets le coït. Grossesse heureusement parvenue à terme.

Un résultat aussi heureux ne peut pas toujours être obtenu, et dans quelques autres cas analogues j'ai vu une nouvelle grossesse se terminer quand même par la fausse couche ; c'est, qu'alors, l'endométrite n'était pas seule en cause, et d'autres motifs d'ordre général ou local (flexions, tuberculose, syphilis, etc.), persistaient après sa guérison. Mais l'intervention n'en a pas moins servi à préserver ces malades des désagréments et des complications d'une fausse couche qui s'annonçait comme interminable. D'autre part, l'état de santé ultérieure de la femme doit aussi être un de nos soucis, et il est certain que le curage, fait dans ces conditions, coupe court à des manifestations pathologiques qui tendent à s'éterniser et qui tôt ou tard réclameront un traitement énergique.

J'ai passé en revue, jusqu'ici, les indications du curettage par rapport aux deux complications ordinaires de la fausse couche, l'hémorrhagie et la septicémie. J'ai étudié et spécifié les aspects différents sous lesquels ces indications peuvent se présenter, et j'ai conclu au rejet de l'intervention tardive, parce qu'elle risque souvent d'arriver trop tard et parce que, même lorsqu'elle sauve la vie de la femme, elle laisse celle-ci dans un état de santé précaire et chancelante. J'ai recommandé, par contre, le curettage précoce basé sur les mêmes indications, comme celui qui, entre mes mains, est toujours parvenu à mettre un terme aux accidents et à sauvegarder la santé future des malades. Enfin, je me suis efforcé de déterminer un certain nombre de circonstances indépendantes de la fausse couche elle-même (commencement d'intervention, état social, débilité constitutionnelle, maladies intercurrentes, traumatismes, avortement provoqué, affections utérines antérieures) qui *per se* et sans autre complication actuelle peuvent pousser le praticien à une intervention prophylactique. Il me reste maintenant à examiner l'influence que peuvent avoir, sur la conduite à tenir, deux circonstances inhérentes à la grossesse elle-même : l'époque de l'interruption de la grossesse et la grossesse multiple.

VIII

Je serai très bref sur la première, parce que je m'y suis déjà arrêté, par-ci, par-là, en différentes occasions. En résumé, l'avortement des deux premiers mois donne rarement lieu à une intervention précoce, l'œuf étant expulsé en bloc et avec une facilité relative. Cependant, j'ai cité des exemples (obs. XXXV, XXXVI et XXXVII) où une hémorrhagie trop profuse a exigé une prompte répression.

La septicémie aussi, la grande septicémie du moins, est plus rare dans ce genre d'avortement. Il ne faut pas oublier, par contre, que la caduque constamment adhérente, reste dans la cavité après la sortie de l'œuf, pour être éliminée peu à peu avec les lochies, et qu'elle occasionne fréquemment des complications ultérieures, sub-involution et endométrite. C'est au point que Dührssen réserve la curette surtout à la fausse couche des deux premiers mois et veut qu'on l'emploie dans tous les cas. Il y a là une exagération évidente ; mais il n'en est pas moins vrai que le praticien devra toujours veiller d'un œil très attentif aux suites de ces fausses couches ; qu'il devra combattre, dès qu'il s'en apercevra, la sub-involution utérine, et que, ayant essuyé un échec avec les moyens médicaux, il devra, sans trop s'y attarder, recourir au curage, sous peine de voir paraître l'endométrite septique. De même, s'il n'a pas su ou pu prévenir cette dernière, il s'adressera de suite à la curette, dans la crainte de voir l'inflammation gagner les régions plus profondes, et provoquer des lésions difficiles à guérir ou tout à fait incurables.

Après ce que j'en ai dit, on comprendra aisément que l'avortement au troisième et quatrième mois est celui qui demande le plus souvent l'intervention de l'art. Mêmes considérations que plus haut sur le rôle de la caduque qui reste adhérente, avec, en plus, l'influence néfaste de la rétention prolongée sur la sub-involution, de sorte que, si le curage n'est pas exécuté de bonne heure, il le sera probablement plus tard pour parer aux accidents ultérieurs.

Somme toute, ce sont les deux derniers mois qui demandent le moins souvent une intervention quelconque, la marche du travail, expulsion des membranes comprise, se rapprochant davantage de celle de l'accouchement, mais avec cette réserve, que lorsque cette sorte de fausse couche exige une intervention, elle l'exige impérieusement. C'est elle qui fournit la plupart des cas d'hémorrhagie foudroyante, et la putréfaction du délivre incarcéré y est aussi immanquable et rapide que dans l'accouchement à terme. Je n'admets donc pour cette catégorie de faits que l'intervention précoce, exécutée de propos délibéré dès l'apparition des accidents. Et ceci, d'autant plus que, dans ces circonstances, les irrigations intra-utérines qui, de par la grande masse du délivre, sont moins efficaces qu'ailleurs, sont, comme nous l'avons déjà fait remarquer, beaucoup plus dangereuses. Mais cela va m'amener à parler des dangers spéciaux inhérents à l'avortement multiple, puisqu'à tout prendre, les deux questions n'en font qu'une seule, à savoir : le rôle d'un gros délivre dans la genèse des accidents post-abortum.

IX

MM. Maygrier et Demelin ont récemment étudié la marche et le traitement de l'avortement multiple dans un mémoire que je qualifierai volontiers d'excellent, quoique je ne puisse m'associer à toutes leurs conclusions (1).

Dans l'avortement multiple, au cinquième et sixième mois, les choses se passent à peu près comme dans l'avortement simple, avec cette différence toutefois que la distension exagérée de l'utérus et le volume énorme du placenta, le rapprochent encore plus d'un accouchement à terme. Si donc la délivrance ne suit pas de près l'expulsion des fœtus, après une légère attente et quelques tractions sur le cordon, la conduite à tenir est toute indiquée et personne ne la conteste : introduire *la main* dans la matrice et faire la délivrance artificielle.

Au troisième et quatrième mois la rétention du délivre est presque toujours prolongée et cela se conçoit. Aux causes ordinaires de rétention, adhérence intime du délivre avec la paroi utérine, insuffisance des contractions de l'utérus, col insuffisamment dilaté pour livrer passage au délivre, s'ajoute, dans l'espèce, que la masse placentaire est beaucoup plus volumineuse qu'à l'ordinaire, surtout si le délivre est unique. Sur *six cas* réunis par MM. Maygrier et Demelin, il y a eu *six fois* rétention plus ou moins prolongée. Or, si dans les avortements simples on observe quelquefois une rétention de longue durée sans accidents, dans l'avortement multiple, de par le gros volume du délivre, on voit rapidement éclater des accidents graves de septicémie analogues à ceux qu'on rencontre dans les mêmes circonstances, après un accouchement. On peut comparer, tout au moins, le

(1) Etude clinique sur l'avortement multiple. *Arch. de Toc.*, 1892, page 81.

délivre unique de deux jumeaux de quatre mois au placenta d'un fœtus de six mois. Il s'en suit que, dans un cas comme dans l'autre, *il faut autant que possible hâter la délivrance et, si la nature n'y suffit pas, la provoquer*. Faute de se conformer à ce précepte, on expose la femme aux plus grands dangers. La statistique précitée nous donne *sur six cas, deux décès*, dont un survenu malgré l'irrigation continue.

Cependant, il y a ici une distinction à faire. Si avec deux fœtus le délivre n'est pas unique et si des deux délivres l'un est expulsé immédiatement et l'autre seul est retenu, il est de toute évidence que ce cas ne sera pas plus susceptible de provoquer des complications ultérieures que tout autre fait de rétention simple ; la thèse de M. Genesteix (1) nous en fournira un exemple.

OBSERVATION LXXXVIII. — M... entre le 5 août 1884 à la Maternité ; le 10, expulsion d'un premier fœtus. Le 11, rupture des membranes du second œuf. Le 12, dilatation complète et expulsion d'un second fœtus. Les délivrances, naturelles l'une et l'autre, se sont faites séparément à deux jours de distance. La température a atteint une seule fois 38°2. Injections vaginales. Suites physiologiques.

Évidemment, ici tout se passe comme à l'ordinaire, et l'on interviendra ou non selon les idées que l'on professe en la matière. Si, par contre, il n'y a qu'un seul délivre, ou si les deux délivres sont retenus en même temps, la chose est différente.

OBSERVATION LXXXIX. — (MM. Maygrier et Demelin. *Loco cit.*, page 92. Résumée.)
Le 1er décembre 1884, M. Maygrier est appelé en consultation auprès d'une multipare de 40 ans, qui huit jours auparavant a fait une fausse couche trigémellaire de trois mois et demi. Rétention de l'arrière-faix. On a fait des injections utérines au sulfate de cuivre. Des accidents septiques graves n'ont pas tardé à se déclarer, et M. Maygrier se trouve devant un état tellement grave qu'il n'ose pas conseiller une intervention à coup sûr inutile. Quelques heures après la malade succombe.

OBSERVATION XC. (Résumée. Loc. cit., page 93.) — Le Dr Maygrier est appelé, le 28 septembre 1887, par M. Champetier de Ribes, accoucheur des hôpitaux, auprès de Mme P.., qui le 22 a avorté de deux jumeaux de trois mois et demi. Le toucher, pratiqué immédiatement

(1) *Loco cit.*, page 92.

après, a fait constater *qu'on ne pouvait introduire plus de deux doigts dans un canal cervical à parois résistantes.* Le délivre est resté dans la matrice et le traitement institué a été l'expectation et *l'antisepsie la plus scrupuleuse.*

Le 27, petits frissons ; le 28, température à 39°, ventre ballonné, vomissements, diarrhée, lochies très fétides. On décide d'intervenir. *Après chloroformisation,* le col étant toujours très long et ne laissant pénétrer que *deux doigts* dans la cavité utérine, c'est à peine si avec les doigts et avec divers instruments on peut retirer quelques débris placentaires d'odeur infecte. *Après une heure de tentatives très pénibles,* on renonce à extraire complètement le délivre. On installe l'irrigation continue. Mort quelques heures après.

En tant que marche des accidents, traitement et résultat final, ces deux observations sont identiques à celle que j'ai déjà citée comme un exemple d'intervention trop tardive (obs. LII). Le lecteur voudra bien se rappeler que là aussi il s'agissait d'un avortement gémellaire avec rétention d'un gros délivre et que ce fait malheureux est le seul insuccès que j'aie encouru dans une pratique assez grande. Je ne peux laisser passer cette occasion sans insister une fois de plus, sur le peu d'efficacité des procédés employés par les expectants lorsqu'ils se décident à intervenir. Sans autres commentaires, que le lecteur veuille bien comparer comme simplicité et élégance de technique opératoire et comme résultat le cas de M. Champetier de Ribes avec les suivants :

Observation XCI. — Mars 1891. La femme A... a avorté, il y a 4 jours, de deux jumeaux de 3 mois ; rétention du délivre ; phénomènes septiques immédiats sans perte notable. Je trouve un état général grave. *Col permettant aisément l'introduction* d'un doigt, *ce que je juge suffisant.* Après antisepsie préalable et *sans anesthésie,* valve de Sims et abaissement du col à la vulve. Je confie la pince à griffes à mon aide et après avoir enlevé la valve qui me gêne, je pénètre avec un doigt dans la matrice et j'arrive jusqu'au délivre en partie décollé ; peu à peu j'arrive à décoller le reste, *mais sans parvenir à l'extraire. Je n'insiste pas.* La valve de Sims est appliquée de nouveau. Au fond du canal cervical, *je vois* le délivre flottant, non engagé, les deux branches de la pince-forceps sont introduites séparément à droite et à gauche du délivre, poussées à une certaine profondeur, puis articulées et serrées. Avec le doigt je m'assure que la prise est bonne et lentement je fais des tractions. Un gros morceau, environ la moitié du délivre, est extrait de la sorte. *La curette et l'écouvillon font le reste.* Tampon intra-utérin. Atténuation immédiate des phénomènes graves. *La fièvre continue modérée pendant huit jours. Convalescence pénible.*

OBSERVATION XCII. (M. Doléris. Résumée d'après la thèse de Chartier. *Nouv. Arch. d'Obst.*, 1889, page 484.) — Le 1er février 1887, M. Doléris est appelé auprès d'une dame qui a avorté de deux jumeaux depuis deux jours. Le placenta n'est pas sorti. *Le col s'est refermé*, et la malade a frissons, température à 40° et délire effrayant. Devant la gravité de la situation, M. Doléris *dilate immédiatement le col*, cure et écouvillonne. Le lendemain calme parfait, température à 37°5 ; mais plus tard il y a de nouveau quelques frissons, un peu de fièvre, etc. ; bref la malade guérit *après avoir eu de légers accidents de périmétrite.*

Ces faits démontrent d'une façon indéniable qu'une intervention méthodique *même un peu tardive* parvient à sauver la malade ; les suites opératoires, cependant, sont plus ou moins pathologiques et la convalescence est pénible. Or, puisque les accidents de la rétention dans l'avortement multiple sont si fréquents qu'ils sont presques inévitables, ne vaut-il pas mieux s'efforcer de les prévenir par une intervention immédiate ? Les deux faits suivants ne sont pas pour y contredire.

OBSERVATION XCIII. (M. Maygrier. *Loco citato*, page 92.) — La femme L.... entre, le 25 décembre 1886, à la Maternité de la Pitié ; enceinte de 3 mois et demi, elle a fait une fausse couche de deux jumeaux. Elle reste chez elle pendant 4 jours sans être délivrée. A ce moment, elle appelle une sage-femme qui l'amène à l'hôpital. *L'état général est bon ; pas d'élévation de température, pas d'hémorrhagie; pas de lochies fétides.* Le col est largement entr'ouvert, et M. Maygrier extrait facilement avec la main les deux délivres qui pesaient ensemble 140 grammes.

OBSERVATION XCIV. — Juillet 1892. La femme D. a avorté la veille de deux jumeaux de 4 mois ; on vient m'appeler parce qu'il y a rétention de l'arrière-faix, *sans accidents actuels.* Col dilaté. Extraction un peu laborieuse du délivre avec la pince. Ecouvillonnage de précaution. Suites parfaites.

L'extraction immédiate du délivre s'impose dans l'espèce d'autant plus que les irrigations antiseptiques ne sont pas seulement impuissantes, mais qu'elles sont aussi plus dangereuses que d'habitude. J'ai déjà dit un mot, en passant, sur les inconvénients des irrigations *toxiques*, lors de la rétention d'un délivre volumineux ; MM. Maygrier et Demelin y insistent également.

« Aux raisons que nous avons données, disent-ils, en faveur
« de l'intervention, nous pourrions en ajouter deux autres. Ce

« sont d'une part la difficulté de faire une antisepsie suffisante
« pour désinfecter une masse placentaire considérable si elle
« vient à se putréfier, d'autre part la nécessité de renoncer au
« sublimé, l'antiseptique le plus puissant, à cause des dangers
« d'intoxication qui pourraient survenir. Dans ces conditions le
« placenta se laisse imbiber à l'instar d'une éponge et il emma-
« .gasine et retient une quantité plus ou moins considérable de
« substance toxique..... et dans les cas de délivre volumineux
« qui nous occupent, *si le sublimé est dangereux et doit être aban-*
« *donné, nous considérons les autres antiseptiques comme absolu-*
« *ment insuffisants.* »

On ne saurait mieux dire. J'ajouterai que les craintes expri-
mées par MM. Maygrier et Demelin, ne sont pas purement hypo-
thétiques ; je connais deux faits, au moins, qui le prouvent.

OBSERVATION XCV. (M. Porak. *Bull. et mém. de la Soc. Obs. et Gyn. de
Paris*, 1888, page 129.)— La malade, âgée de 34 ans, est enceinte d'environ 3 mois. M. Porak constate chez elle une tumeur fibreuse qui remplit toute l'excavation et qui se développe avec grande rapidité. M. Tar-
nièr, consulté, est d'avis de provoquer l'avortement. Le 9 mars 1885, on
introduit une laminaire ; dans la journée écoulement des eaux. Le 10,
lavage intra-utérin avec une solution de sublimé à 1/2000 suivie d'un
lavage boriqué ; le 11, nouveau lavage ; le 12, un fœtus est expulsé ; pas
de délivrance, nouveau lavage. Le 13, ayant constaté un liseré rougeâtre aux gencives, M. Porak étend la solution mercurielle à 1/4000, et le
14, il y renonce pour n'employer que l'injection boriquée. Le 15, expulsion d'un second enfant. Pas de délivrance. On trouve un placenta
engagé dans le vagin. On ne peut pas l'extraire. Lavages phéniqués
à 1 %. Hoquet, inappétence, plaques ecchymotiques de la face interne
des joues, pas de salivation ; lochies fétides ; diarrhée. Le 16, lochies
toujours fétides. On peut extraire l'un des placentas et une partie du
second. Trois lavages utérins de 6 à 9 litres chacun. Aggravation de
l'état général, suppression de l'excrétion urinaire, vomissements,
etc. Le 17, la malade est *in extremis.* Mort dans la nuit.

OBSERVATION XCVI. (M. Legrand. *Soc. anat. de Paris*, séance du 26
avril 1889. In. *Rep. Univ.*, 1889, page 358.) — E.. D.., 22 ans, entre au
service d'accouchements de la Charité, le 24 décembre 1888. Elle a
expulsé le même jour un fœtus de 18 centim. Pas de délivrance. Pas de
fièvre, mais la malade est pâle, épuisée. Le 25, à 2 heures, on fait une
injection utérine avec 10 litres de solution de sublimé à 1/2000 et immédiatement après 4 litres de solution boriquée. A 5 heures, deuxième
injection avec mêmes quantités des mêmes solutions. A minuit le col

est effacé et largement ouvert,on touche une masse spongieuse de consistance placentaire. Contractions fortes.Le 26, expulsion d'un second fœtus. Injection boriquée. La malade a un peu de stomatite ; dans la journée un peu de diarrhée. A 11 heures du soir le placenta est expulsé spontanément, mais des fragments de caduque et de chorion restent dans l'utérus. A partir de ce moment on ne fait plus d'injections au sublimé ; on n'emploie que de l'eau bouillie phéniquée et boriquée. Malgré cela, les symptômes d'intoxication mercurielle marchent bon train et la malade succombe le 2 janvier.

Tout ce que nous venons de dire ne concerne que la septicémie ; je crois inutile d'ajouter que, pour les mêmes raisons, l'hémorrhagie n'est pas moins à craindre et que pour les mêmes raisons aussi, il est bon de l'éviter.

OBSERVATION XCVII. (M. Doléris. *Nouv. Arch. d'Obst.*, 1886, page 322. Résumée.) — Mme R.... avorte à 2 mois et demi, le 21 décembre 1885, de deux fœtus et la nuit suivante d'un troisième, sans hémorrhagie abondante. Rétention du délivre. A partir de ce moment, écoulement continuel de sang, avec des arrêts et des reprises plus abondantes. Dans les premiers jours de janvier 1886, pertes abondantes ; pas d'accidents septicémiques, la malade suivant une hygiène génitale habituelle rigoureuse, mais l'état général est mauvais ; fai blesse, excitation, pâleur, perte d'appétit, etc.. M. Doléris, consulté, aurait bien voulu intervenir aussitôt, mais il y renonce pour plusieurs motifs, entre autres parce que deux confrères — deux expectants — ont déconseillé par avance toute intervention hâtive, en déclarant à la famille que dans des cas analogues, le placenta avait pu rester très longtemps, et même être complètement résorbé, sans qu'aucun trouble s'en suivît. Le 15 janvier deux nouvelles pertes abondantes ; l'état général est si grave que la famille elle-même insiste auprès de M. Doléris pour qu'il intervienne aussitôt. *Le col étant fermé*, il introduit une tige de laminaria, puis deux éponges. Le 19, tout étant prêt, M. Doléris hésite et accorde encore 24 heures à la nature. Dans la nuit, hémorrhagie considérable, syncope, etc.. M. Doléris enlève le délivre en deux fragments. Suites parfaites comme couches proprement dites, mais l'anémie et l'affaiblissement sont extrêmes. Involution lente. Il a fallu six mois à la malade, pour se remettre de cette rude secousse.

OBSERVATION XCVIII. (Communiqué par M. le Dr A. Sciaky.) — Mme A..., nouvellement mariée à Paris, arrive à Salonique, après un long voyage de noces, déjà enceinte. A trois mois environ, elle a tout à coup une forte perte qui nécessite un tamponnement. Contractions fortes et expulsion de deux fœtus en même temps. Pas de délivrance. Suintement sanguin ; expectation de 24 heures. Hémorrhagie foudroyante malgré les injections chaudes. M. Sciaky abaisse le col et par le doigt, la pince et la curette, extrait un délivre énorme. Suites des couches parfaites.

L'extraction seule ne suffit pas toujours et l'observation suivante va nous démontrer une fois de plus que lorsqu'on intervient, l'intervention doit être *complète*, si on tient à s'éviter des déboires.

OBSERVATION XCIX. — Mme L...., ma cliente, enceinte de 4 mois environ, avorte de deux jumeaux. Rétention de l'arrière-faix et hémorrhagie profuse. Etant malade moi-même, on appelle, à ma place, le Dr Jacques Bey, qui extrait facilement avec deux doigts un délivre volumineux. Suites de couches parfaites apparemment. En réalité, il y a sub-involution, avec écoulement séro-sanguinolent excessif ; douleurs, pesanteurs aux aines, etc.. La première menstruation dure 8 jours, la seconde 11, la troisième 18, malgré le seigle et l'irrigation chaude continuée avec persévérance. Les 10 et 11 avril 1888, dilatation par l'éponge. Le 13, écouvillonnage. Guérison.

Récapitulons : En ajoutant aux six cas d'avortement multiples de 3 à 4 mois de la statistique de MM. Maygrier et Démelin, les dix autres que j'ai pu réunir, nous avons d'abord ce premier résultat : Sur un total de 16 cas, 5 décès, ce qui est effrayant. Sur les 5 décès on n'est pas intervenu du tout 3 fois (obs. LXXXIX, XCV et XCVI) ; une fois l'intervention a été incomplète et mal conçue (obs. XC), unefois complète, mais trop tardive (obs. LII). Sur les 11 cas restants, 4 fois la délivrance a été rapide et naturelle ; dans les autres on est intervenu 7 fois avec 7 succès, mais 3 fois l'intervention a été plus ou moins tardive après l'éclosion d'accidents variés (2 fois septicémie obs. XCI et XCII ; une fois hémorrhagies graves et répétées, obs. XCVII) et les malades ont eu des suites de couches pathologiques et convalescence pénible. Sur les 4 cas restants, 2 fois l'intervention a été précoce (obs. XCIII et XCIX), mais elle s'est bornée à la simple extraction du délivre et il y a eu une fois subinvolution utérine avec ses conséquences, tandis que dans les 2 autres (obs. XCIV et XCVIII), où l'extraction a été complétée par le curage, suites de couches parfaites et rétablissement immédiat des malades. Je pense que de pareils résultats se passent de tout commentaire.

X

Si je me suis longuement étendu sur les indications du curettage post-abortum, je serai beaucoup plus bref sur ses contre-indications, puisque, à vrai dire, il n'y en a guère ou presque pas.

On admet, en général, que l'inflammation aiguë des annexes doit faire surseoir au curage dirigé contre l'endométrite chronique ; dans la septicémie puerpérale, elle constitue, au contraire, un puissant motif de plus pour s'y décider. Veit est très catégorique à ce sujet et il déclare qu'il ne faut pas s'arrêter devant une inflammation péri-utérine commençante, mais redoubler de précautions et faire un curage méticuleux pour que rien ne reste du foyer infectieux primitif. M. Doléris n'est pas moins explicite dans ses mémoires et dans ses cours. Mon ami le Dr Rifat (1) a aussi beaucoup insisté sur cette question et il a montré que souvent, dans ces cas, une intervention prompte et énergique, en supprimant le foyer primitif, fait rétrocéder et disparaître, comme par enchantement, les noyaux de para et périmétrite septique aiguë. Lorsque ce résultat n'est pas radicalement atteint, il n'est pas rare de voir survenir à la suite du curage une amélioration notable dans l'état des malades et notamment un soulagement de la douleur. En aucun cas, même lorsqu'il est inutile, il n'est nuisible, et cela se comprend.

« La septicémie puerpérale (2) est le résultat de l'infection de « la plaie utérine par des micro-organismes qui donnent lieu à « une endométrite septique. C'est cette endométrite qu'il faut « d'abord combattre....... C'est elle, en effet, qui est le point de « départ de l'intoxication générale de l'organisme et qui sert d'ori- « gine aux foyers secondaires péri-utérins, soit dans les vaisseaux « veineux ou lymphatiques, soit dans les ligaments larges ou le « péritoine...... La péri ou paramétrite ne doit pas être consi- « dérée comme une contre-indication. Au contraire, il y a tout

(1) Note sur le traitement de la paramétrite puerpérale par le raclage de l'utérus. *Bull. de la Soc. de Méd. Prat.*, 18 juillet 1888.

(2) CHARTIER. *Loc. cit.*, page 352.

« avantage à supprimer au plus vite le foyer utérin point de
« départ des accidents. »

Observation C. — (MM. Secheyron et Doléris. *Nouv. Arch. d'Obst. et Gyn.*, 1889, page 444. — Résumée.) — A.... accouche le 18 juillet 1887, de deux jumeaux, dont l'un à terme et vivant, l'autre de 7 mois mort et macéré.

Plusieurs déchirures de la vulve et du vagin. Malgré les lavages au sublimé, dès le 21, fièvre sans frisson. Le 23, frisson, nausées, état grave, langue sèche, pâleur terreuse, haleine fétide, température à 40°. Cet état continue malgré de très abondantes irrigations au sublimé à 1/2000, jusqu'au 1er août, jour où M. Doléris prend la direction du service. Dès le premier toucher, celui-ci constate *dans le cul-de-sac gauche une petite masse* du volume d'une noisette, aplatie, dure, irrégulière, très douloureuse.

En présence de la gravité de l'état de la malade, M. Doléris se décide à intervenir *malgré cette complication inflammatoire du côté des annexes.* Le 3 août, curage minutieux. Le 6, la température est à 37° ; le 11, *disparition de tout noyau inflammatoire.*

Observation CI. (Communiquée par le Dr Rifat. Résumée.) — Février 1888. A..., deuxième grossesse ; avortement de 3 mois environ ; expulsion du délivre en trois fragments à plusieurs jours de distance. Hémorrhagie et fièvre avec frissons. La famille s'opposant non seulement au curage, mais même aux injections utérines, on se borne à quelques lavages vaginaux faits par une sage-femme. En attendant, un *plastron* se dessine au côté gauche, si douloureux que le moindre effleurement arrache des cris à la malade. Appelé en consultation, 15 jours après le début des accidents, le Dr Misrachi insiste pour faire le curage, et la famille accepte. M. Rifat opère le lendemain ; plusieurs débris infects sont extraits par la curette et l'écouvillon. On abandonne dans la cavité une mèche de coton imbibée d'acide lactique. Dès le premier soir, la malade, qui ne dormait plus depuis sa fausse couche, malgré des doses élevées d'opium, jouit d'un sommeil tranquille. En trois jours, le gros noyau inflammatoire des annexes est réduit à la moitié et la douleur a presque disparu. En trois semaines, guérison complète.

Certes, on ne sera pas toujours si heureux, mais vis-à-vis de la gravité et de la longue durée de ces affections inflammatoires des annexes abandonnées à elles-mêmes, dans les quelques cas où l'on réussit à juguler la maladie, c'est autant de pris sur l'ennemi, d'autant plus, que si l'intervention n'est pas faite *in extremis*, on ne risque absolument rien. C'est au point que la péritonite elle-même n'est pas une contre-indication absolue, surtout lorsqu'elle n'est qu'au début.

Lorsqu'elle dure depuis quelque temps, il y a peu de chose à espérer de l'intervention ; néanmoins on peut toujours la tenter, car c'est la dernière chance de guérison qu'on puisse donner à la malade.

Sans péritonite, un état général très grave ne doit pas non plus nous arrêter. Le premier curage pour septicémie post-partum qui ait été pratiqué à Salonique, l'a été sur la femme de mon confrère le Dr Rifat ; elle était au neuvième jour de maladie, avec des frissons de deux heures de durée, hoquet, vomissements, température à 41°, malgré une irrigation utérine presque continue. Dans une consultation *in extremis* avec les docteurs Sciaky et Ismaïl, après avoir convenu qu'il n'y avait plus rien à espérer, on me permit de tenter un curage. La malade guérit. Tout récemment encore, avec le Dr Skinas, j'ai obtenu, par un curage pratiqué en désespoir de cause, chez une femme qui se mourait, un succès tout aussi éclatant.

Cependant, si l'état général très grave ne doit pas nous empêcher d'intervenir, il doit nous rendre circonspect. Il faut prévenir la famille de la gravité du cas et ne rien entreprendre qu'en présence et avec l'approbation de deux confrères. Ceci pour sauvegarder la réputation du médecin. Quant à la femme, il faut relever ses forces par des injections de caféine, d'huile camphrée, de sérum artificiel, par les alcooliques (du champagne si possible) à haute dose et surtout il faut opérer vite pour lui éviter un excès de fatigue et d'hémorrhagie. Il est bien entendu que, dans ces cas, le curage sera toujours suivi d'un tamponnement utérin, bien serré, hémostatique en même temps que désinfectant.

Il me reste une dernière réserve à faire à ce sujet. Si l'état général extrêmement mauvais est sous la dépendance, non pas de l'infection, mais d'une hémorrhagie excessive, il peut constituer une contre-indication absolue à l'intervention immédiate. La situation, en effet, n'est plus la même dans les deux cas.

Lorsqu'il s'agit d'une infection grave, il n'y a rien à gagner à attendre ; l'état ne peut qu'empirer et une heure perdue à tergiverser, peut coûter la vie à la malade.

Par contre, chez une femme exténuée par une hémorrhagie considérable et instantanée, et qui semble près de s'éteindre, la plus petite perte, le moindre choc, un simple changement de position, suffisent à amener une syncope mortelle. Intervenir dans ces conditions pourrait être désastreux. Il y a dès lors tout avantage à attendre et courir au plus pressé en s'appliquant à réchauffer la malade et à remonter les forces vitales défaillantes par l'emploi d'excitants diffusibles énergiques et en première ligne les injections de caféine, d'éther et de sérum artificiel. Il est, en outre, de toute nécessité d'arrêter la perte *illico* sans s'occuper de la cause qui l'entretient, et c'est, ici, le triomphe de la pelote de Gariel. Sans remuer la femme, sans la découvrir, sans la toucher presque et — cela va sans dire — sans antisepsie préalable, puisqu'on n'en a, à ce moment, ni les moyens ni le loisir, on introduit la pelote et on l'insuffle au maximum. Ce n'est là qu'un moyen provisoire, mais parfaitement suffisant pour arrêter net l'hémorrhagie et donner le temps à l'économie en détresse de faire un appel désespéré à toutes ses réserves et reconstituer une masse sanguine capable de remplir ses vaisseaux vides et suffire à l'entretien de la vie. Au bout de quelques heures, parfois plus tôt, ce résultat est obtenu.

Tout danger immédiat écarté, il vous sera loisible de songer à une action plus décisive dont vous aurez mis toutes les chances de votre côté. C'est ainsi que j'ai procédé dans les observations XXV, XXX, XXXIV, XXXV, et dans plusieurs autres cas semblables ; mais si les conditions générales de la femme ne vous semblent pas encore assez rassurantes pour procéder au curage immédiat, il faudra tout au moins, après avoir aseptisé les parties, substituer au tampon vaginal provisoire, un bon tamponnement définitif *intra-utérin*. Ayant ainsi écarté toute chance d'hémorrhagie et d'infection, on attendra 12, 24 et même 48 heures pour retirer le tampon et recourir ensuite à la curette si, comme cela est probable, son emploi est jugé nécessaire.

En fait de contre-indications possibles, je n'en trouve encore qu'une seule : la dégénérescence hydatiforme de l'œuf. Dans ce cas, en effet, non seulement le placenta dégénéré contracte des adhérences intimes avec la caduque, mais ses villosités hypertrophiées se creusent des loges dans le tissu utérin et arrivent même au contact du péritoine. Mme Boivin a cité un cas de rupture utérine due à la présence d'une môle vésiculaire. On conçoit que, dans ces conditions, le curage soit particulièrement redoutable et il est plus sage d'y renoncer. Pour faciliter l'expulsion des vésicules et modérer les pertes toujours considérables, il vaut mieux s'adresser au tamponnement utérin qui rendra le plus souvent les meilleurs services. Seulement, il faudra y revenir à plusieurs reprises. Il est rare, en effet, que l'expulsion se fasse en bloc ; généralement, une grande partie de la masse dégénérée s'échappe accompagnée d'hémorrhagie abondante, mais les vésicules les plus profondes, celles qui se sont creusées des loges anfractueuses, sont retenues un assez long temps.

Ce n'est pas sans quelques réserves que je pose ces conclusions qui me semblent logiques et rationnelles, mais qui ne sont pas le fruit de mon expérience personnelle. Depuis l'époque où j'ai commencé à me servir de la curette et du tampon utérin je n'ai observé que quatre cas de dégénérescence hydatiforme si disparates au point de vue du traitement, ainsi que de leur marche et de leur terminaison, que je ne me crois pas autorisé à étayer sur eux une conviction quelconque. Il y a là, pour moi, un paragraphe à reviser. D'autre part, il faut considérer qu'il est des cas particulièrement dangereux où la dégénérescence de l'œuf prolifère avec une rapidité telle que chez des femmes qui se savent enceintes depuis deux mois à peine, l'utérus arrive jusqu'à l'ombilic et parfois le dépasse. On se trouve alors en face de la plus redoutable complication de la fausse couche. Les parois utérines ayant perdu leur tonicité, se laissent distendre par le sang ; il y a en même temps perte interne et externe et l'hémorrhagie est si soudaine et foudroyante qu'elle déconcerte les plans les mieux conçus et elle emporte les malades en quelques heures. Tel le fait suivant qui est la dernière en date de mes observations et la plus malheureuse :

Observation CII. — Dans le courant du mois d'août, il y a de cela quelques jours à peine, les Drs Modiano et Ismaïl me prient, vers 6 heures du soir, d'aller voir un cas très grave d'avortement. La femme, *enceinte de 45 jours*, a un utérus de *7 mois* et davantage. Le Dr Modiano, qui l'a vue le matin lorsque la perte était encore modérée, affirme que *depuis midi l'utérus a augmenté de deux travers de doigt.* Etat général très grave. *Col absolument fermé.* Diagnostic probable : môle hydatiforme avec perte interne et externe. Avec un col fermé, que faire ? Je pose un tampon vaginal classique avec l'espoir d'arrêter l'hémorrhagie et de dilater le col. La femme semble aller un peu mieux et je prends rendez-vous avec mes confrères pour le lendemain matin. A 9 heures l'hémorrhagie recommence et avant que le Dr Modiano ait eu le temps d'arriver, elle emporte la malade.

Voici maintenant un autre cas où le tampon intra-utérin a donné un résultat satisfaisant :

OBSERVATION CIII. — Mme C.... me fait chercher une nuit de septembre 1893, pour une métrorrhagie très forte. Chemin faisant, j'apprends par son mari qu'elle nourrit depuis 9 mois, qu'elle n'a pas ses règles depuis la même époque, que depuis 3 mois elle a vu son lait diminuer et se tarir et que depuis 20 jours elle perd continuellement. On suppose donc qu'elle est enceinte et qu'elle est en train d'avorter. Arrivé auprès de la malade, dont l'état est très sérieux, je constate, en palpant l'abdomen, que l'utérus est aussi volumineux que dans une grossesse de 4 mois ; en pratiquant le toucher je rencontre et j'extrais un gros caillot qui, examiné, renferme plusieurs vésicules caractéristiques. Après avoir aseptisé les parties, j'applique un tampon utéro-vaginal très serré. 24 heures après, en retirant le tampon, une grande partie de la môle est extraite en même temps. Je continue à mettre un tampon tous les jours pendant une semaine ; au bout de ce temps, l'utérus est bien revenu sur lui-même et il n'y a plus de vésicules, de sorte que je peux considérer Mme C... comme guérie de sa fausse couche. Malheureusement, dès la pose du second tampon, j'avais constaté que le col était énorme, dur et anfractueux et cela m'avait intrigué. — J'appris alors que Mme C... avait depuis 3 ans des métrorrhagies inquiétantes et un écoulement sanieux très fétide. Au bout de quelques jours je ne conservais plus aucun doute sur l'existence d'un cancer. Deux mois après les pertes recommencèrent et je fus obligé de recourir, en présence et avec l'aide des Drs Semmrau, Ehrenfreund et Hoffmann, au curage des végétations cancéreuses. Cela donna une survie de trois mois au bout desquels la malade fut emportée par l'infection et l'épuisement.

Voilà enfin un autre fait où le tampon a bien donné un résultat immédiat, mais qui est encore plus malheureux au point de vue de ses conséquences ultimes.

OBSERVATION CIV.— Mme A..., 21 ans, de souche tuberculeuse et tuberculeuse elle-même depuis son enfance ; deuxième grossesse dont

elle ignore exactement le début parce qu'elle est atteinte d'aménor-
rhée depuis 6 mois. Elle pense être à son quatrième mois et en effet
le fond de l'utérus dépasse le pubis de deux travers de doigt. Depuis
une quinzaine de jours elle a de petites pertes sans contractions utérines.

Le 21 juin 1894, j'institue un traitement en conséquence, mais l'hémorrhagie continue quand même et finit par devenir inquiétante,
surtout par rapport à la constitution chétive et minée de la malade.
Cependant, la persistance de phénomènes réflexes pénibles et l'augmentation régulière du volume de la matrice, ne me laissent songer
à autre chose qu'à modérer l'hémorrhagie et tâcher de gagner du
temps. Le 8 juillet, toujours sans contractions, hémorrhagie abondante qui exténue la malade et m'oblige à poser un tampon vaginal.
Alarmé, je demande une consultation avec le D' Jacques Bey, qui, se
basant sur une certaine mollesse du segment inférieur et sur l'absence de contractions utérines, est d'avis qu'il s'agit d'un placenta
prævia, qu'il n'y a rien à espérer au point de vue de la grossesse et
qu'en présence d'un état général mauvais, qui ne peut que s'aggraver,
il vaut mieux accélérer la marche de la fausse couche. Avec l'assenti-
ment de la famille, nous appliquons séance tenante un cône d'éponge
dans le col et un tampon à la gaze iodoformée. Dans l'après-midi de
ce même jour, je retourne auprès de ma malade et au premier coup
d'œil je m'aperçois que quelque chose de grave vient de se passer ;
elle est pâle, l'œil éteint, le pouls misérable, presque pas de sang
dans le lit, mais en revanche, le pansement épais de coton qui protège la vulve et le tampon vaginal en sont largement imbibés ; de
plus, le fond de la matrice est remonté de deux doigts. Evidemment,
il y a hémorrhagie interne et externe à la fois et je m'empresse d'enlever le tampon et l'éponge pour y voir clair et agir en conséquence.
Dès que le cône d'éponge est retiré, une grosse masse de vésicules
remplit le vagin et le sang coule à flots. J'essaye de maîtriser la perte
par une irrigation très chaude ; mais au bout de quelques secondes,
voyant la femme faiblir et se trouver mal, j'y renonce et j'applique,
en me pressant, un tampon intra-utérin aussi tassé que possible.
Malheureusement la matrice semble transformée en un ballon de
caoutchouc ; déjà distendue par la môle et les caillots, elle se dilate
encore davantage sous la pression du tampon, et il me faut, pour la
remplir, *douze mètres* d'une bande de gaze iodoformée large de 5 centimètres. Le vagin est également bourré de gaze. La malade replacée
dans le lit est froide et le pouls est filiforme malgré les excitants de
tout genre employés *larga manu*. D'autre part, l'utérus reste mou et
un léger suintement indique que l'hémorrhagie n'est pas définitivement arrêtée. Deux heures après, la situation restant la même, nous
discutons en consultation avec les docteurs Jacques Bey et Rifat
sur la conduite à tenir. Nous tombons d'accord sur l'impossibilité de

délivrer la femme ou de changer le tampon sans l'exposer sûrement à mourir d'hémorrhagie et nous décidons de réveiller les contractions utérines par une piqûre d'ergotinine qui est pratiquée sur-le-champ. Nuit mauvaise, mais le lendemain matin la scène a changé. Les conditions générales sont meilleures et l'utérus se contracte avec force irrégularités. Je décide, d'accord avec mes deux confrères, d'attendre patiemment et de laisser faire la nature. Vers 4 heures de l'après-midi, le tampon vaginal est expulsé par une forte contraction et en déroulant la bande utérine qui remplit le vagin, j'extrais une masse vésiculaire volumineuse accompagnée de caillots énormes. Injections au phénosalyl qui ramène encore quelques vésicules ; trois écouvillons mous créosotés sont introduits pour assurer l'asepsie et je tamponne de nouveau utérus et vagin. Pendant 36 heures tout semble marcher à souhaits, mais le matin du 11, température 39°. J'enlève le tampon que je remplace par un autre plus petit et j'administre un gramme de quinine. Deux heures après la malade a une espèce d'absence dont elle se réveille les yeux égarés et avec difficulté de la parole. Depuis 18 heures elle n'a pas uriné ; la sonde ne ramène que quelques gouttes d'urine sanguinolente. A midi, nouvelle perte de connaissance qui dure un quart d'heure. Température 40°5. Délire doux, soubresauts des tendons, sueurs visqueuses. De la matrice s'écoule un peu de sérosité rougeâtre, nullement fétide ; il semble difficile que ces symptômes alarmants soient produits par une infection utérine, mais à quoi peuvent-ils bien tenir ? La température étant à 41°2, on essaye un bain froid. Rien n'y fait. La malade a du strabisme, puis des convulsions générales ; le 12, à l'aube, mort.

L'absence d'autopsie ne permet pas de porter un jugement définitif sur ce fait si étrange dans ses allures. Y a-t-il eu infection ? ou bien empoisonnement par les différents antiseptiques, sublimé, phénosalyl, iodoforme, créosote — employés à profusion ? La malade n'a-t-elle pas plutôt succombé à un épanchement intra-ventriculaire dû à un réveil suraigu de son ancienne tuberculose ? Cette hypothèse me semble plus probable.

Quoi qu'il en soit, on concevra qu'après cette succession de faits désastreux survenus en quelques mois, je garde de cette fâcheuse dégénérescence de l'œuf un effroi qui n'est hélas ! que trop justifié. Cependant, sauf le premier, ces faits ont été trop compliqués par des éléments étrangers à l'avortement lui-même, pour en tirer une conclusion quelconque au point de vue du traitement mis en œuvre. Pour l'instant, je suis quand même porté à croire que, dans ce cas spécial, la curette est particulièrement dangereuse et qu'on doit lui substituer, autant que possible, le tampon intra-utérin.

Je dois ajouter, cependant, que la rétention partielle de quelques vésicules peut donner lieu à une septicémie tardive, éloignée; si on trouve alors la matrice assez revenue sur elle-même, ferme et consistante, on peut, comme dans les cas ordinaires, recourir au curage.

OBSERVATION CV. — Mme R.., 18 ans, première grossesse. A 2 mois et demi, cessation brusque des phénomènes réflexes et hémorrhagie. Cependant l'utérus continue à augmenter de volume, de sorte qu'à 4 mois il a le volume d'une grossesse de 6 mois. La perte continue. Appelé en consultation par le Dr Cotouvali, j'émets le doute qu'il s'agisse d'une dégénérescence ovulaire et je conseille d'attendre. Quelques jours après, hémorrhagie profuse, contractions et expulsion d'une grande quantité de vésicules. Appelé de nouveau, je me garde bien d'intervenir autrement que par des injections intra-utérines. En quelques jours tout semble avoir été complètement expulsé, il n'y a plus de pertes abondantes et l'utérus est en partie revenu sur lui-même. Mais les choses en restent là. Pendant un mois environ, il y a un suintement continuel, la malade est très affaiblie et, chose plus grave, elle a tous les jours un petit frisson suivi de fièvre modérée. Les injections et le sulfate de quinine employés *larga manu* n'ayant pas amélioré la situation et la perte ayant acquis une fétidité remarquable, je décide, après consultation et en présence de MM. Cotouvali, Sciaky et Jacques Bey, de procéder au curage. Suites opératoires parfaites. Guérison rapide.

OBSERVATION CVI. (M. Loviot. *Journal de médecine de Paris*, 3 janvier 1892. Résumée.) — Mme C...., première grossesse. A 2 mois et demi, perte d'un liquide chocolat. A 5 mois et demi perte abondante de sang pur, renouvelée le 6 juin. Le 16, perte et expulsion d'une môle de 2,000 grammes. La sage-femme constate qu'il en reste encore et appelle le Dr R.., qui prescrit des lavages au sublimé toutes les trois heures. Le 20, frisson et température à 38°; les lochies deviennent fétides. Le 24, température à 41°3, diarrhée, syncopes. M. Loviot, appelé sur ces entrefaites, propose le curage, l'exécute le lendemain, et applique un drainage vaginal et utérin à la gaze iodoformée. Température 37°. Après quelques péripéties dués à une angine concomitante, dès le 2 juillet la malade n'a plus de fièvre. Guérison.

XI

Les devoirs multiples et encombrants d'une pratique professionnelle très remplie ne m'ont pas toujours permis, surtout dans ces dernières années, de tenir un compte exact de tous mes curages *post abortum*. Un nombre assez grand d'entre eux échappera donc forcément à la statistique générale que je vais, à titre de conclusion, soumettre à l'appréciation de mes lecteurs. Quoiqu'elle soit incomplète, je pense que, telle quelle, elle est encore assez documentée pour être prise en sérieuse considération.

Sur un total de 248 avortements que j'ai traités depuis la fin de 1886 et dont je trouve les observations dans mes notes, j'ai été amené à intervenir 187 fois (1), soit 75,4 %, ce qui paraîtra énorme, mais ici je crois devoir ouvrir une longue parenthèse.

Ce chiffre ne reproduit pas exactement mes idées sur l'opportunité de l'intervention. Il est exagéré, et voilà pourquoi : j'ai déjà déclaré, dans mes travaux antérieurs, que j'exerce au milieu d'une population primitive qui non seulement ne connaît que de très loin les lois de l'antisepsie et les méprise parfaitement, mais considère la fausse couche comme une chose tout à fait négligeable. Il en résulte que lorsque la fausse couche est facile, non compliquée, c'est tout simplement *Allah* qui se charge de la mener à bien et que le médecin, qui n'est appelé que dans les cas graves et compliqués, trouve devant lui une scène morbide déjà assez développée pour l'inviter à intervenir, sans s'attarder aux petits moyens. Il en résulte aussi que la statistique par moi dressée dans ces conditions, ne peut pas être comparée à celle, par exemple, d'un accoucheur des hôpitaux de Paris, et que pour

(1) Ne sont pas compris dans ce chiffre les cas où mon intervention s'est bornée à quelque manœuvre insignifiante. Ces 187 cas concernent tous des *curages* ou des *écouvillonnages* tout au moins. En sont également exclus les trois faits de dégénérescence hydatiforme dont la 1ʳᵉ n'a été traité d'aucune façon et les 2 autres, compliqués, l'une de cancer et l'autre de tuberculose, ont été traités exclusivement par le tampon intra-utérin. Des faits de ce genre où, à tort ou à raison, je n'ai pas recouru au curage ne sauraient être compris dans une statistique destinée à démontrer l'utilité du curage lui-même.

avoir une idée exacte du degré de fréquence que j'assigne à l'intervention dans le traitement de la fausse couche, il faut la modifier de la façon suivante : Sur 248 avortements, il ne m'a été donné que 120 fois d'être appelé dès les premiers symptômes et de pouvoir instituer *illico* un traitement rationnel ; je pense que c'est sur ces 120 cas que je dois me baser pour tirer une conclusion vraie. Eh bien ! sur 120 avortements, 61 se sont terminés seuls et 59 fois j'ai été obligé d'intervenir, soit 49,1 %, chiffre bien éloigné, comme on voit, de celui de M. Pajot, 5 %, et plus encore de celui de M. Porak, de 3 à 4 %. J'ajouterai qu'il est aussi supérieur à celui que j'ai donné en 1889(1) et qui n'était que de 31,9 %. Cela tient à ce que ma confiance dans le curage grandissant tous les jours, je m'en sers plus souvent à titre préventif. Sur ces 59 cas, il y en a 11, en effet, où j'ai procédé au curage dès que j'ai posé le diagnostic d'avortement incomplet. Au point de vue de l'indication qui m'a fait intervenir, ces 11 cas se répartissent ainsi : 2 fois sans indication spéciale, rien que parce que le délivre expulsé naturellement n'était pas complet (obs. LXVIII et LXXI) ; 1 fois pour faiblesse congénitale et prédisposition à la tuberculose (obs. LXXVII) ; 1 pour vomissements incoercibles (obs. LXXVIII) ; 1 pour cause de misère (obs. LXXVI) ; 1 pour rétroflexion (obs. LXXXIII) ; 1 pour avortement gémellaire (obs. XCIV) ; 4 pour endométrite antérieure (obs. LXXXIV, LXXXV, LXXXVI et LXXXVII).

Une autre particularité de cette statistique restreinte, c'est qu'elle ne comprend que 2 cas de septicémie aiguë et immédiate et la raison en est bien simple : Appelé dès le premier instant, j'ai pu, le plus souvent, instituer une antisepsie suffisante et, d'autre part, l'hémorrhagie m'ayant poussé à intervenir de bonne heure, je n'ai pas laissé le temps aux phénomènes septiques de paraître sur la scène. C'est ainsi que les faits où l'hémorrhagie seule a été l'indication dominante sont au nombre de 39, soit 66,0 %. Les 7 faits restants concernent des cas de subinvolution ou d'endométrite consécutive, dans lesquels l'expulsion s'étant faite naturellement et apparemment complète, j'ai cru pouvoir m'abstenir et j'ai été obligé d'intervenir plus tard.

(1) Un dernier mot sur le trait. de l'av. incomplet. *Nouv. Arch. d'Obst.*, 1889, page 498.

Il me reste, enfin, à constater un point très intéressant : Dans toute cette série de faits, les malades ayant été toujours surveillées dès le début, et l'*intervention ayant toujours été précoce dès l'apparition d'un accident quelconque grave ou bénin*, je ne compte que des succès, 59 cas, 59 guérisons ! !

Je reviens maintenant à ma statistique générale dans laquelle, comme on va le voir, la septicémie occupe une place beaucoup plus importante, mais, néanmoins, toujours moindre que celle de l'hémorrhagie.

Sur 187 curages ou écouvillonnages, 21 ont été motivés par la septicémie aiguë plus ou moins grave, avec 20 guérisons et *1 décès* (obs. LII —) ; 31 par la subinvolution ou l'endométrite consécutive ou par les deux réunies ; 124 par hémorrhagie grave et subite ou prolongée, y compris 32 cas où la perte n'étant pas inquiétante, la pauvreté des malades m'a semblé un motif suffisant pour l'intervention précoce ; 11 fois enfin le curage a été prophylactique, avant l'éclosion de tout accident et d'après les indications variées dont j'ai, plus haut, donné les détails.

En résumé sur 187 cas, l'indication a été :

Hémorrhagie	124 fois soit		66,3 %
Septicémie aiguë	21 »	»	11,2 %
Subinvolution et endométrite tardive	31 »	»	16,5 %
Curage préventif	11 »	»	6 %
Total	187		100

et sur ce total *un seul décès* pour septicémie grave avec péritonite chez une femme épuisée, opérée *in extremis* et qu'un curage trop tardif n'a pu parvenir à sauver. J'ajouterai que dans 14 cas de septicémie grave analogues à ce dernier et dont 3 compliqués de paramétrite, un curage non pas immédiat, mais moins tardif, a jugulé les accidents septiques et la température est redevenue normale dans l'espace de 1, 3, 4, 7 jours au maximum. Est-il besoin d'autres commentaires ?

Dans le groupe des endométrites consécutives septiques, je me suis vu *deux fois* dans l'obligation de revenir à un second curage un mois (obs. LXI) et 25 jours après la première intervention ; mais dans les deux cas il y avait des noyaux de paramétrite et je n'ai employé que l'écouvillon ; depuis que j'emploie la curette, cela ne m'est plus arrivé et, d'ailleurs, le second écouvillonnage a radicalement guéri les malades.

Quant à l'hémorrhagie, elle a toujours immédiatement cessé, exception faite pour l'observation XXVII dont j'ai déjà fait amende honorable. Si la *guérison* a été toujours immédiate, la *convalescence* a été nulle ou pénible selon la quantité de sang perdue et selon que l'intervention a été précoce ou tardive. Dans les 32 cas que j'ai cités à propos de misère sociale et où la perte n'avait pas été considérable, toutes ces femmes s'occupaient de leur pauvre ménage le lendemain de l'opération. D'autres, moins pauvres et quoique ayant perdu davantage, mais courageuses et bien constituées, ne se sont pas conduites autrement, témoin cette Madame D..... (obs. LXX), que, lors de ma seconde visite, j'ai trouvée s'occupant de son jardin.

Dans aucun de mes curages, il n'y eut lieu de recourir à l'anesthésie ; chez cinq ou six femmes trop sensibles il y a bien eu des larmes et des cris, mais cela ne tire pas à conséquence. D'ailleurs, si on fait abstraction des préparatifs et des soins consécutifs qui prennent beaucoup de temps, l'opération elle-même ne dure que quelques minutes.

Je n'ai eu le concours, toujours précieux, jamais indispensable, d'un ou de plusieurs confrères, que 32 fois ; pour le reste, j'ai opéré seul ; un seul aide m'a toujours suffi et, s'il est intelligent, point n'est besoin qu'il soit médecin ou sage-femme. — Ces deux dernières remarques sont faites à l'intention de mes confrères de la campagne qui se trouvent très souvent isolés.

Dans 70 cas, il n'a pas été nécessaire de recourir à la dilatation du col, parce que, l'intervention étant précoce, il était encore largement ouvert. Dans les 117 cas restants où la dilatation a été nécessaire, elle a été 102 fois lente et progressive (laminaire et éponge au nombre de 1, 2 ou 3 introduites de 24 en 24 heures) ; 15 fois, dans des cas pressants, j'ai recouru à la dilatation extemporanée avec un instrument métallique ; elle est douloureuse, mais je crois que c'est là son seul inconvénient. Le dilatateur de Sims m'a d'ailleurs servi dans plusieurs autres cas, à obtenir un complément de dilatation au moment de commencer l'opération.

Ma statistique peut aussi nous renseigner à un autre point de vue. On a prétendu que le curettage empêche la fécondation ultérieure. Il n'y a là qu'une boutade théorique vite démentie par les faits. Sur un total de 170 femmes, 144 sont devenues de nouveau enceintes, 1, 2, 3, et jusqu'à 5 fois ; 45 d'entre elles ont fait d'autres fausses couches et parmi ces dernières, j'en compte 14 qui ont subi le curage une seconde et une troisième fois.

Que le curage soit efficace, qu'il ne soit pas dangereux, inutile, n'est-ce pas, d'y insister après tout ce que je viens de dire. Il me reste, maintenant, à réfuter une dernière assertion qui, si elle était vraie, rendrait ce travail absolument inutile. J'y tiens d'autant plus qu'elle vient d'un partisan convaincu du curage et qu'elle est, je le crains, acceptée pour vraie, par la plupart des praticiens. M. Auvard, dans toutes ses publications et notamment dans son récent manuel de thérapeutique obstétricale, divise les praticiens, au point de vue du traitement de l'avortement incomplet, *en timides* (injections antiseptiques vaginales ou intra-utérines), et *hardis* (dilatation du col et curage suivi, si besoin est, du tamponnement intra-utérin). M. Auvard se range résolument parmi ces derniers, mais il ajoute : « Toutefois aux méde-« cins qui ne sont pas habitués à la *gynécologie opératoire*, nous « conseillérions plus volontiers la *thérapeutique timide* qui suffit « dans la majorité des faits et qui, en tout cas, n'expose pas aux « accidents que peut amener une intervention mal faite. » — Tout mon travail n'est qu'une protestation énergique contre cette croyance. En un mot, je ne vois pas pourquoi, là où j'ai constamment réussi, tout le monde ne réussirait pas aussi bien que moi. Dès mes premières communications sur le curage à la Société de Médecine de Salonique, la plupart de mes confrères se sont empressés de l'essayer. Un an ne s'était pas encore écoulé qu'une séance était consacrée à son éloge (1). MM. Perera, Sciaky et Rifat qui y ont eu recours presque autant de fois que moi-même, n'ont pas eu à constater un seul décès ; tous les autres, quoiqu'ils aient eu moins souvent l'occasion de s'en servir, n'en ont pas été moins satisfaits. Le plus jeune d'entre eux, M. le Dr Modiano, dont le diplôme ne date que depuis 1891, m'a commu-

(1) La médication antiseptique intra-utérine post-puerpérale dans la Turquie d'Europe. *Nouv. arch. d'obst.*, 1888, page 291.

niqué une statistique tout à fait remarquable. Après un premier cas d'hémorrhagie très grave pour lequel il m'a appelé à son aide et que j'ai opéré moi-même (obs. XXXIII) il possède déjà 9 observations dans lesquelles il a procédé au curage tout seul, 6 fois pour l'hémorrhagie, 3 fois pour septicémie dont un cas de paramétrite ; sauf dans ce dernier, où la guérison a exigé plusieurs jours de soins consécutifs, dans tous les autres, elle a été immédiate.

Et notez que nous opérons presque toujours dans des conditions très défectueuses, dans des chambres dépourvues de tout, parfois même de lumière et avec une antisepsie qui laisse énormément à désirer, mais pourtant suffisante. Notez aussi que plusieurs d'entre ces femmes ont été obligées par leur pauvreté de se remettre à un rude travail, 24, 48 heures tout au plus, après l'opération. Un bon nombre aussi, 17 (Voy. les obs. XXXIX, XLVIII et LXXVI), ont été opérées chez moi et sont rentrées chez elles immédiatement après, en parcourant à pied de 1 à 3 kilomètres. Je m'empresse d'ajouter que je ne conseille pas cette manière de faire ; si j'ai opéré dans mon cabinet, c'est toujours à mon corps défendant, mais si j'en fais mention, c'est seulement pour démontrer une fois de plus que cette *terrible opération* n'est au bout du compte qu'un *simple pansement antiseptique* de l'utérus. Non, je le déclare en toute conscience et en parfaite connaissance de cause, faire un curage *post-abortum*, ce n'est pas la mer à boire et c'est à la portée de tout praticien instruit et consciencieux.

Si vous admettez ce principe, cela me suffit. Libre à vous, maintenant, de discuter mes indications opératoires et de les restreindre à plaisir. Je suis intervenu 75,4 fois sur 100 ; mettez que c'est une folie opératoire et adoptez, si vous voulez, le chiffre de M. Porak — un minimum celui-là, où je ne m'y connais pas — qui prétend que sur 100 cas de fausse couche, il n'y en a que 3 ou 4 qui exigent une intervention active, mais pour ces 4 cas, n'hésitez pas, laissez de côté les méthodes surannées qui ont fait leur temps et adressez-vous à la seule qui soit sûre et efficace.

Je ne peux cependant pas me retenir d'ajouter que si je fais toutes ces concessions, ce n'est pas sans quelque malice.

Lorsque vous aurez essayé du curage une fois ou deux dans

des cas graves, vous en serez si satisfaits que vous serez insenblement portés à élargir le cercle de ses applications. C'est ce
qui m'est arrivé à moi-même, et vous serez comme moi ; il en est
du curage comme de la liqueur de Bacchus : qui a bu boira ! !

Si j'ai contribué pour une part quelconque à encourager les
timides et les *hésitants*, si j'en ai converti quelques-uns aux idées
que je défends, je serai amplement payé de ma peine, car, depuis
tantôt huit ans, je n'ai pas perdu une seule occasion d'écrire et
de discuter pour obtenir ce résultat.

Salonique, septembre 1894.

TABLE DES MATIÈRES

Clermont (Oise). — Imprimerie Daix Frères, 3, place Saint-André.

A la même Société d'Éditions

BAUDRON (Dr Emile), ancien interne, lauréat des hôpitaux de Paris. — **De l'hystérectomie vaginale**, appliquée au traitement chirurgical des lésions bilatérales des annexes de l'utérus (opération de Péan). Un fort volume in-8° de 400 pages avec figures dans le texte et planche hors texte. (Préface du Dr Segond, professeur agrégé à la Faculté de médecine de Paris.) Prix.................. 10 fr.

L'œuvre du Dr Baudron est réputée comme le livre le plus complet sur le sujet et résume de longues années de recherches et d'observations.

BERLIN (Dr), de Nice. — **Guide de Diagnostic Gynécologique à l'usage des praticiens**, avec une préface par le Dr Auvard, accoucheur des hôpitaux de Paris. Un volume in-8° carré de 224 pages, avec 69 fig., dont une hors texte. Deuxième édition. Prix.... 6 fr.

BUREAU (Dr), professeur agrégé d'accouchement. — **Guide pratique d'accouchement**, conduite à tenir pendant la grossesse, l'accouchement et les suites de couche. Bel in-8 de 420 pag. avec fig. Prix................. 6 fr.

CANTIN (Dr Fernand). — **Des Lymphangites périutérines non puerpérales et de leur traitement par le curettage de l'utérus.** In-8° de 100 pages. Prix. 2 fr. 50

CLEISZ (Dr). — **Création des Sexes.** — Des moyens de s'assurer un garçon. — 26° volume de la Petite Encyclopédie Médicale, cartonné à l'anglaise. In-18.. 3 fr.

DELAUNAY (Dr E.), ancien interne des hôpitaux de Paris. — **Des Opérations conservatrices de l'Ovaire**, Ignipuncture, résection partielle. In-8° de 50 pages. Prix............... 2 fr.

DEMELIN (Dr), chef de clinique d'accouchement à la Faculté de Paris. (*Mémoire couronné par l'Académie de médecine, prix de l'Hygiène de l'Enfance, 1894.*) In-18 de 178 pages, cartonné. Prix.................. 3 fr.

EHRHARDT (Dr Pierre), ancien interne des hôpitaux. — **De la Polyurie hystérique**, in-8° de 140 pages. Prix............ 4 fr.

FLOQUET (Dr Charles). — **Avortement et dépopulation**, in-8° de 16 pages. Prix............ 1 fr.

GAUTHIER (Dr J.-A.), ancien interne. — **Des accidents du cancer de l'utérus**, in-8° de 54 pages. Prix................. 3 fr.

GAUTHIER (Dr A.). — **De la grossesse tubaire**, in-8 de 100 pages. Prix.................... 4 fr.

GRAVIER (Dr R.). — **De la conduite à tenir dans la présentation de la face**, in-8 de 102 pages. Prix................... 4 fr.

LUTAUD (Dr A.), médecin adjoint de Saint-Lazare, chevalier de la Légion d'honneur. — **La stérilité chez la femme et son traitement médico-chirurgical**, volume in-8° avec nombreuses figures *dans le texte*. 3° édition. Prix................... 4 fr.

MARCOPOULOS (Dr N. J.). — **Grossesse prolongée**, in-8 de 16 pages. Prix............... 4 fr.

MARIAGE (Dr Louis), ancien interne des hôpitaux de Paris. — **De l'intervention chirurgicale dans les inflammations péricœcales.** In-8° de 80 pages. 2 fr. 50

MENU (Dr Charles). — **Manuel opératoire de l'Hystérectomie** appliquée au traitement des tumeurs de l'utérus, in-8° de 48 pages. Prix................. 2 fr.

NOGUE (Dr Raymond). — **Formulaire spécial de thérapeutique infantile**, avec préface de M. le Dr G. Variot, médecin des hôpitaux. In-18 de 650 pages, cartonné................ 6 fr.

VENTUEJOL (Dr H.) — **Modifications du col de l'utérus qui rendent difficile le diagnostic du travail**, in-8 de 84 pag. 3 fr.

Clermont (Oise). — Imprimerie DAIX frères, 3, place Saint-André.